AF535916

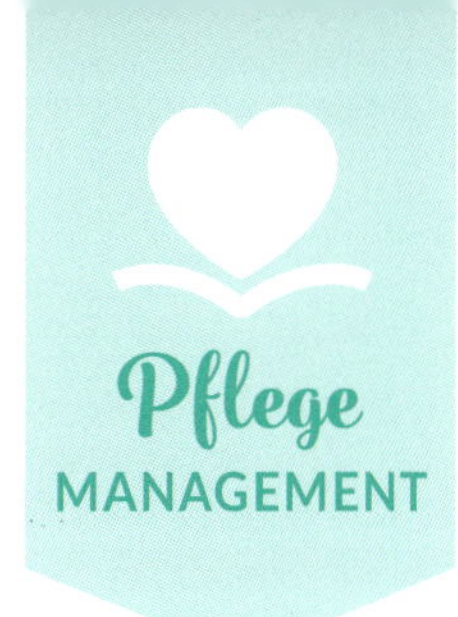

Thomas Hecker, Michael Jung-Lübke,
Stefan Freck (Hrsg.)

Gewaltprävention in Pflege und Betreuung

Gefahren erkennen, konsequent handeln und deeskalieren

Unter Mitarbeit von
Peer Friedenberg

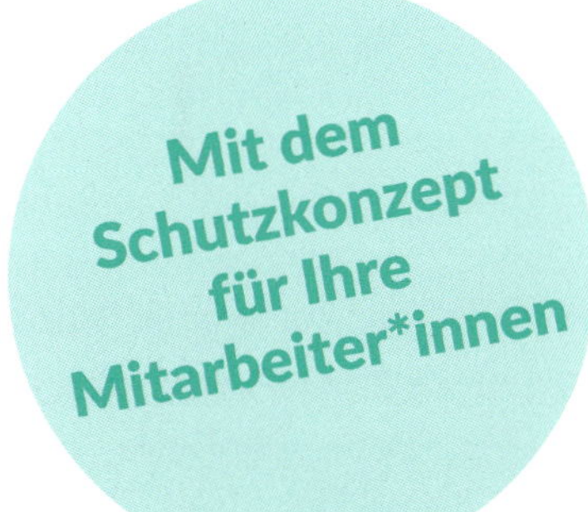

schlütersche

Thomas Hecker ist Altenpfleger, Qualitätsauditor, Mediator und Schulungsreferent zur Prävention sexueller Gewalt. **Michael Jung-Lübke** ist Pädagoge, Mediator, Deeskalationstrainer und Schulungsreferent zur Prävention sexueller Gewalt. **Stefan Freck** ist Systemischer Supervisor (DGsV), Fachberater bei sexualisierter Gewalt und Organisationsentwickler in sozialen Einrichtungen. **Peer Friedenberg** ist Krankenpfleger mit Mentoren- und Gemeindepsychiatrischer Zusatzausbildung, Deeskalationstrainer, Fachkraft im Betreuten Wohnen der psychiatrischen Unterstützung.

Die Autoren dieses Buches schreiben aus ihren Praxisfeldern und den Seminaren zur Gewaltprävention, in denen sie tätig sind. Das sind u. a.

- **Ausbildung zum innerbetrieblichen Deeskalationstrainer nach piag-B**
  Eine 12tägige Ausbildung von Deeskalationstrainern, in der die Teilnehmer befähigt werden, innerbetriebliche Schulungen zur Gewaltprävention und -intervention selbstständig zu leiten und umzusetzen.
- **Ausbildung zur Fachkraft für (innerbetriebliche) Gewaltprävention**
  Eine Qualifikation zur innerbetrieblichen Fachkraft, die ganzheitliche Maßnahmen zur Gewaltprävention in Pflege- und Betreuungseinrichtungen initiiert, bündelt und fachliche Expertise ins Unternehmen bringt. Explizites Zusatzthema: Sexualisierte Gewalt
- **Schulungen zur Gewaltprävention in Pflege- und Betreuungseinrichtungen.**
- **Seminare rund um das Thema »Prävention von und Umgang mit Gewaltprozessen in Pflege- und Betreuungseinrichtungen«.**
  Explizites Zusatzthema: Sexualisierte Gewalt

Infos und Kontakt:
www.freck-coaching.de
www.fj-praevention.de
www.piag-b.com

»Wege entstehen dadurch, dass man sie geht.«

FRANZ KAFKA

Dank

Stellvertretend für uns vier Autoren bedanke ich mich (Thomas Hecker) bei Rechtsanwalt Christian Rottmann für die Beratung in Rechtsangelegenheiten und bei Claudia Jung für ihre Mitwirkung bei den Fotos zum Kapitel »Intervention«. Bei unserer Lektorin Claudia Flöer, mit deren Unterstützung die Autorentexte zum Buch wurden. Mein persönlicher Dank gehört all meinen Trainer*innen in der GFK sowie Christian Müller-Hergl und Sandra Mantz für die persönliche Erlaubnis, Zitate verwenden zu dürfen.

Bibliografische Information der Deutschen Nationalbibliothek
Die Deutsche Nationalbibliothek verzeichnet diese Publikation in der Deutschen Nationalbibliografie; detaillierte bibliografische Daten sind im Internet über http://dnb.de abrufbar.

ISBN 978-3-8426-0848-1 (Print)
ISBN 978-3-8426-9084-4 (PDF)
ISBN 978-3-8426-9085-1 (EPUB)

Lektorat: Claudia Flöer, Text & Konzept Flöer
Covermotiv: Marco Martins – stock.adobe.com
Covergestaltung und Reihenlayout: Lichten, Hamburg
Satz: Sandra Knauer Satz · Layout · Service, Garbsen
Druck und Bindung: Beltz Bad Langensalza GmbH, Bad Langensalza

Inhalt

Vorwort

Wenn es zu Gewaltereignissen kommt, stehen wir vor Fragwürdigkeit und Fraglosigkeit. Mehr noch im beruflichen Rahmen und obendrein in helfenden Berufen. Gewalt in helfenden Berufen? Ja. Täglich. Auch mehrfach.

Dieses Buch begann mit der übereinstimmenden Feststellung von vier Menschen: Wenn wir unsere speziellen Berufserfahrungen rund um das Themenfeld »Gewaltprävention« miteinander verbinden, entsteht eine Fülle an Wissen, Fertigkeiten, Kenntnissen und Erkenntnissen, die auf ihre Art für die Fachöffentlichkeit neu sein würden.

Wir vier Autoren (Psychologe, Krankenpfleger, Altenpfleger, Diplompädagoge und Erzieher) arbeiten seit vielen Jahren in verschiedenen Konstellationen der Gewaltprävention. Unsere Verbindung gründet auf dem Konzept »piag-B«[1] – »Prävention und Intervention gegen Aggression und Gewalt in Betreuungsberufen«. Für dieses Buch haben wir unsere beruflichen Erfahrungen aus der Praxis im Umgang mit hilfsbedürftigen Menschen, aus Beratung, Begleitung und Schulung von Mitarbeitenden und Betrieben zusammengestellt und miteinander in Beziehung gesetzt.

Definition **Gewaltprävention**

Gewaltprävention umfasst
- die Vorbeugung von Gewaltereignissen,
- das Verhalten in einem solchen Vorfall und
- die Nachsorge.

Damit beinhaltet die Gewaltprävention Vorsorge, Intervention und Deeskalation. Sie legt Wert auf Sprach- und Verhaltensbewusstsein, hinterfragt Haltungen, Konzepte und Glaubenssysteme und regt gleichzeitig an, dahinter zu schauen.

Gewaltprävention ist wertorientiert. Sie will Schaden an Menschen abwenden, bietet Reflexion an und reicht gleichzeitig die Werkzeuge dazu. Sie stoppt nie vor dem Selbstverständlichen, sondern will wissen, was daran so selbstverständlich ist. Dabei richtet sie sich an Mitarbeitende, Führungskräfte und die Institution selbst. Sie sorgt dafür, dass sich die agierenden Personen auf rechtssicherem Grund bewegen.

---

[1] Das Konzept piag-B hat sich seit 1998 stets weiterentwickelt und ist mit den Anforderungen der Zeit anhand der Erfahrungen im Umgang mit verschiedensten Arbeitsbereichen stets kontinuierlich gewachsen. Aufgrund der Vielschichtigkeit innerbetrieblicher Gewaltprävention beinhaltet der systemische Ansatz des Konzeptes eine ganzheitlich-umfassende Betrachtung und Bearbeitung präventiver Arbeit. In komplexen Systemen, wie eben auch sozialen Einrichtungen, kooperieren viele verschiedene Arbeitsbereiche miteinander. Einzelne Mitarbeitende sehen sich dabei zwar unterschiedlichen Anforderungen gegenüber, die Auseinandersetzung mit etwaiger Gewalt und Aggression bedeutet jedoch eine große Herausforderung für alle Beteiligten. Alle am Prozess Beteiligten, Mitarbeiter*innen und Klient*innen, sollen möglichst von einer abgestimmten Vorgehensweise partizipieren.

Was ist das Neue an unserem Ansatz?
Wir verbinden den Schutz der anvertrauten Personen mit dem Arbeitsschutz, der Gesunderhaltung der Mitarbeitenden, und bieten insofern ein umfassendes Gewaltschutzkonzept.

Gewaltprävention lebt untrennbar von der Führungskultur in einem Betrieb. Wer hilft, vor Gewalt zu schützen, schafft eine Atmosphäre der Offenheit und die Kompetenz, mit dieser Offenheit professionell umzugehen.

Ein solches Gewaltschutzkonzept reicht in und unter alle Strukturen des Betriebes hinein. Strukturen und Handlungen richten sich schrittweise selbstverständlich im Sinne der Gewaltprävention aus. Das reicht von den Begegnungen zwischen Helfenden und Anvertrauten über bauliche Entscheidungen bis zur Art und Weise, wie Audits durchgeführt und Jahresziele bestimmt werden.

Die Beispiele aus dem Alltag machen dieses Werk zum **Lesebuch**. Informationsgehalt und die Art seiner Aufbereitung machen es zum **Lehrbuch**.

Wir konnten für dieses Buch aus dem Vollen schöpfen: aus der Verknüpfung von Berufs- und Tätigkeitsfeldern der Alten- und Krankenpflege, der Psychiatrie, der Arbeit mit Menschen mit Behinderung, der Jugendhilfe, Pädagogik, Betreuung, Beratung, Psychologie und Supervision, dem Qualitätsmanagement, der Arbeitssicherheit, der Aus- und Fortbildung sowie Autorentätigkeit. Rechtsberatung erhielten wir dankenswerterweise von Rechtsanwalt Christian Rottmann.

Die Lektüre dieses Buchs wird Sie mit unterschiedlichen Facetten des professionellen Umgangs mit Aggression und Gewalt vertraut machen:

- Individuell auf der Ebene von Intervention, Reflexion und Kommunikation. Hier zeigen wir Instrumente und Strategien für die konkrete Vorbeugung sowie den Umgang während und nach Gewaltereignissen.
- Organisatorisch auf den Ebenen des innerbetrieblichen Gewaltschutzkonzepts, des Qualitätsmanagements, bereits vorhandenen Bestandteilen des Pflegekonzepts und der Mitarbeiter*innenführung.

Wir wünschen Ihnen viele Erkenntnisse beim Lesen, Spaß beim Entdecken, Humor und Mut zur Selbstreflexion und Lust auf die Umsetzung von Gewaltprävention.

Voerde, Bremen und Bochum im April 2021,
Thomas Hecker, Michael Jung-Lübke, Stefan Freck, Peer Friedenberg

Einleitung

Stefan Freck

Liebe Leserinnen, lieber Leser, wir wollen mit Ihnen einen Weg gehen, auf dem wir Sie ermutigen, anders zu denken, neu zu denken, viel zu denken und das Thema »Prävention von Gewalt« in sozialen, betreuenden, pflegerischen Berufen als ganzheitliches Konzept zu beleuchten. Wir zeigen Ihnen, wie Sie den ganzheitlichen Schutz vor Gewalt, sexuellen Übergriffen und Aggression in Einrichtungen mit anvertrauten Menschen erreichen, und zwar auf zweierlei Wegen:

1. Schutz von Mitarbeitenden vor Gewalt und Übergriffen – durch das Vermitteln von Kompetenz und Fachexpertise.
2. Schutz von anvertrauten Menschen – durch das Erstellen eines aktiven, fluiden Maßnahmenpaketes.

Gewaltprozesse in sozialen, betreuenden oder helfenden Einrichtungen haben immer etwas mit den Strukturen einer Institution, den fachlich Handelnden und den anvertrauten Menschen zu tun. Und, nicht zu vergessen, mit den Entscheidern und Verantwortlichen.

Gewaltschutz ist Führungsaufgabe!
Deshalb vermitteln wir Ihnen mit diesem Buch die Grundidee eines ganzheitlichen Schutzkonzeptes zur Prävention von Gewalt: das **ganzheitlich-innerbetriebliche Gewaltschutzkonzept.**

Das ganzheitlich-innerbetriebliche Gewaltschutzkonzept sorgt dafür, die Gewalt in der Einrichtung zu minimieren. Dafür ist ein Zusammenspiel von verschiedenen Maßnahmenpaketen, die von den Mitarbeitenden umgesetzt werden können, nötig. Wichtige Bausteine der Maßnahmenpakete:

- die Prävention vor und Deeskalation von Gewalt im Unternehmen und
- die Schaffung von Strukturen im Umgang mit Gewalt und Aggression.

Explizit werden wir in einem Kapitel auch sexualisierte Gewalt thematisieren, insbesondere die sexuelle Gewalt an zu Pflegenden, zu Betreuenden und anderen anvertrauten Menschen, die in der Vergangenheit besonders tabuisiert wurde. Sexualisierte Gewalt wird in mancher Pflege- und Hilfseinrichtung immer noch ungern zum Thema gemacht und ist für Mitarbeitende wenig besprechbar.

Letztlich sorgt gute Gewaltprävention dafür, dass Sie durch Wissen, Kompetenz, Handlungs- und Sprachfähigkeit in der Lage sind, einen guten Job zu machen, die Anvertrauten vor Gewalt zu schützen – und dass Ihre Institution den Rahmen dafür setzt, dass ihre Mitarbeiter*innen mit Gewalt und Aggression professionell umgehen.

1 Prävention von und Umgang mit Gewalt und sexualisierter Gewalt

Stefan Freck

Jeder Mensch, sei es in der Pflege, einer Wohngruppe oder einem Betreuungsdienst, hat ein Anrecht darauf, vor Gewalt, Aggression und sexualisierter Gewalt geschützt zu sein. Er hat ein Anrecht darauf, über Erlebnisse, Aggressionen und (sexuelle) Übergriffe sprechen zu können. Ein Anrecht auf fachlich qualifiziertes Personal und eine sensible Organisation, die professionell mit Gewaltprozessen umgehen können, ihn ernst nehmen und entsprechend behandeln. Anvertraute und deren Angehörige haben ein Anrecht darauf,

- den Umgang mit ihnen offen in Frage stellen zu dürfen,
- auf sensibel handelndes Personal oder Kollegen zu treffen,
- niederschwellige Hilfsmöglichkeiten vorzufinden.

Daher ist eine verstärkte Hinwendung zu Gewaltprävention, insbesondere der Prävention sexualisierter Gewalt, zwingend erforderlich. Sie findet in der Regel weder ausreichend Beachtung in Aus- und Fortbildung noch in der Reflexion von Arbeitssituationen.

1.1 Ganzheitlich-innerbetrieblicher Gewaltschutz

Nur die Institution als Ganze ist in der Lage, mit dem umzugehen, was in ihren Räumen und Abläufen sowie mit den in ihr befindlichen Menschen passiert.

Info

Das Ziel eines ganzheitlichen institutionellen Gewaltschutzes ist, dass möglichst alle Beteiligten in den Einrichtungen über größtmöglichen Schutz vor Gewalt verfügen und es gar nicht erst zu relevanten Übergriffen kommt. Die Prävention von und der Umgang mit Gewalt im Unternehmen wird somit zu einem selbstverständlichen Teil des professionellen Alltags.

Der Begriff »**ganzheitlich-innerbetriebliches Gewaltschutzkonzept**« macht deutlich, worum es geht: Ein Konzept innerhalb der Institution eines Trägers, das konkrete Maßnahmen zum Schutz vor Gewaltprozessen beschreibt, von denen sowohl Mitarbeitende als auch Klient*innen betroffen sein können.

Im Bereich der Träger von Kinder- und Jugendhilfe sind Gewaltschutzkonzepte zu einem selbstverständlichen Teil alltäglicher Standards geworden. Bei diesen Trägern hat sich auch spürbar etwas verändert: Mitarbeitende fühlen sich viel besser in der Lage, mit möglichen Gewaltvorfällen und Aggression umzugehen, die Anvertrauten vor Übergriffen zu schützen und sich selbst professionell zu verhalten, wenn sie Ziel von aggressivem Verhalten sind.

Jeder Träger steht in der Pflicht, dafür einzustehen, dass sowohl Mitarbeitende als auch im Besonderen die Anvertrauten vor Schäden durch Gewalt geschützt werden. Diese gesetzlich definierte **Garantenpflicht** sollte aus unserer Sicht grundlegend für die Institution sein.

Ein ganzheitlich-innerbetriebliches Gewaltschutzkonzept sorgt dafür, dass alle Bemühungen des Trägers und seiner Mitarbeitenden in handhabbare, funktionierende Maßnahmenpakete zum Schutz vor Gewalt fließen. Die notwendigen Bausteine bauen auf den Mangelfaktoren und Ursachen von innerbetrieblicher Gewalt auf und operationalisieren dadurch konkrete Schutzmaßnahmen in den Einrichtungen:

- Ein ganzheitlich-innerbetriebliches Gewaltschutzkonzept standardisiert Vorgehensweisen, konkretisiert den Umgang mit Aggression und Gewalt sowie deren Vermeidung. Es sorgt für Sprachfähigkeit bei allen Beteiligten, weist Verantwortung und personelle Zuständigkeiten für das Thema im Unternehmen zu und ermöglicht die Handlungsfähigkeit aller.
- Ein ganzheitlich-innerbetriebliches Gewaltschutzkonzept wird selbstverständlicher Teil in den Strukturen des Unternehmens und seines qualitativen Handelns – unabhängig von einzelnen, wohlgesonnenen Personen oder besonders für das Thema sensibilisierten Strukturen. Es gehört einfach dazu, unabhängig davon, wer sich gerade im Unternehmen befindet.

Dabei entsteht ein hoher Nutzen für die Einrichtung und das soziale Unternehmen:

- Klient*innenschutz: Anvertraute Menschen erhalten Schutz vor Gewalt und Aggression.
- Mitarbeiter*innenschutz: Mitarbeitende erhalten Sicherheit im Umgang mit Gewaltprozessen.
- Transparente Informationen, Verhaltensweisen und Beschwerdewege sorgen für verbesserte Handlungssicherheit aller Beteiligten.
- Positiver Kulturwandel in der Einrichtung.
- Prävention von Gewalt an Anvertrauten und Mitarbeitenden – Vermeidung von zivil-, straf- und arbeitsrechtlichen Folgen oder auch Personalausfall.
- Prävention wirkt auch nach außen als wichtiges Qualitätsmerkmal – Stärkung des eigenen Images der Einrichtung.

2 Darf ich mich wehren? – Die Rechtslage

2.1 »Jeder hat das Recht auf Unversehrtheit«

Thomas Hecker, Michael Jung-Lübke, Stefan Freck, Peer Friedenberg

Was sagt eigentlich das Gesetz, wenn es um Gewalt in der Pflege geht? Wir sprachen mit Rechtsanwalt Christian Rottmann über wesentliche Rechtsfragen, die in der Gewaltprävention von Bedeutung sind.

Herr Rottmann, darf ich mich im Arbeitsbereich wehren? Oder muss ich dort den ein oder anderen Angriff ertragen?
Selbstverständlich ist Ihre körperliche Unversehrtheit auch am Arbeitsplatz geschützt, d. h. Sie müssen nicht zulassen, verletzt zu werden.

Art. 2 GG: Jeder hat das Recht auf die freie Entfaltung seiner Persönlichkeit, soweit er nicht die Rechte anderer verletzt und nicht gegen die verfassungsmäßige Ordnung oder das Sittengesetz verstößt.

Jeder hat das Recht auf Leben und körperliche Unversehrtheit.

Es könnte ja passieren, dass ich Bewohner*innen verletze, weil ich mich zur Wehr gesetzt habe? Beispielsweise wenn ich angegriffen werde.
Grundsätzlich ist in jeder Konfliktsituation zu prüfen, ob ein Verhalten strafrechtlich relevant ist. Es wird geprüft, ob ein Tatbestand erfüllt ist, ob das Verhalten rechtswidrig war und ob Rechtfertigungsgründe vorgelegen haben. Die Tat muss durch Notwehr geboten sein. Da sagt uns das Strafgesetzbuch: *»Notwehr ist die Verteidigung, die erforderlich ist, um einen gegenwärtigen rechtswidrigen Angriff von sich oder einem anderen abzuwenden.«* Notwehr und Nothilfe sind gleichrangig. Daher ist es zunächst nicht von Relevanz, ob sich eine Person verteidigt oder einer anderen Person zur Hilfe kommt. Z. B. kommt ein Pfleger einer Bewohnerin zur Hilfe, die von einem anderen

Bewohner gewürgt wird. Der Pfleger fasst den Bewohner an den Oberarmen und zieht ihn von der Frau weg. Dabei entstehen bei dem Mann Hämatome an den Oberarmen. Wichtig ist dabei aber auch, dass die Notwehr ihre Grenzen hat.

Ein Helfer in Situationen der Nothilfe und auch bei der Ersten Hilfe ist kraft Gesetzes versichert. Das gilt u. a. für »Personen, die bei Unglücksfällen oder gemeiner Gefahr oder Not Hilfe leisten oder einen anderen aus erheblicher gegenwärtiger Gefahr für seine Gesundheit retten« (§ 2 Abs. 1 Satz 13a SGB VII).

Ich spreche von Provozierter Notwehr. Zu vermeiden sind Provokationen, die eine Notwehrsituation erforderlich machen würden. Stellen Sie sich z. B. vor, eine schutzbedürftige Person droht Ihnen mit Schlägen. Sie dürfen nicht provozieren, indem Sie sagen: »Versuch es doch! Komm, schlag zu!« In einem solchen Fall kann es dazu kommen, dass diese Eskalation zu einer anderen Beurteilung führt. Eine Notwehrlage kann nicht unterstellt werden, wenn eine schutzbedürftige Person in dieser Weise aufgefordert wird, gewalttätig zu werden.

Wie verstehe ich den Begriff »schutzbedürftige Person« in diesem Zusammenhang?
Gemeint sind Menschen mit Einschränkungen oder auch Kinder. Hier ist **Schutzwehr** geboten und nicht Trutzwehr. Als Schutzwehr sind eher passive Handlungen anzusehen, wie bspw. Aufforderung und schützende Haltungen. Dahingegen umfasst **Trutzwehr** aktive Handlungen. Dieses könnte das Wegschubsen einer angreifenden Person sein.

Was ist als Verteidigung anzusehen?
Der Verteidigungswille muss unterstellbar sein. Die Verteidigungshandlung muss erforderlich sein und mit der Absicht erfolgen, sich gegen einen Angriff verteidigen zu wollen. Erfolgt ein Gegenangriff, um den Angreifer zu bestrafen, kann Notwehr nicht als Rechtfertigung herangezogen werden.

Und was bedeutet die Erforderlichkeit?
Das mildeste, zur Verfügung stehende Mittel muss gewählt werden. In dem zuvor genannten Beispiel durfte der Pfleger den würgenden Bewohner sehr wohl an den Oberarmen wegziehen, auch wenn er dabei die Verletzung, nämlich die Hämatome, in Kauf nahm. Nicht gerechtfertigt wäre beispielweise, den Angreifer mit einer Flasche niederzuschlagen, um ihn außer Gefecht zu setzen.

Wäre dies dann also ein rechtswidriger Angriff?
Nein, hier handelt es sich um eine Überschreitung der Grenzen der Notwehr. Rechtswidrige Angriffe sind alle diejenigen, für welche es keine Rechtfertigung gibt. Das heißt, dass unser Gesetz regelt, welche Gegebenheiten als Rechtfertigungsgrund angesehen werden. Das sind bspw. auch Handlungen der Notwehr und der Nothilfe. Ein Polizist, der einen flüchtenden Ladendieb unter Anwendung von Gewalt ergreift, handelt nicht rechtswidrig. Die Ohrfeige von einer Bewohnerin gegen einen Pfleger ist zunächst als rechtswidrig anzusehen.

Was ist genau mit dem Begriff »gegenwärtig« gemeint?
»Gegenwärtig« meint, dass die Handlung sich auf die unmittelbare Gefahr bezieht. Folglich ein Angriff, der gerade stattfindet, noch fortdauert oder unmittelbar bevorsteht.

Hin und wieder hört man von einer sogenannten »Drei-Sekunden-Regel«, bei welcher man drei Sekunden Zeit habe, zurückzuschlagen. Eine solche Regel gibt es nicht.

Der Reflex ist dem Menschen von der Natur gegeben, um unwillkürlich und ohne Zeitverlust auf einen Sinnesreiz zu reagieren – nicht nach drei Sekunden.

Was ist unter »Überschreitung der Notwehr« zu verstehen? Es könnten Situationen entstehen, in denen die angegriffene Person in Panik gerät und nicht »Herr ihrer Sinne« ist. Was dann?
§ 33 StGB sagt uns: Überschreitet der Täter die Grenzen der Notwehr aus Verwirrung, Furcht oder Schrecken, so wird er nicht bestraft. Auch Unfälle oder versehentliche Handlungen werden anders bewertet.

In unserem Beispiel war dem nicht so. Der Pfleger wusste genau, was er tat.
Das ist richtig. Die Abwehr war bewusst und willentlich, auch wenn eine Intention der Verletzung nicht vorhanden war. Von daher ist man schnell geneigt, keinen Vorsatz zu sehen. Jedoch unterscheidet man juristisch drei Formen des Vorsatzes:
1. Ich will, dass es passiert.
2. Ich will es nicht, aber weiß, dass es passiert.
3. Ich weiß es nicht, ich will es nicht, aber ich nehme es billigend in Kauf. Das wäre der bedingte Vorsatz.

Zumindest der bedingte Vorsatz kann bei einer willentlichen Handlung unterstellt werden.

In dem Beispiel lag die Tatbestandsmäßigkeit der Körperverletzung nach § 223 des Strafgesetzbuchs vor. Der Pfleger hat dem Bewohner die Hämatome zugefügt. Er handelte schuldhaft, denn er nahm die Verletzung billigend in Kauf. Allerdings hatte er einen Rechtfertigungsgrund, denn um die Bewohnerin aus dem Würgegriff zu befreien, nutzte er das erforderliche Mittel, diesen gegenwärtigen – und rechtswidrigen – Angriff von ihr abzuwenden.

Aus diesem Grunde ist es auch so wichtig, die Beweislage schnell und klar zu sichern. Der Pfleger sollte, nachdem sich alles beruhigt hat, die Geschehnisse entsprechend dokumentieren.

Da scheint immer das Wichtigste zu sein, das Dokumentieren.
Stellen Sie sich vor, der Bewohner, der hier als »Täter« aktiv war, erhält Besuch von Angehörigen und es wird ihm geraten, wegen der übertriebenen Reaktion Strafanzeige gegen den Pfleger zu erstatten.

Wenn der Pfleger also rechtzeitig dokumentiert hat, entlastet er sich?
Die Dokumentation des Geschehens und die Information der Vorgesetzten sollten unmittelbar erfolgen. In diesem Zusammenhang können auch Zeugen benannt werden, soweit sie zum Ablauf etwas beitragen können.

3 Gewalt und Aggression

Michael Jung-Lübke

Jeder, der Gewalt und Aggression in der Betreuung von Personen minimieren will oder in gewalttätigen Situationen deeskalierend eingreifen möchte, sollte sich bewusst sein, was Aggression und Gewalt eigentlich sind, wo Ursachen liegen können, woran entstehende Gewalt zu erkennen ist, auf welchem Niveau der Aggression sich jemand befindet und wie in dieser Situation interveniert werden kann.

3.1 Aus der Praxis: Herr Lück und die »zeitweise Enthemmung«

Herr Lück, 58 Jahre, wohnte bisher in einer Wohngruppe für Menschen mit psychischen Erkrankungen. Seit sich seine Pflegebedürftigkeit erhöht, kommt es immer mal wieder zu Vorfällen gegenüber Mitbewohner*innen. Der zuständige Sozialarbeiter und die Regionalleitung verschiedener Wohnprojekte suchen gemeinsam mit der Betreuerin dringend nach einer neuen Unterbringungsmöglichkeit für Herrn Lück. Fündig werden sie bei einer Senioreneinrichtung, die eine Wohngruppe für jüngere Menschen mit psychischen Erkrankungen anbietet. Ein Platz wurde vor kurzem frei.

Die Wohnbereichsleitung liest im Überleitungsbogen Formulierungen wie »zeitweise Enthemmung« und »Aggressionspotenzial«. Das hatte offenbar niemand zuvor registriert, jedenfalls ist es ihr nicht bekannt. Sie weiß ihre Mitarbeiter*innen geschult und bisher hat die Integration neuer Bewohner*innen in dieser Gruppe gut funktioniert, gleichwohl möchte sie sich näher informieren. Im Anschluss an das Einzugsgespräch fragt sie bei der Betreuerin doch noch mal nach.

Die Betreuerin berichtet: »Ich will Ihnen nicht verschweigen, dass es in der Wohngruppe in unregelmäßigen Abständen zu aggressiven Auseinandersetzungen gekommen ist. Herr Lück ist manchmal sehr impulsiv. Er glaubt dann, seine Probleme nur mit Gewalt lösen zu können. Zuletzt ist es häufiger der Fall gewesen, dass er andere laut anschrie. Er war bei geringsten Anlässen rasend vor Wut. Es ist sogar zwei Mal vorgekommen, dass er Mitbewohner geschlagen hat. Unlängst schlug er sogar einem Mitbewohner die Lippe blutig, weil dieser ihn anrempelte.

Andererseits zieht er sich mehrere Tage in sein Zimmer zurück, aber unvermittelt passiert dann doch irgendetwas, womit niemand gerechnet hätte. So hat er z. B. einer Mitbewohnerin unlängst eine Tasse Kaffee über das Kleid gegossen, weil diese ihm am Morgen gesagt hatte, er solle die Musik leiser machen. Stress in der Gruppe gab es auch, wenn es um die Einhaltung von Regeln ging, z. B. die Zuständigkeiten beim Aufräumen oder das pünktliche Erscheinen zum Abendessen. Das war drei Jahre zuvor nie ein Problem für ihn.

Andererseits zeigt Herr Lück auch positive Seiten: Letzte Woche wurde eine Kollegin von einem anderen Mitbewohner in die Ecke gedrängt. Herr Lück sah das und ging sofort dazwischen – man kann hier gewissermaßen von Notwehr sprechen. Allerdings reagierte Herr Lück absolut übermotiviert, denn er schlug dem anderen auf die Nase. Es kam in der Folge zu einer Anzeige wegen Körperverletzung und Stress mit den Angehörigen des anderen Bewohners. Wir konnten das alles nicht mehr dulden.

Im Grunde ist es durchaus biografisch erklärbar, dass Herr Lück sich so verhält, wenn man bedenkt, was er für ein Elternhaus hatte. Bei ihm war Prügel an der Tagesordnung. Sein Vater war auch schon für Monate wegen schwerer Körperverletzung inhaftiert. Herr Lück wird sich wohl einiges von seinen Eltern abgeguckt haben. In einer Situation kam es zu erpresserischem Verhalten, sodass er Schläge androhte, als er von einem anderen Bewohner Geld haben wollte. In der Gruppe hat fast jeder ein gewisses Maß an Angst vor ihm.«

Die Betreuerin stellt der Wohnbereichsleitung eine Auflistung verschiedener Faktoren und Gesichtspunkten zur Verfügung, die sie mit der Aggression von Herrn Lück verbindet:

- Emotional: Herr Lück zeigt Zustände von ungehemmter und rasender Wut.
- Handlung gegen Personen: Herr Lück schlägt zu.
- Handlung gegen Gegenstände: Herr Lück beschmutzt Kleidungsstücke.
- Persönliche Einstellung: Herr Lück ist davon überzeugt, Probleme mit Gewalt lösen zu können.
  - Qualitativ: Eine blutige Lippe des Mitbewohners.
  - Quantitativ: Gehäuftes Zuschlagen in der Gruppe.
  - Auslöser: Stress bei der Aufforderung zur Einhaltung von Regeln.
- Grundlage für sein Verhalten: Herr Lück hat es von seinen Eltern gelernt.
  - Verhalten negativ gewertet: Verhalten ist nicht mehr zu dulden.
  - Verhalten positiv gewertet: Herr Lück verteidigte eine Mitbewohnerin, die belästigt wurde.
- Aktives (instrumentalisiertes) Verhalten: Androhen von Schlägen, um etwas zu erlangen.
  - Reaktives Verhalten: Schlug zu, nachdem er angerempelt wurde.
  - Passives Verhalten: Rückzug über mehrere Tage.
- Rechtlich: Herr Lück handelte möglicherweise aus Notwehr. Es kam zu einer Anzeige.

Unklar bleibt, ob die Wohnbereichsleitung grundsätzlich das gleiche Verständnis bezüglich der Aggression gehabt hätte. Hätte es die Nachfrage und den darauffolgenden Austausch über Herrn Lücks Aggressivität nicht gegeben, wären Missverständnisse wahrscheinlich gewesen. Alle von der Betreuerin vermerkten Facetten werden im Folgenden zu erörtern sein.

3.2 Aggression

Definition **Aggression**

Der Begriff Aggression hat seinen Ursprung im lateinischen Wort aggredi, was so viel wie »herangehen« bedeutet. Somit wäre jegliches menschliche Agieren eine Art von Aggression. Denken Sie nur an die bekannte Redewendung »Eine Aufgabe in Angriff nehmen«.

Ernst Fürntratt versteht unter aggressiven Verhaltensweisen solche, die Individuen oder Sachen aktiv und zielgerichtet schädigen, sie schwächen oder in Angst versetzen.[2]

Demzufolge ist auch das Androhen von Schlägen oder Verletzungen, welches mit dem Ziel verbunden ist, eine Person in Angst zu versetzen, eine Form von aggressivem Verhalten.

Definition **Aggressive Verhaltensweisen**

Im Modell piag-B verstehen wir aggressive Verhaltensweisen als zielgerichtete und beabsichtigte Handlungen, welche die Intention haben, eine oder mehrere Personen zu beeinträchtigen, sei es auf physischer, emotionaler oder sozialer Ebene.

Aggression wird immer mit negativen Emotionen in Verbindung gebracht. Wut, Enttäuschung, Ärgernis und die Bereitschaft, »seinem Ärger Luft zu machen« – das meint häufig jemand, der von sich sagt, er sei aggressiv.

Nicht jeder, der aggressive Emotionen erlebt, also bspw. wütend ist, neigt zwangsläufig auch zu aggressiven Verhaltensweisen. Der Einsatz solcher aggressiven Handlungen ist geprägt von verschiedenen personen- und situationsabhängigen Faktoren:

- Ein Mensch kann sich aggressiv verhalten, weil er von Natur aus die physiologischen Voraussetzungen besitzt (Anlage), oder

[2] Vgl. Fürntratt E (1974): Angst und instrumentelle Aggression. Beltz, Weinheim/Basel

- ein Mensch kann sich aggressiv verhalten, weil er durch seine Umwelt dazu erzogen wurde oder weil er durch seine Umwelt geprägt wurde, oder
- ein Mensch kann sich aggressiv verhalten, weil er seine Verhaltensweisen bewusst und gezielt einsetzt, um ein Bedürfnis zu befriedigen oder ein Ziel zu erreichen (Selbststeuerung).

Jeder Mensch verfügt über ein individuelles Verhaltensrepertoire, welches sozusagen einen Speicher erlernter Verhaltensweisen darstellt. Die persönliche Handlung wird von einer **inneren Bereitschaft** zu oder gegen aggressive Verhaltensweisen beeinflusst. Diese Bereitschaft wird von äußeren Faktoren, wie z. B. Sanktionserwartungen oder Befürwortungen Außenstehender sowie von inneren Faktoren, wie z. B. die derzeitige Stimmungslage beeinflusst und Erfahrungen geprägt.

3.3 Aggressivität

Worin besteht der Unterschied zwischen Aggression und Aggressivität? Bedauerlicherweise ist diese Frage nur bedingt zu beantworten. In der Fachliteratur wird der Begriff »Aggressivität« in verschiedener Weise benutzt. Wir nehmen in diesem Buch die folgende Definition zur Grundlage.

Definition **Aggressivität**

Mit Aggressivität ist im Modell piag-B die Intensität bzw. das Ausmaß der Aggression gemeint. Ein prügelnder Fußballhooligan zeigt bspw. eine höhere Aggressivität als ein tadelnder Lehrer.

3.3.1 Ursachen, Auslöser und Motive

Bevor präventive und/oder interventive Maßnahmen gesucht und erarbeitet werden, muss nach den Gründen für aggressive Verhaltensweisen geschaut werden.

Hierbei gilt der Grundsatz: Eine Person **ist** nicht aggressiv, sondern **verhält** sich aggressiv. Somit soll der Fokus auf das Verhalten gerichtet sein.

Jedes menschliche Verhalten hat eine Ursache. Bei den **Ursachen** für individuelle Verhaltensweisen wird in die Vergangenheit, also in die Biografie einer Person geschaut. Individuelle Erlebnisse und Faktoren in der Lebensgeschichte einer (betreuten) Person können ursächlich, zumindest mitursächlich für eine aggressive Disposition bspw.: Erziehung, etwaige Kriegserfahrung, Ängste, Nebenwirkungen von Medikamenten, individuelle Erfahrungen, krankheitsbedingte Einschränkungen, Mentalität, etc.

Ursachen sind nicht zu ändern, aber Auswirkungen können beeinflusst werden, bspw. durch Therapien oder Medikamente bei Schmerzen, Sozialtrainings und (Verhaltens-)Therapie, usw.

Auslöser können Überforderung, Unterforderung, Misserfolge, Lärm, Hunger und Durst, Hindernisse und Provokationen, physische Einwirkungen sein. Bei den **Motiven** geht es um die Frage, was eine Person mit ihrem Verhalten erreichen und bewirken will, was ihr Bedürfnis ist. Geht es um Abwechslung, Berührung, Entspannung, Freiheit, Gerechtigkeit, Hilfe, Intimität, Kommunikation, Respekt, Sexualität, Vertrauen, Wertschätzung, Zugehörigkeit, Zuneigung, etc.?

Gefühle sind »Kontrolllämpchen« unserer Bedürfnisse. Unerfüllte Bedürfnisse lösen unangenehme Gefühle aus, welche auf eine baldige Erfüllung hinweisen sollen. Gefühle und Bedürfnisse lassen sich nicht abschalten oder gar verbieten.

Übung

Ursachen, Auslöser, Motive

Bitte nehmen Sie sich einmal Zeit, um auf das (möglicherweise sozial unverträgliche oder aggressive) Verhalten einer (betreuten) Person zu schauen:

- Können Sie dort Ursachen, Auslöser und Motive erkennen und eingrenzen?
- Finden Sie darüber hinaus vielleicht Möglichkeiten der präventiven (vorbeugenden) oder interventiven (eingreifenden) Einflussnahme?

3.4 Destruktives Verhalten

Definition **Destruktion**

Der Begriff Destruktion stammt vom lateinischen destructio, was so viel wie »das Niederreißen« bedeutet. Er stellt den Gegensatz zur Konstruktion (lat. Constructio = das Bauen, die Aufstellung) dar.

Destruktives Verhalten ist demnach darauf ausgerichtet, Gegenstände und Sachverhalte zu beschädigen oder zu zerstören.

3.4.1 Gewalttätiges Verhalten

Während aggressive Verhaltensweisen das Ziel verfolgen, eine Person zu schädigen oder zu beeinträchtigen, steht bei gewalttätigen Handlungen das individuelle Erleben und Bewerten der betroffenen Person im Vordergrund. Sie wird so beeinflusst, dass sie in ihrer Entscheidung nicht uneingeschränkt frei ist. Eine Gewaltausübung ist nicht gleichermaßen eine aggressive Handlung, z. B. die Amtsgewalt.

Definition **Gewalt**

Unter »Gewalt« wird im Präventionskonzept piag-B ein Verhalten verstanden, das darauf ausgerichtet ist, die individuellen Grenzen einer Person zu überschreiten. Mit einem Menschen wird etwas getan, was dieser nicht will. Sein Wille wird durch Machtausübung gebrochen. Da die persönliche Grenze individuell ist, ist Gewalt somit das, was eine Person als Gewalt empfindet.

3.4.2 Herausforderndes Verhalten

Häufig wird herausforderndes Verhalten gleichgesetzt mit problematischen und/ oder aggressiven Verhaltensweisen.

Im Kontext der Demenzerkrankung wird eine bei Erkrankten wiederkehrende Verhaltensauffälligkeit als herausforderndes Verhalten beschrieben, das als störend und belastend von (pflegenden) Personen wahrgenommen wird. Hierbei kann es sein, dass sich eine betreute Person über längere Zeit nicht situationsgerecht und/oder sozial unangepasst verhält. Dieses Verhalten muss aber nicht bei allen Kranken und nicht in einer bestimmten Phase des Krankheitsverlaufs auftreten.

Herausforderndes Verhalten stellt keine psychiatrische oder neurologische Diagnose dar!

3.4.3 Facetten aggressiver Verhaltensweisen

Aggressive und gewalttätige Verhaltensweisen bieten nahezu unendlich viele Erscheinungsbilder. Jedem von uns sind etliche dieser Aggressionsfacetten bekannt.

In der folgenden Abbildung (▶ Abb. 1) sind einige, teils aus dem näheren Umfeld, teils aus den Medien bekannte Erscheinungsformen aggressiven Verhaltens genannt, verbunden mit dem Versuch, diese nach gewissen Kriterien zu gruppieren. So wurden hier etwa Verhaltensweisen zusammengefasst, welche die Tötung als »Ergebnis« aufweisen (Mord und Suizid). Eine andere Gruppe umfasst Gewalttätigkeiten, welche gezielt gegen bestimmte Personen gerichtet sind (sexueller Missbrauch, prügelnde Ehemänner...) und eine weitere zeigt verstärkt die kollektive Gewalt (Krieg, Rassismus...). Aggressive Verhaltensweisen können gegen sich selbst gerichtet sein (Suizid, Selbstverletzung) oder auch gegen Sachen (Spielzeug zerstören, Autoreifen zerstechen).

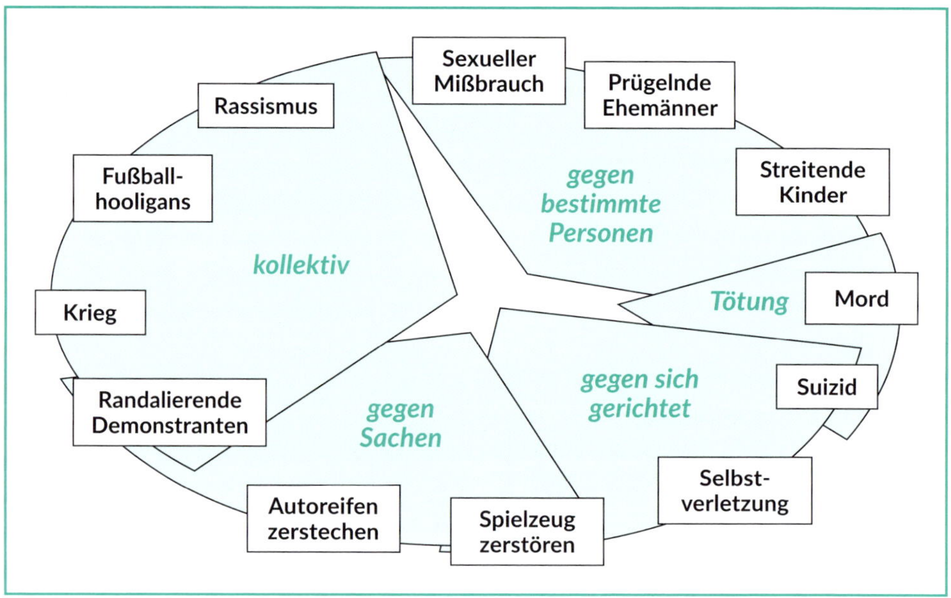

Abb. 1: Formen aggressiven Verhaltens.

Diese Formen aggressiven Verhaltens (▶ Abb. 1) sind vom Betrachter wohl durchweg als negativ zu bewerten. Wie sieht es jedoch mit dem Polizisten aus, der einen Bankräuber auf der Flucht anschießt oder die Frau, welche aus Notwehr mit dem Messer zusticht, um so ggf. einen Missbrauch zu verhindern?

Nicht nur unterschiedliche Situationen können auch unterschiedlich beurteilt werden. Sehen wir den Vater, der seinem Kind eine Ohrfeige gibt. Der eine mag ihn als prügelnden Vater vorverurteilen, ein anderer rechtfertigt dieses Verhalten mit den Worten: »Ein Klaps hat schließlich noch niemandem geschadet.« Ein Nächster mag diese Situation mit diesen wenigen bekannten Fakten nicht beurteilen, da er nicht weiß, was diesen Vater zu dem Schlag bewogen haben mag.

All diese Verhaltensweisen sind gemäß unserer obigen Definition als aggressiv zu bezeichnen. Würden wir diese jedoch in gleichem Maße als aggressiv beurteilen?

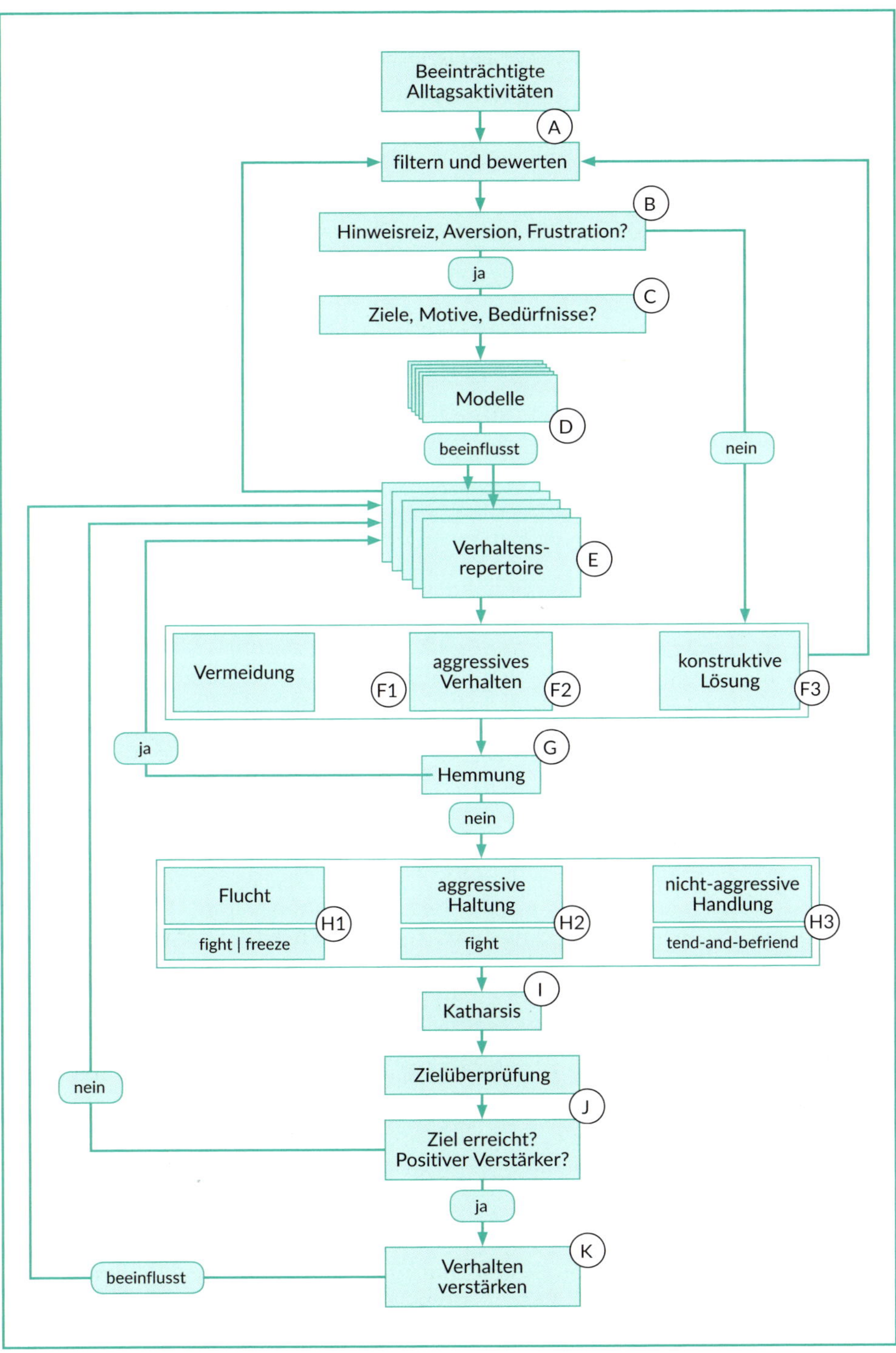

Abb. 2: Modell »Aggression als Reaktion«

Folgen Sie den jeweiligen Schritten (▶ Abb. 2) im Beispiel (▶ Tab. 1). Die Situation: Herr Roloff wohnt in einem Doppelzimmer, ihm wird ein neuer Mitbewohner angekündigt.

Tab. 1: Beispiel »Aggression als Reaktion«

A	Ausgangsinformation: »Herr Roloff, heute um 10:00 Uhr kommt Ihr neuer Mitbewohner, der Herr Dahmen.« Herr Roloff denkt: »Wer weiß, wann der ins Bett geht, welche Geräusche der macht, wie der riecht? Die letzten Erfahrungen haben mir eigentlich gereicht!«	
B	»Dann muss ich mich wieder anpassen, arrangieren. Nachts komme ich wieder nicht zur Ruhe.«	
C	Selbstbestimmung, Schlaf, Ausgeglichenheit. Das Zimmer allein bewohnen.	
D	»Schon in meiner frühen Jugend habe ich gelernt, mein Vater hat es mir zudem vorgemacht: ›Wenn man unangenehm auffällt, kümmern sich die anderen und man bekommt seinen Willen.‹ Dafür muss man andere auch schon mal bedrängen.«	
E	»Die Erfolgsaussichten sind gut. Ich habe es schon zwei Mal geschafft, dass hier einer umgezogen ist, weil er es mit mir nicht ausgehalten hat.«	
F 1 F 2 F 3	Vermeidung Aggression Konstruktive Lösung	z. B. Rückzug ins Bett z. B. »fies« sein, Angst machen, drohen z. B. im Vorfeld kennenlernen, Mitsprachemöglichkeiten, Einzelzimmer
G	Hemmung:	Angst vor Autorität Gehört werden
H 1 H 2 H 3	Flucht: Kampf: Einvernehmen:	Andere Bedürfnisse in den Vordergrund stellen, z. B. häufig Toilettengang anmelden Provokationen, Drohungen Kompromiss, Einigung, Arrangieren
I	Katharsis (Momente, die die Spannung auflösen): Der Mitbewohner verbringt seine Zeit tagsüber außerhalb des Zimmers.	
J	Nach drei Wochen zieht der Mitbewohner in ein anderes Zimmer.	
K	Geschafft! Festigung, Auskennen, gelernt, bestärkt!	

Aggressive Verhaltensweisen entstehen nicht so einfach aus dem Nichts. Betrachten wir einige Faktoren näher:

A – Wahrnehmen und Interpretieren

Alles Gesehene, Gehörte oder anders Wahrgenommene wird individuell interpretiert und bewertet. Aufgrund der Erfahrung und der daraus resultierenden Disposition werden Sachverhalte sehr unterschiedlich wahrgenommen.

Möglicher präventiver Ansatz: Da die Wahrnehmung und die Interpretation sehr individuell sind, sollten diese immer ernst und wichtig genommen werden. Dem Betroffenen kann die eigene (anders geartete) Wahrnehmung mitgeteilt werden. Ihm sollte angeboten werden, die Wahrnehmung zu überprüfen.

Beispiel **Die Fehldeutung**

Herr Werner, Bewohner eines Wohnbereichs, beklagt sich wütend, dass zwei Mitbewohner über ihn lachen. Conny, Betreuungskraft auf dem Wohnbereich, bietet ihm an, die beiden danach zu fragen und Herr Werner willigt ein.
In dem Gespräch erzählen die beiden, dass sie für den nächsten Tag ein Geburtstagständchen für eine Mitbewohnerin umdichten, es fehle aber noch an der zweiten Strophe. Sie laden Herrn Werner ein, mit zu planen. Dieser ist erst perplex, dann sehr erfreut.

B – Das aversive Ereignis und der aggressive Hinweisreiz

Aversive Ereignisse, also Situationen, welche von Personen als unangenehm erlebt und normalerweise vermieden werden, lösen eine Kettenreaktion an Emotionen, Assoziationen und teilweise sogar körperlichen Reaktionen aus. Nicht jeder nimmt ein bestimmtes Ereignis in gleicher Form als unangenehm wahr und nicht immer bewertet ein und dieselbe Person eine bestimmte Begebenheit gleichermaßen negativ.

Beispielsweise kann sich eine Person dadurch frustriert fühlen, dass eine zielgerichtete Handlung durch Fehlschläge oder Hindernisse gestört oder gar verhindert wird. Wir sprechen hier von der **Hindernisfrustration**.

Zu den aversiven Ereignissen zählen auch die Provokation, der verbale Angriff sowie beleidigende Äußerungen, aber auch physische Einwirkungen wie Lärm, Gedränge, unangenehme Temperaturen oder schlechte Luft.

Der **aggressive Hinweisreiz** ist ein Merkmal, welches mit Aggression in Verbindung gebracht wird und dessen Vorhandensein signalisiert, dass aggressive Verhaltensweisen naheliegen. Aggressive Hinweisreize können bspw. Schusswaffen sein.

Möglicher präventiver Ansatz: Mit dem Betroffenen sollte ergründet werden, weshalb das Wahrgenommene als aversiv erlebt wird. Oft helfen aufklärende Gespräche, aber auch psychologische Hilfen, um das Erlebte adäquat aufzuarbeiten (auch klassische oder operante Konditionierung). Manche Einwirkungen können sofort beseitigt werden.

Vielleicht waren die Anforderungen zu hoch. Fehlschläge frustrieren und lösen somit Aggressionen aus. Ein Training zur Erhöhung der Frustrationstoleranz könnte dem Betroffenen helfen, gelassener mit einem Nichtgelingen umzugehen (auch »Frustrations-Aggressions-Theorie«).

Beispiel **Frust beim Bingo**

Beim Bingo haben alle einen Riesenspaß. Herr Bosniak nicht. Zwar interessiert ihn das Geschehen, doch wegen der Folgen einer Halbseitenlähmung fällt ihm der Stift immer wieder aus der Hand und er gerät zeitlich ins Hintertreffen.
Als Kollegin Sylvia ihn zum dem nächsten Bingo einlädt, schreit er sie an: »Ach, hau doch ab mit dem Scheiß!«

C – Aggressive Modelle

Es gibt Situationen, in denen aggressive Verhaltensweisen dem Individuum sinnvoll erscheinen. So wird bspw. die Wahl eines solchen Verhaltens erleichtert, wenn die entsprechende Person bei Mitmenschen in ähnlicher Situation ebenfalls aggressives Verhalten beobachtet, was sie bestärkt, wenn das gesehene Handeln zum Erfolg führte (auch »Lernen am Modell«).

Möglicher präventiver Ansatz: Mit dem Betroffenen sollte über aggressive Modelle reflektiert werden. Konstruktive Modelle können hierbei angeboten werden, indem Verhaltensalternativen aufgezeigt ggf. vorgelebt werden.

Beispiel **Beobachtungen helfen**

In Pflegesituationen wehrt sich Frau Leszek oft unvermittelt. Heute ist es wieder so. Der Auszubildende Hendrik herrscht sie an: »Sie halten jetzt still!« Seine Praxisanleiterin bekommt das mit und spricht ihn darauf an. Im Gespräch macht sie unmissverständlich klar, dass solche Reaktionen absolut unerwünscht seien und nicht geduldet werden könnten.
Im Austausch über Hendriks Hilflosigkeit in diesem Moment macht sie ihm folgendes Angebot: »Ich möchte, dass Du mich in den nächsten vier Tagen begleitest und mich ausschließlich beobachtest. Ich möchte, dass Du Dich zwei Mal in der Schicht hinsetzt und aufschreibst, was Du beobachtest hast, wann ich was wie ich getan habe, dass jemand beruhigt wurde oder dass ich einer Aufregung schon im Vorhinein vorgebeugt habe. Kannst Du Dich darauf einlassen?«

D – Verhaltensrepertoire

Zur Lösung von Konflikten bzw. zur Beseitigung aversiver Ereignisse greift der Mensch auf Verhaltensweisen seines Verhaltensrepertoires zurück. Dieses Repertoire umfasst alle ihm bekannten und möglichen Verhaltensweisen. Schreien, Schlagen oder ähnliche Reaktionen müssen nicht erlernt werden, schon kleine Kinder beherrschen diese Art des Verhaltens. Komplizierter ist es schon eher bei Konfliktlösungsstrategien, welche dem Menschen nicht »angeboren« sind, sondern erlernt werden müssen.

Möglicher präventiver Ansatz: Sozialtrainings wie bspw. das Anti-Gewalt-Training können sehr hilfreich sein, das Verhaltensrepertoire mit konstruktiven Verhaltensweisen »anzureichern«. Ein Austausch in einer Bezugsgruppe (peer-group) über verschiedene Ideen zu möglichen (Re-)aktionen kann das Verhaltensrepertoire beeinflussen.

Beispiel **Die zerstörten Fotoalben**

In einer Senioreneinrichtung zerstört Frau Korn aus Eifersucht heimlich die Fotoalben ihrer Zimmernachbarin Frau Haklund. Diese hatte sich mit einer neuen Bewohnerin angefreundet.
Die Wohnbereichsleitung führt daraufhin ein sehr ernstes Gespräch mit Frau Korn, in dem sie ihr unmissverständlich verdeutlicht, dass es sich bei einer solchen Sachbeschädigung um eine Straftat handelt. Außerdem gelingt es ihr, Frau Korn bewusst zu machen, welchen ideellen Schaden Frau Haklund genommen hat.

E – Die Erfolgsaussicht

Erscheint es einem Individuum in einer bestimmten Situation sinnvoll, wenn es sich aggressiv verhält oder ist es in ähnlichen Situationen schon einmal mit aggressiven Verhaltensweisen zu seinem Ziel gekommen, so ist die Tendenz zu aggressivem Verhalten eher hoch (auch »operante Konditionierung«).

Möglicher präventiver Ansatz: Aggressives Verhalten sollte nach Möglichkeit nicht zum Erfolg führen. Wenn Einfluss auf Erfolg und Misserfolg genommen werden kann, sollten Mitarbeiter*innen diese Möglichkeit nutzen.

Beispiel **Streit ums TV-Programm**

In einem Doppelzimmer kommt es zum Streit. Frau Magnusson möchte das Fußballspiel sehen, schließlich verpasst sie kein Heimspiel ihres FC. Frau Koslowski, die Zimmernachbarin, hasst Fußball und besteht auf der Quizsendung im anderen Programm.

Der Streit eskaliert so weit, dass es sogar zu Handgreiflichkeiten kommt. Die Mitarbeiterin des Spätdienstes vermittelt zwischen den beiden Frauen. Schließlich gelingt eine einvernehmliche Lösung: Die eine setzt sich in den Gemeinschaftsraum, beim nächsten Mal die andere.

F – Kampf (fight), Flucht (flight), »Einfrieren« (freeze), Einvernehmen (tend-and-be-friend)

Das Modell geht zurück auf die »Fight-or-Flight«-Theorie des Psychologen Walter Cannon[3]. Es beschreibt biologische Stressreaktionen. Die Grundidee ist: Wir benötigen Stress kurzzeitig zum Selbstschutz. Über unsere Wahrnehmung erhalten wir das Signal einer Bedrohung, im Bruchteil einer Sekunde treffen wir die Entscheidung anzugreifen (fight) oder zu fliehen (flight). Wir erleben einen heftigen Adrenalinschub, der uns Kraft und Schnelligkeit verleiht. Nachdenken oder gar umfassendes Erfassen von komplexen Zusammenhängen ist in diesem Augenblick nicht möglich, die Gedanken sind fokussiert, verengt, wir blicken durch einen Tunnel.

Die Theorie von Cannon besagt, dass der Mensch auf diese Fähigkeit frühgeschichtlich angewiesen war, um sich den natürlichen Bedrohungen gegenüber zu behaupten. In Vorträgen wird dazu gern beispielhaft der uns plötzlich anfallende Säbelzahntiger bemüht. Was dem Menschen bis in die heutige Zeit bleibt, sind die Reaktionen auf den Stressreiz. Was sich – vorwiegend in der sogenannten zivilisierten Welt – verändert hat, sind die Umfeldbedingungen, die uns nun nicht mehr kurzzeitig, sondern dauerhaft stressen. Andauernde höchste Anforderungen im Arbeitsalltag, termingerechte Erledigung von Aufgaben, fordernde Chefs. Der Säbelzahntiger überfällt uns in verändertem Gewand und ist andauernd präsent.

»Fight« steht für den Kampf. Mein Gegenüber sagt erbost: »Nimm Deine Medikamente doch selbst!« und droht mit der Faust. Ich antworte: »Das wollen wir erstmal sehen!«, und habe mich für den Angriff entschieden. Das gilt auch für eine andere Art der Reaktion: »Wird sich schon zeigen, was Sie davon haben.« Drohungen, Bösartigkeiten, auch Ironie und Zynismus sind Formen des Angriffs. Die gegensätzliche Reaktion wäre die Flucht, z. B. aus dem Zimmer gehen, »klein beigeben«, einer Konfrontation auf jeden Fall aus dem Weg gehen.

---

[3] Kampf-oder-Flucht-Reaktion. Lexikon der Biologie. https://www.spektrum.de/lexikon/biologie/kampf-oder-flucht-reaktion/35305

Kommt es so weit, dass wir auch auf längere Sicht den Kontakt meiden, nicht reagieren oder resignieren, uns »tot stellen«, spricht man vom »Freeze«, dem Einfrieren oder Erstarren.

Einvernehmliche Lösungen suchen und einen freundschaftlichen Kontakt anstreben, meint die vierte Variante unserer Handlungsoptionen: »tend-and-be-friend«. So wirkt z. B. die empathische Antwort: »Ihnen hängen die Dinger zum Hals raus?« vielleicht Wunder und aus dem drohenden Gebrüll wird ein heftiges Nicken.

G – Die Hemmung

Angst oder eigene Normvorstellungen können eine Person daran hindern, in einer bestimmten Situation aggressiv zu reagieren. Das wäre z. B. der Schüler, der aus Angst vor dem schreienden Lehrer lieber »klein beigibt«, obwohl er über das Verhalten des Lehrers erbost ist oder der Verkäufer, der stets höflich zu bleiben hat, egal, wie sehr der Kunde ihn auch verärgern mag, da ihm sonst etwaige arbeitsrechtliche Konsequenzen drohen.

Möglicher präventiver Ansatz: Gruppennormen in sozialen Gemeinschaften sind sehr wichtig. Wenn das Verhalten im täglichen Miteinander besprochen wird, kann hier die Wichtigkeit des gegenseitigen Respekts hervorgehoben werden.

Beispiel **Sehnsucht nach Gleichgesinnten**

Frau Kastenmeyer wird von den Mitbewohner*innen hinterrücks nur »die Hexe« genannt. Sie korrigiert, schimpft, beleidigt, verletzt. Betreuungskraft Nicole beobachtet Frau Kastenmeyer eine Weile und ihr fällt auf, dass diese aufgrund ihrer Bildung und ihres intakten Verstandes Gleichgesinnte vermisst und sich offenbar sehr einsam fühlt.
In einem Gespräch gelingt es Nicole, sie darauf anzusprechen. Nachdem Frau Kastenmeyer bitterlich geweint hat und sich über ihr Leid äußern konnte, wagt Nicole einen vorsichtigen Vorstoß: »Wissen Sie, ich denke, dass mancher sich hier ganz ähnlich fühlt, wenn Sie sie zurechtweisen oder ausschimpfen, was meinen Sie?« Eine Stunde später hört Nicole, wie sich Frau Kastenmeyer für einen gestrigen Vorfall entschuldigt.

H – Das Verhalten

Aggressive Verhaltensweisen können nicht nur die Folge, sondern auch die Ursache für aversive Ereignisse sein, so etwa bei einem Kind, das von einem Elternteil geschlagen wird, weil es im Sandkasten ein anderes Kind wütend mit Sand beworfen hat.

Reaktionen auf Frustrationen können Ignoranz- (»eingefroren«), Flucht- oder auch Aggressionstendenzen zeigen, mit dem Ziel, vor dem Ereignis zu flüchten oder es zu beseitigen (freeze, flight or fight).

Möglicher präventiver Ansatz: Auch hier können bspw. Sozialtrainings hilfreich sein, das Verhalten zu trainieren.

Beispiel **Die Scham nach der Wut**

Im Gespräch mit der Wohnbereichsleitung (WBL) weint Frau Korn, die die Fotoalben zerstört hatte, bitterlich und gibt die Tat zu. Sie sagt, sie habe einfach nicht weitergewusst, sei außer sich vor Wut gewesen, nun schäme sie sich sehr.
Die WBL weiß, dass Frau Korn schon öfter zu heftigen Wutausbrüchen neigte und bietet ihr an, mit dem Deeskalationstrainer im Hause Gespräche führen zu können. In solchen Gesprächen würde sie vielleicht auf Ideen kommen, wie sie mit Situationen, in denen sie die Wut »überfalle«, besser zurechtkommen könne.

I – Katharsis

Der Begriff Katharsis stammt aus dem Griechischen und bedeutet im Deutschen etwa »Reinigung«. Die Katharsis-Hypothese spielte in der Psychoanalyse eine bedeutende Rolle. Es ist die Theorie der Entlastung durch Ausleben oder Abreagieren von Emotionen, die subjektiv als Belastung erlebt werden. Diese Theorie ist nicht unumstritten, wird jedoch häufig beschrieben.

Möglicher präventiver Ansatz: Der betroffenen Person können Möglichkeiten der Bewegung angeboten werden. Oft zeigt sich, dass nach einer angemessenen Bewegung aggressive Emotionen reduzierter wahrgenommen werden (siehe auch Triebtheorie).

Beispiel **Keine Selbstständigkeit gelernt**

Herr Dierks wohnt seit einigen Jahren in einer Einrichtung der Stationären Altenhilfe, nachdem seine Eltern ihn nicht mehr versorgen konnten. Er hat zeitlebens nie gelernt, mit seiner geistigen Behinderung ein relativ selbstständiges Leben zu führen.
Im Grunde fühlt er sich in der Einrichtung wohl, doch wenn ihn Situationen frustrieren oder es Streit gibt, räumt er selbst die schweren Möbel in seinem Zimmer um, verschiebt sie mit viel Krach und unter lautem Schimpfen. Danach ist er sehr müde und geschafft.

3

J – Zielüberprüfung

Man hat immer Ziele. Somit ist jedes Handeln mit einer Intention verbunden. Nach nahezu jedem Handeln wird das Ergebnis auf das Erreichen des Ziels überprüft.

Möglicher präventiver Ansatz: Wenn der Erfolg ausbleibt, somit das Ziel nicht erreicht wird, ist der Betroffene gehalten, sich Handlungsalternativen zu überlegen und ist eher geneigt, solche von anderen Personen anzunehmen. (Siehe »E – Die Erfolgsaussicht«, ▶ S. 31).

Beispiel **Unsicherheit**

Frau Magnusson weiß, dass sie nach der Vereinbarung von voriger Woche heute ihr Fußballspiel im Zimmer schauen kann und Frau Koslowski ausweicht.
Sie fühlt sich aber nicht sicher und spricht eine Pflegerin darauf an. Diese sucht kurze Zeit später das Gespräch mit Frau Koslowski und fragt sie, ob sich die beiden Damen schon über den Abend unterhalten hätten, es wäre ja wieder Fußball. Frau Koslowski zeigt sich zwar nicht glücklich, will aber die Vereinbarung einhalten.

K – Verhalten verstärken

Wenn jemand mit seinem Verhalten Erfolg hatte, steigt die Wahrscheinlichkeit, dass er dieses beibehält (siehe auch »operante Konditionierung« und »Lernen am Effekt«).

Möglicher präventiver Ansatz: Es sollte dafür Sorge getragen werden, dass konstruktive Verhaltensweisen zum Erfolg führen

Beispiel **Verhalten nicht verstärken**

In seiner Senioreneinrichtung sitzt Herr Kluss oft im Flur und wird laut. Mitarbeitende kümmern sich dann um ihn, weil sein herausforderndes Verhalten als störend erlebt wird.
Im Pflegeteam kommt der Gedanke auf, dass Herr Kluss das Ziel verfolge, Aufmerksamkeit zu erhalten. Da er dieses Ziel erreiche, verstärke das sein Verhalten. Die Mitarbeitenden beschließen nun, besonders in Momenten der *Ent*spannung auf ihn zuzugehen und ihm Zuwendung zukommen zu lassen.

3.4.4 Die 13 Stufen der aggressiven Verhaltensweisen

Das Programm piag-B gruppiert 13 Stufen aggressiven Verhaltens in fünf Bereiche, um so ein methodisches Vorgehen im Rahmen des Deeskalationstrainings zu ermöglichen. Den einzelnen Aggressionsbereichen werden Interventionsmöglichkeiten gegenübergestellt.

Einen Grenzbereich stellt die letzte Stufe dar (Syndrom des Kontrollverlustes). Dieser – auch pathologische – Bereich sollte eher parallel zu den anderen Stufen gesehen werden, da diesen Menschen zumeist die Möglichkeit fehlt, ihr eigenes Verhalten zu kontrollieren und zu reflektieren.

Dokumentation und Reflexion

Dokumentation und Reflexion von Zwischenfällen mit aggressiven Verhaltensweisen sind zur Aufklärung, Vermeidung oder auch nur Reduzierung zukünftiger Zwischenfälle erforderlich. Die Unterteilung aggressiver Verhaltensweisen in sich unterscheidende Niveaus hilft hierbei.

Befremdlich mag die unterste Stufe -1 wirken. Das Aggressionsniveau entspricht mangelnder Selbstsicherheit, einem Verhalten der Zurückgezogenheit. Persönliche Rechte und eigene Bedürfnisse werden in den Hintergrund gestellt. Rechte und Bedürfnisse anderer Personen, etwa der Mitbewohner*innen oder Mitpatient*innen, geraten dagegen in den Vordergrund.

Auf dieser Stufe werden sich Menschen größtenteils aus dem Gruppengeschehen heraushalten. Nicht selten erfahren Menschen mit ängstlichem oder introvertiertem Verhalten Gewalt, da sie häufig als »wehrlose« Opfer angesehen werden. Allerdings kann es zur Umkehr kommen, wenn ein Punkt erreicht wird, an dem sich jemand nahezu maßlos zur Wehr setzt.

1. Bereich: Selbstsicherheit

Stufe -1: Mangelnde Selbstsicherheit

Verhaltensweisen, bei denen das persönliche Recht in den Hintergrund gedrängt wird und das Recht anderer zumeist respektiert wird. Persönliche Ziele werden eher selten gesteckt und erreicht. Merkmale und Beispiele:

- Unsicherheit: introvertiertes Verhalten, leises, teilweise undeutliches Sprechen, Kurze Antworten auf Fragen, teilweise »Ein-Wort-Sätze«, Blickkontakt vermeiden,
- keine klaren Bedürfnisäußerungen,
- häufiger Rückzug,
- abwertende Aussagen über sich selbst, bspw. »ich bin ja sowieso blöd«,
- kein Verhalten, welches die Aufmerksamkeit anderer erregen könnte.

Stufe 0: Selbstsicherheit, Anpassung und Entspannung

Anstreben persönlicher Ziele sowie eines Gleichgewichts zwischen dem Respektieren der Rechte anderer und dem Wahren eigener Rechte. Merkmale und Beispiele:

- Angemessene Kommunikation; deutliche, lautstärkenangemessene Aussprache, Blickkontakt, Gespräche adäquat beginnen, weiterführen und beenden, Zuhören und mitreden, angemessene Gestikulation,
- Emotionen und Bedürfnisse äußern,
- Vertreten der eigenen Meinung, Respektieren der Meinung anderer, Respektieren von Gruppennormen und Gruppenzielen, Hilfe anbieten oder auch um Hilfe bitten,
- positive Äußerungen über sich selbst und über andere,
- Kritikfähigkeit, d. h. angemessen Kritik geben, fremde Kritik ertragen.

Stufe 1: Selbstbehauptung

Auf Wahrung eigener Rechte und Befriedigung persönlicher Bedürfnisse nachdrücklich Wert legen. Es kommt zu »sozial unverträglichen« Situationen, da auf Rechte und Bedürfnisse anderer weniger Rücksicht genommen wird. Meinungen prallen aufeinander, werden aber noch nicht als Konflikt wahrgenommen. Merkmale und Beispiele:

- Lautes Sprechen, nachdrückliche Artikulation, aufdringlicher Augenkontakt, Aufmerksamkeit anderer erregen, provokante Fragestellung, bspw.: »Du meinst wohl, ich bin zu blöd, oder?« deutliche, teils unangemessene Gestikulation,
- positiv über sich selbst sprechen, durchaus negativ über andere, übertriebene Selbstsicherheit,
- eigene Bedürfnisse stark und nachdrücklich in den Vordergrund stellen,
- Desinteresse für Meinung und Emotionen anderer, gezielter Versuch, Personen gegeneinander »auszuspielen«,
- eigene Interessen werden den Gruppeninteressen vorangestellt, Gruppennormen werden in Frage gestellt.

2. Bereich: Erregtheit

Stufe 2: Anspannung

Entspricht vielen Merkmalen der Stufe 1, ist jedoch zusätzlich von deutlicher Anspannung gekennzeichnet. Strategien werden überlegt, um andere zu überzeugen. Unterschiedliche Meinungen können zum Streit führen. Merkmale und Beispiele:

- Körperliche Anspannung, angespannter Gesichtsausdruck, körperlich gesteigerte Aktivität, leichtes Schwitzen und leichtes Zittern, u. U. ängstliches Erscheinungsbild,
- lautes und schnelles Sprechen,
- leicht reizbar, andere für derzeitige Situation und/oder mögliche Folgen verantwortlich machen,
- eingeschränkte Fähigkeit der Konzentration und objektiven Wahrnehmung.

Stufe 3: Erregung

Angespanntes Verhalten mit deutlicher Reizbarkeit und erhöhter kognitiver Aktivität. Der Druck auf andere Personen wird erhöht, um sich durchzusetzen. Gespräche werden oft abgebrochen, es findet kaum verbale Kommunikation statt. Merkmale und Beispiele:

- Gesteigerte Unruhe, Aufmerksamkeit und Wachsamkeit, zunehmend beschleunigte Aktivitäten, damit verbunden eine gewisse Unsicherheit, geballte Fäuste als Signal der Kampfbereitschaft,
- lautes Sprechen, häufig auch Schreien, erste Drohungen werden ausgesprochen, meist nicht zielgerichtet,
- Bezichtigung gegen andere Personen, Unterstellungen.

Stufe 4: Aggressive Gereiztheit

Angespanntes Verhalten mit deutlicher Reizbarkeit und erheblicher motorischer Unruhe. Die Person glaubt sich im Recht und findet es daher gerechtfertigt, andere öffentlich zu beschuldigen. Merkmale und Beispiele:

- Lautes Reden, vermehrtes Schreien, Fluchen, Selbstgespräche,
- stürmische Aktivitäten, rasend, hastiges Umherlaufen,
- heftiges Weinen,
- Schweißausbrüche,
- Signale der Gewaltbereitschaft.

3. Bereich: Aggressives Verhalten

Stufe 5: Drohende Destruktion (Gewalt gegen Sachen)

Anspannung verbunden mit der Androhung der Destruktion, um so z. B. Wut oder Angst bei anderen hervorzurufen. Androhungen, Personen anzugreifen, bleiben noch aus. Merkmale und Beispiele:

- Aussagen, wie: »Ich kloppe den Laden hier gleich zusammen!«
- Androhen, Gegenstände zu werfen,
- Türen zuschlagen, zielgerichtet Gegenstände aus dem persönlichen Besitz anderer beschädigen,
- mit Brandstiftung drohen.

Stufe 6: Drohende Gewalt (gegen Personen gerichtet)

Anspannung, verbunden mit der Androhung, gewalttätig gegen andere, zumeist bestimmte Personen zu werden. Auch dieses Verhalten hat zumeist das Ziel, negative Emotionen anderer hervorzurufen. Mit der Drohung soll erreicht werden, die Situation zu kontrollieren. Merkmale und Beispiele:

- Deutliche Drohgebärden, zielgerichtet gegen bestimmte Personen,
- Aussagen, wie: »Komm her, ich hau dir die Fresse ein!«
- Distanzlosigkeit gegenüber Personen.

Stufe 7: Erniedrigende und verbale Angriffe

Erniedrigende und verbale Angriffe, zielgerichtet gegen bestimmte Personen, um diese psychisch oder sozial zu beinträchtigen. Die Beschimpfungen sind oft vulgär. Merkmale und Beispiele:

- Beschimpfungen und Beleidigungen gegen bestimmte Personen, sie als minderwertig betiteln, Kompetenzen streitig machen: »Du hast doch keine Ahnung!«
- Anspucken,
- sexistische, rassistische Äußerungen gezielt gegen Anwesende, diskriminierend gegen Andersdenkende (bspw. einer anderen Religion),
- »Verwünschungen«, bspw.: »Dir wünsche ich die Pest an den Hals!«

4. Bereich: Gewalttätiges Verhalten

Stufe 8: Destruktion (Gewalt gegen Sachen)

Physisch-gewalttätiges Verhalten gegen Gegenstände der näheren Umwelt mit dem Ziel, diese zu zerstören oder zu beschädigen, um auch so Personen psychisch zu beeinträchtigen. Merkmale und Beispiele:

- Zielgerichtet Sachen aus dem Privatbesitz anderer zerstören,
- hartes, wiederholtes Türenschlagen,
- Zerreißen von Kleidungsstücken,
- Werfen mit Gegenständen; Geschirr schmeißen, Blumen von der Fensterbank werfen, Versuch, Fensterscheiben einzuwerfen,
- Mobiliar anzünden.

Stufe 9: Gewalttätig gegen Personen

Physisch-gewalttätiges Verhalten direkt und zielgerichtet gegen bestimmte Personen mit der Absicht, diese physisch, zumeist auch psychisch oder sozial zu beeinträchtigen. Ein begrenzter eigener Schaden wird schon als Gewinn angesehen, sofern der Schaden anderer als größer wahrgenommen wird. Merkmale und Beispiele:

- Greifen von Personen, um sie in den eigenen Tätlichkeitsbereich zu bringen, an Kleidern ziehen,
- Schlagen mit der flachen Hand oder der geballten Faust,
- Kratzen und kneifen, Beißen, Ziehen an den Haaren, Würgen,
- Treten.

Stufe 10: Gewalttätig mit Gegenständen gegen Personen

Physisch-gewalttätiges Verhalten direkt und zielgerichtet mit Waffen oder als Waffen. Gegenstände werden zweckentfremdet gegen bestimmte Personen gerichtet mit der Absicht, diese physisch, zumeist auch psychisch oder sozial zu beeinträchtigen. Merkmale und Beispiele:

- Mit Geschirr, Flaschen oder Blumentöpfen werfen, mit einem Stock zuschlagen,
- Angriff mit Besteck (vorrangig Messer),
- Einsatz von Waffen.

5. Bereich: Syndrom des Kontrollverlustes

Stufe 11: Sinnlos erscheinende Brutalität (Pathologischer Bereich)

Gewalt (im pathologischen Rausch) unkontrolliert und unkoordiniert gegen andere Personen und/oder Gegenstände. Die eigene Vernichtung (sozial, z. T. auch physisch) wird dabei in Kauf genommen. Merkmale und Beispiele:

- Heftiges, teilweises wiederholendes Schreien, Panik,
- Äußerungen, wie: »Ich mach euch alle kaputt!«
- zumeist nicht ansprechbar,
- unkontrolliertes, zielloses Zuschlagen, teilweise mit geschlossenen Augen, teils unkoordinierte Bewegungen.

Im Folgenden Seiten sehen und lesen Sie von oben nach unten links das Modell der Verhaltenskategorisierung in grafischer Darstellung (▶Abb. 3) und knapper Skizzierung einzelner Stufen (▶Tab. 2).

Tab. 2: Die 13 Stufen der Eskalation im Beispiel

	»Ich musste schon die ganze Woche zu Herrn T. Na gut, einmal noch, dann ist das erst mal vorbei…«	−1
In meinem Zimmer fühle ich mich recht wohl.	»Guten Morgen Herr T., ich komme zur Grundpflege.«!	0
Der schon wieder, ich hätte lieber eine hübsche Junge …. Geh weg!	»Herr T., so geht das nicht. Wir haben gestern schon nur Katzenwäsche gemacht, außerdem ist heute Ihr Duschtag.«	1
»Nein, lass mich doch in Ruhe: Ich dusche nächste Woche! Lassen Sie mich jetzt bitte in Ruhe!«	»Das geht nicht, ich kann das nicht den Kolleg*innen am Wochenende überlassen….«	2
	»Nein, Herr T., heute geht es mal nicht nach ihrem Willen. Stehen Sie jetzt auf!«	3
»Ich glaube, Sie sind schwer von Begriff!« Dreht sich mit dem Gesicht zur Wand und krallt die Hände in die Bettdecke.		4
	»Das muss ich mir echt nicht bieten lassen.«	5
Krallt sich tiefer in die Decke.	»Also, Herr T. Notfalls kann ich Sie auch gegen Ihren Willen duschen!«	6
»Versuchs doch, Du Schlampe!«	»Das habe ich ja wohl nicht gehört!« Fasst an den Schultern und versucht ihn herumdrehen.	7
		8
Verkrampft sich erst, dreht sich plötzlich um und schlägt der Pflegerin mit der Faust ins Gesicht.		9
		10
		11

11
Sinnlos erscheinende Brutalität (pathologischer Bereich)
Verhaltensweisen, welche unkontrolliert und unkoordiniert gegen andere Personen und/oder Gegenstände gerichtet sind. Personen sind verbal zumeist nicht zu erreichen.
10
Gewalttätig mit Gegenständen gegen Personen
Physisch-gewalttätiges Verhalten direkt und zielgerichtet mit Waffen oder mit als Waffen zweckentfremdeten Gegenständen (Spontanbewaffnung) gegen bestimmte Personen gerichtet, mit dem Ziel, diese physisch, zumeist auch psychisch oder sozial zu beeinträchtigen.
9
Gewalttätig gegen Personen
Physisch-gewalttätiges Verhalten direkt und zielgerichtet gegen bestimmte Personen gerichtet, mit dem Ziel, diese physisch, zumeist auch psychisch oder sozial zu beeinträchtigen.
8
Destruktion (Gewalttätig gegen Sachen)
Physisch-gewalttätiges Verhalten gegen Gegenstände der näheren Umwelt mit dem Ziel, diese zu zerstören oder zu beschädigen, um auch so Personen psychisch zu beeinträchtigen, in welchen negative Emotionen (Wut, Frustration, u. ä.) ausgelöst werden.
7
Verbale und erniedrigende Angriffe
Verbale und/oder gestikulierte Angriffe, zielgerichtet gegen bestimmte Personen, die das Ziel haben, diese Personen psychisch oder sozial zu beinträchtigen. Sehr häufig sind hierbei Beschimpfungen aus dem Bereich der Sexualität oder auch das Anspucken zu verzeichnen.
6
Drohende Gewalt (Gewalt gegen Personen)
Deutlich gereizte Stimmung, verbunden mit der Androhung, gewalttätig gegen andere, zumeist bestimmte Personen zu werden. Auch dieses Verhalten hat das Ziel negative Emotionen anderer Personen hervorzurufen.
5
Drohende Destruktion (Gewalt gegen Sachen)
Person ist sehr gereizt, verbunden mit der Androhung der Destruktion, um so negative Emotionen (Wut, Angst, o. ä.) bei anderen hervorzurufen. Androhungen, Personen anzugreifen, bleiben hier jedoch aus.
4
Aggressive Gereiztheit
Angespanntes Verhalten mit deutlicher Reizbarkeit und motorischer Unruhe.
3
Erregung
Angespanntes Verhalten mit deutlicher Reizbarkeit. Erste nichtzielgerichtete Drohungen werden ausgesprochen. Körperliche Reaktionen sind beobachtbar (Schweiß, Gesichtsfarbe).
2
Anspannung
Ein Verhalten, welches hauptsächlich dem der 1. Stufe entspricht, jedoch zusätzlich von einer Anspannung gekennzeichnet ist. Mimik und Gestik verdeutlichen die negative Stimmung.
1
Selbstbehauptung
Auf Wahrung eigener Rechte und Befriedigung persönlicher Bedürfnisse wird nachdrücklich Wert gelegt, wobei es zu »sozial unverträglichen« Situationen kommen kann, da auf Rechte und Bedürfnisse anderer zumeist keine Rücksicht genommen wird.
0
Selbstsicherheit, Entspannung, Anpassung
Dieses Verhalten kennzeichnet das Eintreten für eigene Rechte. Persönliche Ziele werden gesteckt und deren Erreichen wird angestrebt. Es wird angestrebt, ein Gleichgewicht zwischen dem Respektieren der Rechte anderer und dem Wahren eigener Rechte zu finden.
−1
Mangelnde Selbstsicherheit
Zurückgezogenes Verhalten, bei dem das persönliche Recht in den Hintergrund gedrängt werden kann und das Recht anderer zumeist respektiert wird. Persönliche Ziele werden eher selten gesteckt und erreicht.

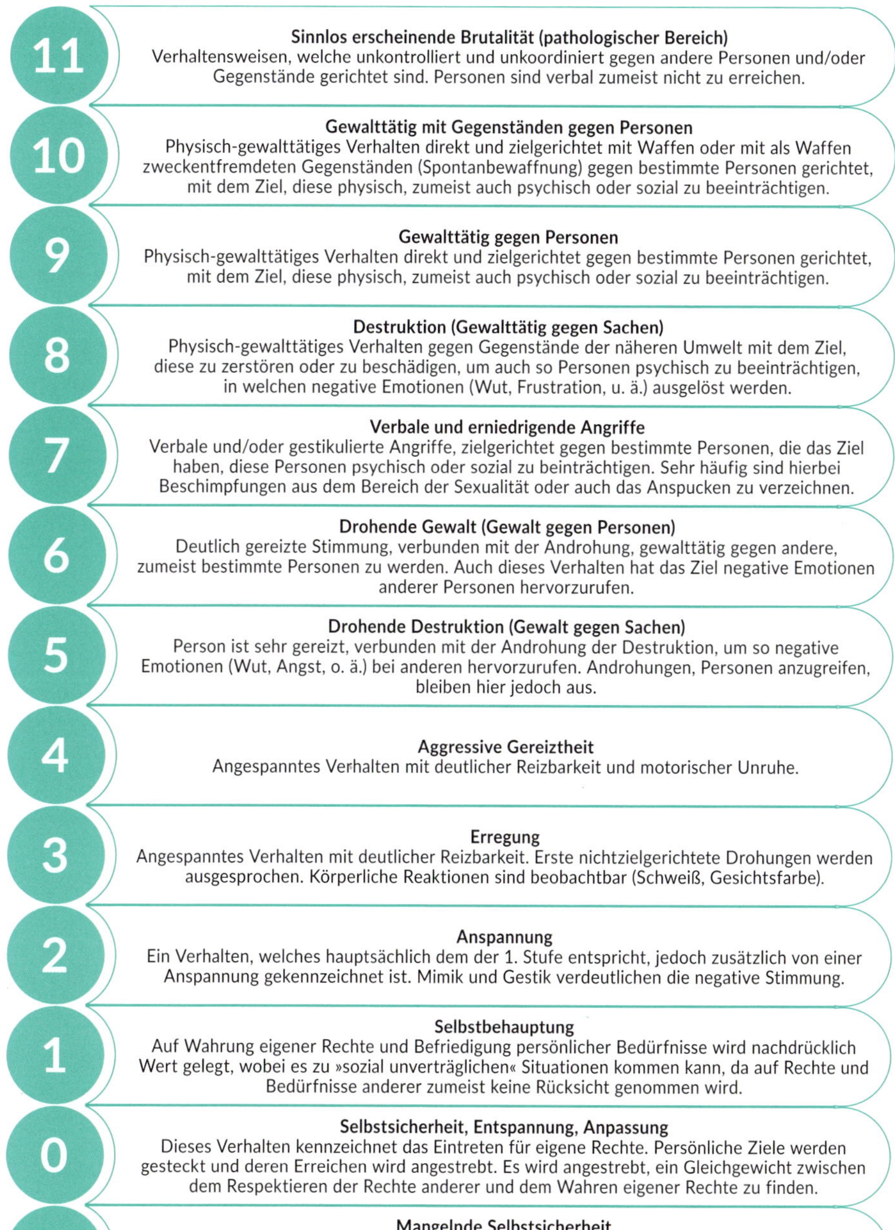

Abb. 3: Die 13 Stufen der Eskalation in der Übersicht.

In der Dokumentation finden wir zu diesem Vorfall folgenden Bericht.: »Herr T. war schon schlecht gelaunt, als ich in das Zimmer kam, und hat wieder das Duschen verweigert. Als ich ihn aufforderte, aufzustehen, rollte er sich absichtlich gegen die Wand und krallte sich an der Bettdecke fest. Ich fasste ihn an den Schultern, um ihn auf die Seite zu drehen, da schlug er mir mit der Faust ins Gesicht. Ich habe die Pflege daraufhin abgebrochen.«

Die Sichtweise der pflegebedürftigen Person fehlt in dieser Darstellung. Dabei wäre es so wichtig, besonders in der Reflexion eines solchen Vorkommnisses, möglichst viele Fakten zusammenzutragen und die Perspektiven der Beteiligten zu berücksichtigen. Niemandem ist damit geholfen, der einen Person einen aggressiven Charakter zuzuschreiben oder der anderen Person unprofessionelles Handeln zu attestieren.

Wenn wir die »eigenen Anteile« (▸ Kap. 6.1.1) auf der einen sowie die Ursachen, Auslöser und Motive auf der anderen Seite außer Acht lassen, berauben wir uns der Chance, aus dem Vorfall zu lernen. Stattdessen sorgen wir für eine Verfestigung des Blicks auf Herrn T. Dabei benötigen wir beides: Zu wissen, wie wir uns in der Arbeit mit ihm ausreichend schützen können, und wie wir ihn erreichen, ohne dass Eskalationen unwahrscheinlich werden.

Tipp

Um mit den Beteiligten über die Auswertung eines Vorfalls – z. B. in einer Fallbesprechung zu reflektieren, können Sie die 13 Stufen als Grundlage verwenden und anhand des Modells miteinander die beiderseitigen Betroffenheiten, Eskalationsstufen und Handlungsmotive nachvollziehen.

4 Gewaltformen

Thomas Hecker

»Gewalt ist der absichtliche Gebrauch von angedrohtem oder tatsächlichem körperlichen Zwang oder physischer Macht gegen die eigene oder eine andere Person, gegen eine Gruppe oder Gemeinschaft, der entweder konkret oder mit hoher Wahrscheinlichkeit zu Verletzungen, Tod, psychischen Schäden, Fehlentwicklungen oder Deprivation (Mangel, Verlust, Entzug von etwas) führt«[4], lautet die Definition von »Gewalt« der WHO.

Wenn es speziell um Gewalt gegen ältere Menschen geht, wird die Definition um das Beziehungselement erweitert: *»Unter Gewalt gegen ältere Menschen versteht man eine einmalige oder wiederholte Handlung oder das Unterlassen einer angemessenen Reaktion im Rahmen einer Vertrauensbeziehung, wodurch einer älteren Person Schaden oder Leid zugefügt wird. Von zentraler Bedeutung ist für diese Definition, dass zwischen einem potenziellen Täter und einem potenziellen Opfer ein Vertrauensverhältnis besteht [...].«*[5]

»Als wesentliche Formen von elder abuse [Gewalt/Misshandlung gegen ältere Menschen, Anm. d. Autors] werden in der Regel benannt

- *Körperliche Misshandlungen*
- *Psychische Misshandlung/verbale Aggression*
- *Pflegerische Vernachlässigung*
- *emotionale/psychosoziale Vernachlässigung*
- *finanzielle Ausbeutung*
- *vermeidbare Einschränkung der Freiheit, Handlungs- und Entscheidungsautonomie.«*[6]

Eine Gewalthandlung kann aus mehreren Gewaltformen bestehen. So kann eine Körperverletzung mit einer Erniedrigung einhergehen. Zur Charakterisierung der Gewaltformen ziehe ich im Folgenden die Schrift des Landespräventionsrats NRW und die Ausführungen auf der Seite »Frieden Fragen« der von der Bundesregierung Deutschland unterstützen Berghof Foundation© heran.

---

[4] Eggert S, Sulmann D (2014): Aggression und Gewalt in der Pflege. ZQP-Analyse. Berlin, S. 2

[5] Ebd., S. 2

[6] Görgen T (2017): Gewaltprävention in der Pflege. ZQP-Report. Berlin, S. 10

4.1 Misshandlung/Gewalt

Tab. 3: Körperliche Misshandlung/Gewalt

Landespräventionsrat NRW	Häufig genannt
»Unmittelbar: Schlagen, Schütteln, Kneifen, Anwendung, körperlicher Zwangsmaßnahmen, mechanische, Fixierung, Entzug von körperlichen Hilfsmitteln usw. mittelbare: unberechtigte Medikamentengabe (i. d. R. zur Ruhigstellung) usw.«	*Prügel, Schläge mit Gegenständen, Kneifen, Beißen, Schneiden, Treten und Schütteln, Stichverletzungen, Vergiftungen, Würgen und Ersticken, Verbrennen, Verbrühen, Unterkühlen*

Körperliche Gewalt findet auch da statt, wo eine Person ohne Ankündigung oder gegen ihren Willen auf die Seite gedreht, in den Stuhl gedrückt, am Aufstehen gehindert wird. Wenn der Becher am Mund gehalten und gegen die Lippen gedrückt, womöglich noch die Nase zugehalten wird, um das Schlucken zu erzwingen. Wenn festgehalten wird, um ein Wegbewegen zu verhindern. Wenn jemand kalt abgewaschen oder auf andere Weise körperlich misshandelt wird. Wenn gegen den Willen, bzw. ohne Einwilligung ein Katheter gelegt wird.

4.1.1 Psychische, seelische, emotionale Misshandlung/Gewalt

Tab. 4: Psychische, seelische, emotionale Misshandlung/Gewalt

Landespräventionsrat NRW	Häufig genannt
*»verbale Aggression, Missachtung oder Ignorierung, emotionale Kälte, soziale Isolierung, Bedrohung mit körperlicher oder anderer Gewalt oder anderen Übeln, Beschimpfungen, Demütigungen usw.«**	*Ablehnung, Beschimpfung, Demütigung, Herabsetzung, Überforderung, Liebesentzug, Zurücksetzung, Gleichgültigkeit, Ignorieren. Angst machen, Alleinlassen, Isolation, Drohungen. Überbehütung, Überfürsorglichkeit.*

* Landespräventionsrat Nordrhein-Westfalen (2006): Gefahren für alte Menschen in der Pflege. Basisinformationen und Verhaltenshinweise für Professionelle im Hilfesystem, Angehörige und Betroffene. S. 10

Psychische Gewaltformen finden sich in Strafen, Entzug von Kontakt und menschlicher Zuwendung, Beleidigen, Beschimpfen, Beschämen und Bloßstellen. Jemanden mit Worten verletzen ist psychische Gewalt, Wundfotografie ohne klare Einwilligung ebenso.

4.1.2 Sexualisierte Gewalt

Der Landespräventionsrat NRW findet für die Gewaltform »**sexueller Missbrauch**« die Beschreibung: *»Missachtung der individuellen Schamgrenzen, nicht einverständliche Intimkontakte usw.«*[7]

Das ist für uns Autoren ein deutliches Zeichen dafür, dass sogar in einer Arbeit, in der sich intensiv mit der Gewaltthematik befasst wurde, noch wenig Aufmerksamkeit und Bewusstsein für die Thematik »sexualisierte Gewalt« bestand.

Dass hier grundlegende Aspekte fehlen und die spezifische Dynamik noch gar nicht erkannt ist, führt dazu, dem Thema »Sexualisierte Gewalt« mit dem klaren Fokus auf die Mehrdimensionalität dieser Gewaltform als eigenständiges Kapitel (▶ Kap. 5) zu widmen.

4.2 Gewalt durch anvertraute Personen

Oft können wir im Nachhinein gar nicht erkennen, zu welchem Anteil die Akteure beteiligt waren. Die oben genannten Gewaltformen können sowohl vom Personal wie vom Anvertrauten oder auch von Dritten ausgehen.

Zudem gibt es Formen indirekter Gewalt, die hilfsbedürftige Menschen wählen, um z. B. Zuwendung oder Aufmerksamkeit zu erhalten, was nicht bedeutet, dass es sich um eine Art der positiven Aufmerksamkeit handeln muss.

Indirekte Gewalt ist z. B. *»Verursachen von Mehrarbeit durch Inkontinenz, Verursachen von Mehrarbeit durch Langsamkeit, Nahrungsverweigerung, Verweigerung der Zustimmung« schreibt schon Erich Grond in den frühen neunziger Jahren.«*[8] Heute sprechen wir häufig von »herausforderndem Verhalten«.

Manchmal greift allerdings dieser Begriff auch zu kurz und verharmlost gewalttätiges Verhalten durch Anvertraute. Einige Erfahrungen aus meiner frühen Berufszeit:

- Eine 90-jährige Frau wartet am Eingang eines Flurs, ein Dösen vortäuschend, auf ihr unliebsame Personen. Mit dem Gehstock fährt sie ihnen unvermittelt zwischen die Beine und bringt sie zu Fall.
- Ein Bewohner wandelt nachts zwischen den Zimmern bettlägeriger Bewohnerinnen umher und belästigt sie.
- Eine Bewohnerin wartet manchmal darauf, dass jemand zum Abholen des Essens ins Zimmer kommt und wirft dann das volle Tablett nach dieser Person.
- Ein Bewohner drängt die »Nachtschwester« zu sexuellen Handlungen, sie kann sich ins Dienstzimmer retten.

---

[7] Landespräventionsrat Nordrhein-Westfalen 2006, S. 10

[8] Altenpflege 7/91, S. 412

- Ein Mann, der mit seiner Ehefrau in einer Altenpflegeeinrichtung lebt, droht den Pflegenden mit Schlägen, wenn sie die Pflege nicht so durchführen, wie er es will.
- Ein Mann, der ambulant versorgt wird, richtet eine geladene Waffe auf eine Kollegin.

4.3 Gewalt durch fachlich Handelnde

Fachlich Handelnde können durch ihre fachliche Stellung und das Machtgefälle zu den Klient*innen Gewalt ausüben. Klient*innen besitzen nicht die gleiche Kompetenz (einschließlich der Handlungsspielräume), darüber zu sprechen oder sich bei der Einrichtungsleitung darüber zu beschweren. Gewalt durch fachlich handelnde Person ist fachliches Fehlverhalten, dass

1. arbeitsrechtliche Folgen haben muss,
2. strafrechtliche und zivilrechtliche Folgen haben kann.

4.3.1 Vermeidbare Einschränkung der Freiheit, Handlungs- und Entscheidungsautonomie, Einschränkung des freien Willens

Nach dem BGB gilt als Freiheitsentziehende Maßnahmen (FEM), wenn einer Person durch »mechanische Vorrichtungen, Medikamente oder auf andere Weise über einen längeren Zeitraum oder regelmäßig die Freiheit entzogen«[9] wird.

FEM schränken die körperliche Bewegungsfreiheit ein. Die betroffene Person ist körperlich und/oder kognitiv nicht in der Lage, die Beschränkung selbst rückgängig zu machen. Hierzu zählen besonders:

- mechanische oder elektronische Verhinderungs-, Alarm- und Überwachungsmaßnahmen, wie Bettgitter, Fixiergurte, Vorstecktische, Einschließen, Verwenden von Textilien, die die Bewegungsfreiheit einschränkt (z. B. Ganzkörperanzüge, Schlafsäcke), dauerhaftes Feststellen der Rollstuhlbremse, Wegnehmen des Notrufgeräts,
- sedierende Psychopharmaka,
- Drohungen,
- körperliche Gewalt,
- Verhindern der Zugänglichkeit von Kleidungsstücken (z. B. Schuhe) oder Hilfsmitteln, die für die Mobilität benötigt werden. [10]

---

[9] § 1906 (Genehmigung des Betreuungsgerichts bei freiheitsentziehender Unterbringung und bei freiheitsentziehenden Maßnahmen) des Bürgerlichen Gesetzbuches (BGB), Absatz 4

[10] Liste orientiert an: https://pqsg.de/seiten/openpqsg/hintergrund-standard-fixierung.htm,

Tatsächlich fällt die Beurteilung, wann es sich um eine wohlwollende Einflussnahme auf eine Entscheidung, die eine Person trifft, oder eine Einschränkung der Entscheidungs- und Handlungsautonomie sowie des freien Willens handelt, nicht immer leicht.

Denken wir z. B. an die Medikamentengabe bei einer kognitiv eingeschränkten Person. Wir wissen genau, dass ihr die regelmäßige Einnahme eines bestimmten Schmerzmedikaments Erleichterung verschafft und ihre Lebensqualität erhöht. In dem Moment der Verabreichung geht es allerdings gegen ihren aktuellen Willen.

Ein wesentliches, aber nicht alleiniges Kriterium für die Beurteilung, ob es sich um eine solche Einschränkung handelt, ist die **Absicht der Handlung**. Geschieht sie eindeutig zum Wohl der anvertrauten Person oder dient sie eher der Gewährleistung oder Vereinfachung eines Ablaufs und damit meinem oder dem betrieblichem Wohl?

Ein zweites Kriterium ist die **Wertorientierung**. An welchem Wert misst sich die Handlung? Finden wir hinter der Handlung eine »gute Abhängigkeit« wie Christian Müller-Hergl schreibt, wenn es darum geht, Situationen so herzustellen, dass der Widerstand nicht nötig ist? Handele ich, um einer Diskussion mit z. B. Vorgesetzten, Kollegen oder Angehörigen aus dem Weg zu gehen oder halte ich ggf. aus persönlichen Gründen etwas nicht aus (z. B. das Masturbieren einer pflegebedürftigen Person)?

4.3.2 Vernachlässigung

Tab. 5: Vernachlässigung

Landespräventionsrat NRW	Häufig genannt
*»Unterlassen von notwendigen Hilfen im Alltag, hygienischen und allgemeinen Versorgungsleistungen, insbesondere Nahrungs- und Flüssigkeitsentzug bis hin zur Entstehung von sogenannten Liegegeschwüren (Dekubitus) durch mangelhafte Pflege bei Bettlägerigkeit usw.«**	*Als Erscheinungsform der körperlichen wie der seelischen Misshandlung, Verweigern von Hilfe, Zuwendung, Liebe und Akzeptanz, Betreuung, Schutz und Förderung.* *Physischen Mangel erleiden lassen (z. B. mangelnde Ernährung, unzureichende Pflege und gesundheitliche Fürsorge bis hin zur völligen Verwahrlosung).*

* Landespräventionsrat Nordrhein-Westfalen 2006, S. 10

4.3.3 Gewalt in Pflege- und Betreuungshandlungen

Diese Aktualisierung (▶ Tab. 6) einer Übersicht aus dem Jahre 2006 weist auf die Übergänge von pflegerischen Maßnahmen zu gewaltsamen Übergriffen hin. Sie umfasst Handlungen aus Unachtsamkeit bis hin zu bewusster Herabwürdigung.

Tab. 6: Gewalt in Pflege- und Betreuungshandlungen*

Aktivität	Verhalten in Pflegesituationen (Beispiele)
Kommunikation	Über den Kopf der Patient*innen hinweg reden, schimpfen, ignorieren, nicht antworten, bevormunden, duzen
Soziales Leben	Personen nicht wahrnehmen, Kontakte zu anderen unterbinden, Radio oder Fernseher ungefragt an- oder ausschalten
Bewegung	Fixieren oder gegen den Willen mobilisieren, falsche Hilfestellungen, unangemessenes Anfassen
Körperpflege	Körperpflege gegen den Willen, ruppiges Handeln bei der Körperpflege, zu kaltes oder zu heißes Wasser, unangemessene Berührungen im Intimbereich, unangemessen langes Belassen in unbekleidetem Zustand
Ausscheiden	Unnötige Katheterisierung oder nicht notwendiges Anlegen einer Windelhose, »Liegen lassen« im Urin oder Kot, zu lange auf der Toilette warten lassen
Essen und Trinken	Einflößen von Essen und Trinken unter Zwang, Essen zu rasch reichen, Mahlzeiten vergessen, Vorenthalten von notwendigen Hilfsmitteln oder auch unnötiges Aufdrängen von Hilfsmitteln
Ruhe und Schlafen	Störungen im Tag-Nacht-Rhythmus, zu frühes Wecken und Waschen, medikamentöse Ruhigstellung ohne medizinische Indikation

* Landespräventionsrat Nordrhein-Westfalen 2006, S. 10, leicht modifiziert

4.3.4 Finanzielle oder andere materielle Ausnutzung

Finanzielle oder andere materielle Ausnutzung ist ebenso eine Form der Gewalt. Sie zeigt sich durch:

- *»unbefugte Verfügungen über das Vermögen alter Menschen;*
- *Überredung oder Nötigung zu Geldgeschenken,*
- *Entwenden von Geld und vermögenswerten Gegenständen*
- *bis hin zur Erpressung von geldwerten Vorteilen usw.«*[11]

[11] Landespräventionsrat Nordrhein-Westfalen 2006, S. 10

Hilfsbedürftige Menschen sind dieser Form, allein aufgrund der strukturellen Gegebenheiten, oft völlig ausgeliefert. Ob im ambulanten Rahmen, der immer auch an das Feld privater Formen von Hilfe- und Pflegeleistungen grenzt, oder im stationären Bereich: Die Aussicht auf unbemerkten Betrug, Diebstahl, Übervorteilung und Erpressung ist aufgrund der Wahrscheinlichkeit der Nicht-Entdeckung im Verhältnis zum Abhängigkeitsgrad, bzw. zum Grad der Einschränkungen, sehr hoch. In Einrichtungen der stationären wie ambulanten Einrichtungen kommt es z. B. immer mal wieder zu Diebstahl.

4.3.5 Gewalt durch digitale Medien und das Internet

»Mechthild M. sitzt im Rollstuhl, sie lächelt beseelt und kratzt sich mit einer Klobürste den nackten Oberkörper. »Das war eine gute Idee«, sagt sie. Die 78-Jährige ist dement. Als das Handyvideo entsteht, lebt sie in einem Pflegeheim der Arbeiterwohlfahrt, Wohnbereich II, in Lambrecht in der Pfalz. Unter den Mitarbeitern aus dem Heim soll der Clip die Runde gemacht haben. Keiner von ihnen hat die Heimleitung verständigt.«[12] So beginnt der Spiegel-Online-Artikel »Unser erster Mord« im Jahre 2018 über eine Serie von Misshandlungen, Demütigungen bis hin zu Mord in einer Seniorenpflegeeinrichtung in der Pfalz.

Die Betrachtung von Gewaltformen, die sich mithilfe digitaler Medien und Internet auf hilfs- und pflegebedürftige Menschen auswirken, spielt noch kaum eine Rolle. Über tatsächliche Ereignisse in missbräuchlicher, würdeverletzender Weise in Posts oder anderer Form gibt es kaum (fach-)öffentliche Wahrnehmung. Dass diese Form von Gewalt existiert, daran besteht kein Zweifel. Sie ist aber, ähnlich wie alle Gewaltformen, die sich im Verborgenen abspielen, schwer zu entdecken. Sie ist stark abhängig von wachsamen Mitarbeitenden, die sich nicht einem falsch verstandenen Korpsgeist unterordnen.

Was die Mitarbeiterschaft betrifft, sind sämtliche Erscheinungsformen der Gewalt in Netzwerken oder auf Plattformen, in Form von Ausschluss, Cyber-Mobbing, Shitstorm etc. wirksam. Dass sich diese Gewalterfahrungen in der Teamarbeit und der Arbeit mit hilfsbedürftigen Menschen auswirkt, dürfte uneingeschränkt bejaht werden.

---

[12] Jüttner J (2018): »Unser erster Mord.« Verbrechen in der Pfalz. https://www.spiegel.de/politik/unser-erster-mord-a-a0db9b3e-0002-0001-0000-000155843559

4.4 Grenzverletzung, Übergriff, strafrechtlich relevante Formen der Gewalt

Im allgemeinen Sprachgebrauch tauchen seit einigen Jahren in der öffentlichen Aufmerksamkeit gehäuft die Begriffe »Grenzverletzung«, »Grenzüberschreitung« und »Übergriff« auf. Damit wir wissen, worüber wir reden, benötigt der fundierte Umgang mit grenzverletzendem Verhalten eine Differenzierung der Begriffe:

- *»Grenzverletzungen, die unabsichtlich verübt werden und/oder aus fachlichen bzw. persönlichen Unzulänglichkeiten oder einer »Kultur der Grenzverletzungen« resultieren,*
- *Übergriffe, die Ausdruck eines unzureichenden Respekts gegenüber der Klientel, grundlegender fachlicher Mängel und/oder einer gezielten Desensibilisierung im Rahmen der Vorbereitung eines sexuellen Missbrauchs/eines Machtmissbrauchs sind,*
- *strafrechtlich relevante Formen der Gewalt (wie zum Beispiel körperliche Gewalt, sexueller Missbrauch, Erpressung/(sexuelle) Nötigung).«*[13]

Michael Jung-Lübke sagt dazu: »*Wehret den Anfängen. Wir warten nicht ab, bis es zu einer strafrechtlich relevanten Tat kommt, sondern benennen grenzverletzendes und übergriffiges Verhalten. Wir ordnen es ein und erklären eindeutig, mit welchen arbeitsrechtlichen Sanktionen zu rechnen ist, bzw. welche Schutzmaßnahmen Mitarbeitenden zur Verfügung stehen. Erinnern Sie hierzu die 13 Stufen der aggressiven Verhaltens in der Verhaltenskategorisierung.*« (▶ Kap. 3.4.3)

Bei der Kategorisierung und der Zuordnung der Erläuterungen (▶ Abb. 4) orientieren wir uns an der Veröffentlichung des Landschaftsverbandes Rheinland. Der ursprüngliche Text bezieht sich auf die Arbeit mit Kindern und Jugendlichen und wurde von uns an die Arbeit mit schutzbefohlenen Erwachsenen angepasst.[14]

Einmalige Grenzverletzungen, die unabsichtlich verübt werden

Grenzüberschreitende Umgangsweisen in Institutionen:

- körperlich zu nahe kommen,
- den respektvollen Umgang missachten,
- Schamgrenze verletzen,
- die eigene Machtposition ausnutzen.

Grenzüberschreitende/unfachliche Interventionen:

- körperliche Grenzen, Intimsphäre missachten,
- grenzüberschreitende Gespräche/Befragungen durchführen,
- Stigmatisieren,

---

13 Enders U, Kossatz Y, Kelkel M (2010): Zur Differenzierung zwischen Grenzverletzungen, Übergriffen und strafrechtlich relevanten Formen der Gewalt im pädagogischen Alltag. S. 1, https://www.lvr.de/media/wwwlvrde/jugend/service/dokumentationen/dokumente_95/jugendf_rderung/20130612/GrenzUebergriffeStraftaten.pdf

14 Ebd.

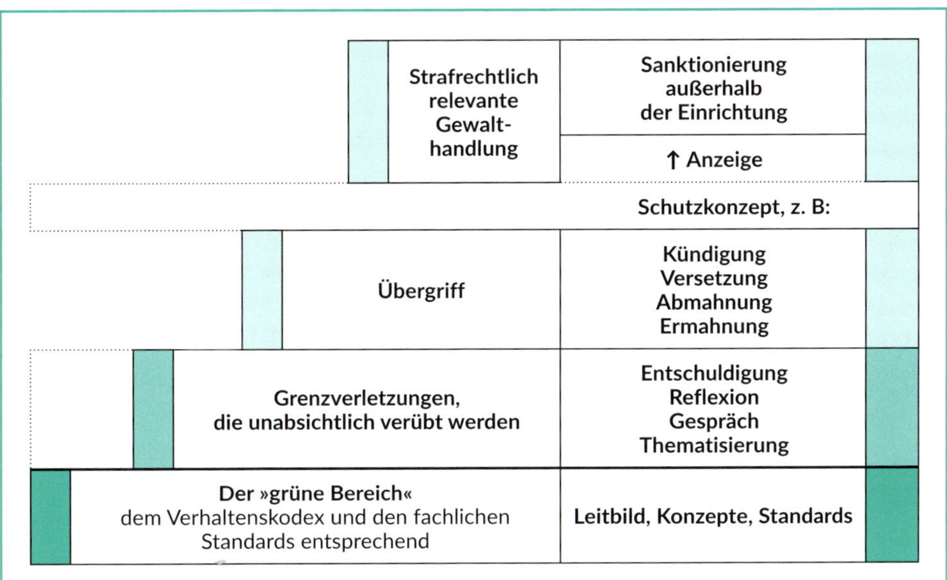

Abb. 4: Kategorisierung der Verhaltensweisen.

- das Recht auf Schutz vor körperlichen, sexuellen und emotionalen Übergriffen und Gewalt durch andere missachten, z. B. durch Bagatellisierung oder Leugnen der eigenen Verantwortung für den Schutz bei Grenzverletzungen durch andere.

Übergriffe in Institutionen

Psychische Übergriffe

- systematische Verweigerung von Zuwendung, Unterstützung in Überforderungssituationen verweigern,
- Verniedlichen (z. B. »Kindersprache«),
- Gegen den Willen umkleiden, waschen, ernähren, etc.,
- verbale Gewalt (z. B. verbale Demütigung Abwertung, rassistische Äußerung),
- Bloßstellen von unverschuldeten persönlichen Defiziten (z. B. Einnässen), sexistische Abwertung,
- Suggestion von Machtlosigkeit: »Dir glaubt doch sowieso niemand!«
- Missbrauch der Befugnisse (Machtmissbrauch), z. B. Essen zu früh abräumen, jemanden beschmutzt lassen, Kleidung (nur) so wählen, dass sie die Pflege erleichtert,
- Intrigen zwischen Anvertrauten und Mitarbeitenden säen,
- Kolleg*innen vor oder bei der Klientel abwerten (z. B. durch (falsche) Informationen über deren Privatleben, fachlichen Mängel oder institutionelle Konflikte).

Vernachlässigung/Verweigerung von

- Fürsorge,
- Förderung,
- Vermittlung notwendiger therapeutischer und medizinischer Hilfen.

Sexuelle Übergriffe

- ohne Körperkontakt:
  - wiederholte Missachtung des Rechts auf Privatsphäre und Intimität bei der Körperpflege,
  - Sexualisierung des Kontaktes,
  - wiederholte Missachtung der Schamgrenzen und sexuellen Normen in unterschiedlichen Kulturen durch verbale sexuell getönte Grenzverletzungen,
  - abwertende/sexistische Bemerkungen über Schutzbefohlene bzw. deren Angehörige,
  - sexuell aufreizende Kleidung von Mitarbeiter*innen im Berufsalltag, z. B. bauchfreie Freizeitkleidung oder Kleidung, unter der sich die Genitalien abzeichnen bzw. nicht ausreichend bedeckt sind: sehr enge Hosen, sehr kurze Röcke, tiefe Ausschnitte, transparente Kleidung, Shorts mit weiten Beinen,
  - Voyeurismus.
- mit Körperkontakt:
  - wiederholte Missachtung einer (fachlich) adäquaten körperlichen Distanz (grenzüberschreitende, zu intime körperliche Nähe und Berührungen im alltäglichen Umgang),
  - gezielte/wiederholte, angeblich zufällige Berührungen der Genitalien (z. B. bei Pflegehandlungen, Hilfestellungen, im alltäglichen Umgang),
  - wiederholter Austausch von Zärtlichkeiten, die eher einem familialen Umgang entsprechen.

Strafrechtlich relevante Gewalthandlungen

- Körperverletzung,
- sexuellem Missbrauch/sexueller Nötigung,
- Diebstahl,
- Erpressung.

4.5 Strukturelle und kulturelle Gewalt

Der Friedensforscher Johan Galtung[15] unterscheidet drei Typen von Gewalt:
1. personale,
2. strukturelle und
3. kulturelle Gewalt.

Handlungen sind (z. B. auch in der Form von Verordnungen) als direkte Gewalt sichtbar, zugrundeliegende Strukturen oder Kulturen aber nicht. Der Kulturbegriff ist hier nicht ausschließlich als beschreibende Kennzeichnung von Volksgruppen oder genetischer Herkunft zu sehen, sondern ebenso als das Mitgebrachte durch gewachsene Formen des Zusammenexistierens von Menschen in bestimmten Lebens- und Arbeitsgemeinschaften.

So ist z. B. die Kultur in einer katholischen Einrichtung anders geprägt, als die in der eines Träges, der seine Wurzeln in der Arbeiterbewegung hat.

Während wir bei **personaler oder direkter Gewalt** Opfer und Täter*innen tatsächlichen, echten Personen und Personengruppen zuzuordnen können, wird strukturelle und kulturelle Gewalt in materiellen, sozialen, historischen usw. Gegebenheiten und übergeordneten Prinzipien beherbergt. Allein die Tatsache, dass es feste Uhrzeiten gibt, ist eine strukturelle und kulturelle Bedingung. Zum gewaltbegründenden Umstand wird sie, wenn jemand sich gegen seinen Willen daran halten muss. »Draußen nur Kännchen« – »Eintritt nur mit Fliege oder Krawatte« sind harmlose Varianten. Es gibt allerdings Floskeln, die strukturelle oder kulturelle Gewalt scheinbar rechtfertigen:

- »Da muss sich auch mal durchsetzen.«
- »Man kann sich ja nicht alles gefallen lassen.«
- »Da kann ja jeder kommen.«
- »Wer nicht will, der hat schon.«

Solche Floskeln dienen der Legitimation für gewaltvolle Handlungen in Form von Strafe, Ablehnung oder Nichtachtung. Sie sorgen aber auch dafür, dass Vorgesetzte keine ehrliche Rückmeldung über ihr Handeln erhalten oder bestimmte Themen nicht angesprochen werden (dürfen).

---

[15] Galtung J (2007): Frieden mit friedlichen Mitteln: Friede und Konflikt. Lese und Budrich, Wiesbaden S. 17f.

4.5.1 Strukturelle Gewalt

Je geringer der Spielraum für individuelle Lösungen, desto höher der Grad an struktureller Gewalt.

Strukturelle Gewalt ist Bestandteil spezifischer organisatorischer oder gesellschaftlicher Ordnungsprinzipien. Sie bestimmt Lebensbedingungen und schützt die (sprichwörtliche) »Leiche im Keller«. Sie zeigt sich z. B. in festen, nur dem Ablauf geschuldeten Uhrzeiten für Mahlzeiten, Toilettengänge, Zubettgeh-, oder Anfahrtzeiten.

So wird ein Mensch mit Demenz, der muslimischen Glaubens aufgewachsen ist, beim Mittagessen belogen, dass es sich um Rindfleisch handele, weil der Speiseplan an mehreren Tagen im Monat keine Wahlmöglichkeit bietet. Oder eine bettlägerige Frau wird während einer Qualitätsprüfung durch den MDK halbnackt mit einer Lifterwaage vor fremden Personen gewogen, ohne dass dafür ihr Einverständnis eingeholt worden ist.

Strukturelle Gewalt erhält umso mehr Platz, je weniger Präventionsmaßnahmen die verantwortliche Leitung ergreift.

4.5.2 Kulturelle Gewalt

Definition **Kulturelle Gewalt**

»Unter kultureller Gewalt verstehen wir jene Aspekte der Kultur (...), man denke an Religion und Ideologie, an Sprache und Kunst, an empirische und formale Wissenschaften (Logik, Mathematik) –, die dazu benutzt werden können, direkte oder strukturelle Gewalt zu rechtfertigen (...)«*

So finden Feindlichkeit gegenüber Menschen mit Behinderung, Rassismus, Sexismus, Homophobie und andere Ungleichheit ihre Legitimation.

* Galtung J (2007): Frieden mit friedlichen Mitteln: Friede und Konflikt. Lese und Budrich, Wiesbaden S. 341

Für den Friedensforscher Johan Galtung begründet kulturelle Gewalt die strukturelle Gewalt. Diese Begründung ist allerdings nicht offenbar, sondern verbirgt sich z. B. in Geisteshaltungen und als Folge davon in Erziehungsweisen und Ordnungsvorstellungen. Dies trifft auch auf die Betriebskultur in Unternehmen zu, in der sich Praktiken entwickelt haben:

- In einem Pflegedienst muslimischer Trägerschaft wird der potenziellen Mitarbeiterin im Einstellungsgespräch gesagt: »Ohne Kopftuch dürfen Sie bei uns aber nicht arbeiten«.
- In einem Pflegedienst christlicher Trägerschaft wird der potenziellen Mitarbeiterin gesagt: »Mit Kopftuch dürfen Sie bei uns aber nicht arbeiten.« (»Es sei denn, Sie treten in unseren Orden ein«).

»Galtung sieht einen engen Zusammenhang zwischen diesen Gewaltformen«[16] *und beschreibt das Dreieck der Gewalt als Teufelskreis, der sich selbst stabilisiert, »da gewalttätige Kulturen und Strukturen direkte Gewalt hervorbringen und reproduzieren.«*[17]

Der Gewaltbegriff Galtungs zeigt, *»dass es nicht ausreicht, Gewalt lediglich als zwischenmenschliche Handlung – als Verhalten – zu begreifen. Es müssen auch religiöse, kulturelle und gesellschaftliche Legitimationssysteme und auch gesellschaftliche Strukturen berücksichtigt werden, wenn es darum geht, Gewalt als komplexes Phänomen zu verstehen.«*[18]

Beispiel **Der Wohnungslose**

Ein wohnungsloser Mann wird nachts, beschmutzt an Körper und Kleidung, nach Urin riechend und alkoholisiert, von zwei Polizisten auf die Station 1 des Krankenhauses gebracht. Gegen die Aufnahme hat er protestiert. Am Morgen wird in der Übergabe beraten, wer bei ihm die »Grundpflege« durchführen soll. Die Wahl fällt auf Pfleger Eric. Eric ist durchaus stolz, dass man ihm diese schwierige Aufgabe überträgt und dass er die Kollegen so unterstützen kann.
Im Zimmer fährt er den Patienten barsch an: »Aufstehen! Schluss mit Chillen!« Der wohnungslose Mann will nicht gewaschen werden, wehrt sich allerdings auch nicht. Ohne eine Verständigung über die Vorgehensweise landet er auf einem Toilettenstuhl, wird entkleidet und nackt vors Waschbecken geschoben. »Mann, stinkt das«, sagt Pfleger Eric und schrubbt den Mann gründlich ab. Dieser jammert, hebt aber Beine und Arme, je nach Aufforderung und lässt den Vorgang über sich ergehen. Als er, im Schlafanzug aus dem Krankenhausschrank wieder im Bett liegt, hört er den Pfleger sagen: »So, jetzt riechen Sie wieder gut. So kann man Sie auch zur Visite zulassen!«

---

[16] https://schulische-gewaltpraevention.de/index.php/handbuecher-gewaltpraevention/sekundarstufe/begriffe-und-grundlagen/gewalt/319-gewaltbegriffe

[17] Ebd.

[18] Ebd.

Bei genauer Betrachtung ist auf den ersten Blick scheinbar allen gedient. Die Pflegerinnen mussten die schwierige Pflege nicht durchführen, Pfleger Eric konnte seine Kolleginnen in der Rolle des »starken Mannes« retten. Das hierarchische Verhältnis von Arzt und Pflege wird nicht in Frage gestellt – es kommt nicht zum Konflikt. Die Leitung der Pflege ist entlastet, da nicht involviert, somit können die Abläufe ungestört vonstatten gehen. Der Patient? Dem geht es jetzt gut, er ist sauber und riecht gut,... oder? Tatsächlich hat der Patient hier verloren. Er wurde »geopfert«, damit alle anderen Personen und die Struktur gewinnen können.

5 Sexualisierte Gewalt

Stefan Freck

»Sexueller Missbrauch stellt die wohl versteckteste und am stärksten tabuisierte Form von Gewalt gegen ältere Personen dar. Denn während das Thema ›Gewalt gegen ältere Menschen‹ in der öffentlichen Wahrnehmung zunehmende Aufmerksamkeit erfährt, bleib jedoch selbst in Fachkreisen weiterhin nahezu unbeachtet, dass ältere Menschen auch Opfer sexueller Übergriffe werden können.«[19]

5.1 Sexualisierte Gewalt – tabuisiert, aber hochwirksam

Für die Pflege ist diese spezifische Thematik bis heute ein schwergängiges und tabubehaftetes Thema. Die ein oder andere Pflegekraft oder Pflegedienstleitung würde mit der These mitgehen, dass sie mit dieser Thematik, insbesondere bezogen auf Übergriffigkeiten an pflegebedürftigen Menschen, in ihrer Einrichtung eher keine Problematik sehen. Und gleichzeitig ist Sexualität und sexualisierte Gewalt gerade für die Generationen der Nachkriegszeit ein enorm relevantes Thema aufgrund erlebter Gewalt in Flucht- und Besatzungszeit, den Nachkriegsjahren, Heimerziehungserlebnissen in der Kindheit oder auch in Ehe, Familie und Gesellschaft.

Die Dunkelziffer sexualisierter Gewalt an älteren Menschen ist hoch. Insbesondere die Wahrnehmung, dass auch Männer betroffen sein können. Die Scham der Betroffenen, diese Taten zu melden, ist im Gegensatz zu anderen Delikten hoch. Ältere Menschen schweigen zu ihren Erlebnissen, vermutlich auch aufgrund von Erziehung, Sozialisation oder erlebter Stigmatisierung der Betroffenen. Auch die Angst vor Gesichtsverlust oder gesellschaftlicher Ausgrenzung sorgt für Schweigen über Erlebtes. Es bestehen viele unaufgearbeitete Traumata, die in der Pflege bei Älteren wieder zu Tage treten können. Ob als Abwehrreaktionen, eigener Übergriffigkeit, erneuter Opferwerdung oder später Sekundärtraumatisierung z. B. durch Demenz. Sexualisierte

---

[19] Vgl. Suhr R (2015): Welche Bedeutung sexualisierte Gewalt in der Pflege hat. In: ZQP Themenreport. Gewaltprävention in der Pflege, Berlin.

Gewalt trifft auch ältere Menschen in der Pflege, gerade die speziellen Abhängigkeitsverhältnisse und oftmals starken Einschränkungen machen sie zu einem verletzlichen Personenkreis. Daher ist eine verstärkte Hinwendung zu Gewaltprävention, insbesondere der Prävention sexualisierter Gewalt, zwingend erforderlich. Sie findet in der Regel weder ausreichend Beachtung in Aus- und Fortbildung noch in der Reflexion von Arbeitssituationen.

Gerade weil sexualisierte Gewalt in der Vitae der zu pflegenden Menschen und auch in der Kultur der Pflege sowie Wahrnehmung als Problem in den Pflegeeinrichtungen bisher zu wenig Beachtung gefunden hat, ist es wichtig, sich speziell dieser Form von Gewalt zuzuwenden.

Dabei ist vorab an dieser Stelle zu erwähnen, dass Sexualität kein Ablaufdatum hat. Alte Menschen in Pflegesituationen sind genauso sexuelle Wesen wie der oder die junge Erwachsene, haben sexuelle Bedürfnisse und den Wunsch nach körperlicher Nähe. Sexualität ist ein menschliches Grundbedürfnis, das von der Wiege bis zur Bahre vorhanden ist. Es »*versteht sich, dass dieses Bedürfnis nicht mit dem Eintritt ins Heim abgelegt wird. Die Bewohner und Bewohnerinnen sind unter ständiger Beobachtung und haben wenig bis keine Intimsphäre. Sexualität ist ein Tabu und es fehlt an Transparenz und Offenheit. Oft wird alten Menschen Sexualität kaum mehr zugestanden.*«[20]

Sexualität im Alter ist ein gesellschaftliches Tabu, das sich auch in professionellen Pflegesituationen widerspiegelt und einen Nährboden für Herausforderungen im Pflegealltag bildet. Diese Herausforderungen können dazu führen, dass es zu sexuellen Grenzverletzungen und Übergriffen an Pflegenden und Pflegebedürftigen kommt.

Die zu betreuenden Menschen sind sich ihrer Abhängigkeit bewusst und wollen es dem Personal möglichst recht machen, ihre Bedürfnisse nach Sexualität werden möglicherweise selbst unterdrückt. Oder sind es aus ihrer Vitae nicht gewohnt, dass ihre Bedürfnisse nach Sexualität und dessen selbstbestimmte Auslebung ein legitimer Teil des Menschseins sind. Das kann auch mit Schamgefühl, der eigenen Erziehung und kulturellen Werten zu gelebter / nichtgelebter Sexualität oder Gewalterfahrungen zu tun haben. Ungelebte Sexualität und Nähebedürfnisse, die nicht sein dürfen, können Aggressionen, Frustrationen oder Depressionen auslösen.

Um sexualisierte Gewalt zu vermeiden, brauchen Einrichtungen der Pflege einen professionellen und bedürfnisgerechten Umgang mit dem Thema »Sexualität«. Es drängt sich daher auf, dass fachlich Handelnde sich zuerst der eigenen Werte und Normen bezüglich der Sexualität bewusstwerden sollten, um guten Schutz für sich und die Pflegebedürftigen herzustellen. Wenn das Personal sich seiner eigenen Grenzen, eigenen Fragestellungen zu Sexualität und möglicherweise auch Gewalterlebnissen nicht bewusst ist, wie sie mit sexuellem Verhalten oder sexuellen Bedürfnissen von Bewohnern umgehen sollen, kann dem Bewohner möglicherweise auch keine klare, professionelle Grenze gesetzt werden, wenn diese mit sexuell übergriffigen oder sexuell ent-

[20] Vgl. Eugster R (2018): Heime und Institutionen müssen Tabuarbeit leisten. In: Leidfaden – Fachmagazin für Krisen, Leid, Trauer – Heft 2/2018, S. 39-42. Vandenhoek & Ruprecht, Göttingen

hemmten Verhalten agieren. Das kann zu Unklarheit dazu führen, was Pflegende in ihrer Rolle zu tun haben und wofür sie nicht zuständig ist – nämlich Teil des Sexuallebens von Pflegebedürftigen zu werden. Und auch nicht den Klienten am eigenen Sexualleben Anteil haben zu lassen. Gleichzeitig bedeutet es, die Sexualität und sexuellen Bedürfnisse der Anvertrauten wertzuschätzen, sie nicht abzuwerten, zu erschweren oder zu verhindern. Es wird erkennbar, dass es Einfühlungsvermögen und einen professionellen Umgang mit sexuellen Bedürfnissen im Betreuungsalltag braucht, sonst kann es zu Angst, Verletzungen, Ekel, Aggressionen und Unsicherheit führen.[21]

5.2 Sexualisierte Gewalt in der Pflege

Um sexualisierte Gewalt in der Pflege zu vermeiden, braucht es das Eingeständnis in der Pflegeeinrichtung, dass sie dort vorhanden sein kann und Anvertraute Opfer werden können. Dass es sexuell übergriffiges Personal genauso geben kann wie sexuell enthemmtes Verhalten und sexuelle Belästigung am Pflegepersonal durch Bewohner. Eine Enttabuisierung des Themas, ein offener und sachlicher Umgang damit sind vonnöten. Sich ein Bild davon zu machen, was sexualisierte Gewalt in der Pflege bedeutet und wie diese aussehen kann, sorgt dafür, dass sie gesehen und erkannt wird. Denn nur die Dinge, von denen Pflegekräfte ein Vorstellungsvermögen haben, können sie auch erkennen.

Um in jeder Diskussion Klarheit darüber zu erlangen, ob sexualisierte Gewalt vorliegt oder nicht, ist vorab der Unterschied zwischen Sexualität und sexualisierter Gewalt zu definieren:

Sexualität ist grundsätzlich positiv, da sie Teil des Menschseins und der persönlichen Identität ist. Sie gibt Lebensfreude, kann Freude am Körper spenden, gestaltet Beziehungen und vieles mehr. Die sexuelle Entwicklung eines Menschen ist nicht auf den reinen »Geschlechtsakt« ausgerichtet, sondern umfasst körperliche, biologische, psychosoziale und emotionale Aspekte. Sexualität hat verschiedenste Ausprägungen und es gibt nicht »die eine« Sexualität, sondern sie ist vielfältig und verändert sich im Laufe des Lebens.

Sexualisierte Gewalt hingegen steht den o. g. Aspekten diametral gegenüber. Sie ist Gewalt, die sich des Sexuellen bemächtigt. Sie ist kein Teil von gelebter Sexualität, sondern eine Form von Gewalt. Man kann von sexuellem Verhalten im Dienste nicht-sexueller Bedürfnisse sprechen, welche die sexuelle Selbstbestimmung beeinträchtigt und beschädigt. Das hat oft schwerwiegende Folgen für die gesamte Persönlichkeit der Betroffenen, teilweise ein Leben lang. Sexualisierte Gewalt schlägt Wunden, die viel Energie, Lebenskraft und Gesundheit kosten können. Die Bearbeitung von erfahrener sexualisierter Gewalt kann von kompletter Verdrängung, Bearbeitung

[21] Ebd.

und Aufarbeitung gezeichnet sein. Manche Erlebnisse sexualisierter Gewalt kommen erst im hohen Alter oder auch gar nicht ans Tageslicht. Es handelt sich hierbei also, um es nochmals in aller Klarheit zu sagen, um eines: Gewalt!

Sexualisierte Gewalt beginnt auch nicht erst mit der Vergewaltigung, sondern bereits bei Grenzverletzungen und Übergriffen in die sexuelle Selbstbestimmung durch bewusst handelnde Personen. Diese Gewalt ist gekennzeichnet durch die Ausübung von Macht, durch Unterwerfen von Menschen unter die eigenen Handlungen an ihnen, die Herabwürdigung der körperlichen, seelischen und psychischen Integrität durch den Zugriff auf das Intimste eines Menschen. Sie stellt einen Eingriff in die sexuelle Selbstbestimmung dar. Dabei geht es um jede sexuelle Handlung an Menschen, die gegen deren Willen geschieht oder der sie aufgrund körperlicher, seelischer, geistiger oder sprachlicher Unterlegenheit nicht wissentlich zustimmen können.

Sexualisierte Gewalt hat besondere Spezifika, daher sollte sie auch besonders betrachtet werden. Sexualisierte Gewalt ist von daher besonders, weil bei dieser besonderen Form alle Arten von Gewalt vorzufinden sind:

- Psychische Gewalt
- Körperliche Gewalt
- Verbale Gewalt
- Nonverbale Gewalt

Sexualisierte Gewalt umfasst alle o.g. Formen. In der gewalttätigen Situation kann jeder Aspekt einzeln, mehrere auf einmal oder auch alle gleichzeitig ausgeübt werden. Es gibt einen hohen Heimlichkeitsfaktor, da sie oft im Verborgenen stattfindet. Das sorgt dafür, dass Übergriffe schwer nachweisbar sind, da sie mit hoher Wahrscheinlichkeit in Eins-zu-Eins Situationen stattfindet. In Pflegeeinrichtungen kommt hinzu, dass sich die dort zu pflegenden Menschen vielfach in Lebenssituationen befinden, in denen sie nicht oder immer weniger in der Lage sind, über erlebte Gewalt zu sprechen. Viele Menschen, die in Kindheit oder Jugend sexualisierte Gewalt erfahren haben, benötigen Jahre bis Jahrzehnte, um erstmalig darüber sprechen zu können oder die Erfahrungen aufzuarbeiten. Die Lebens-Zeit, die dafür benötigt wird, um mit dieser hochwirksamen Form von Gewalt fertig zu werden, haben pflegebedürftige Menschen oft nicht mehr.

Sexualisierte Gewalt ist hochwirksam, denn sie

- sorgt für Sprachlosigkeit im übertragenen wie im wörtlichen Sinne, sie verschließt Betroffenen den Mund
- beinhaltet einen hohen Scham- und Beschämungsfaktor
- sorgt dafür, dass durch den tiefgehenden Eingriff in die körperliche, seelische und psychische Integrität Betroffene lange Zeit brauchen, um darüber sprechen zu können
- trifft Menschen im Intimsten und tief in der eigenen Persönlichkeit
- und wird wiederkehrend bagatellisiert.

Um zu verdeutlichen, dass sexualisierte Gewalt nicht erst mit der Vergewaltigung beginnt, die Vermeidung bzw. die Intervention gegen sie in der Einrichtung bereits weit im Vorfeld strafrechtlicher Belange stattfinden muss, ziehe ich hier das Eskalationsstufenmodell heran, das im Kapitel 4.4 bereits Erwähnung fand. Hier lehnen wir uns an die Ausführungen von Enders, Kossatz und Kelkel von 2011 an, die diese Stufen unter Einordnung möglicher innerbetrieblicher Handlungsnotwendigkeit formuliert haben. Damit soll klar werden, dass die Einrichtung, der Träger und die Mitarbeitenden bereits viel früher als bei möglichen strafrechtlichen Vorkommnissen eingreifen können, nämlich dort, wo sexualisierte Gewalt beginnt. Das Drei-Stufen-Modell zur Einordung (▶ Abb. 5).

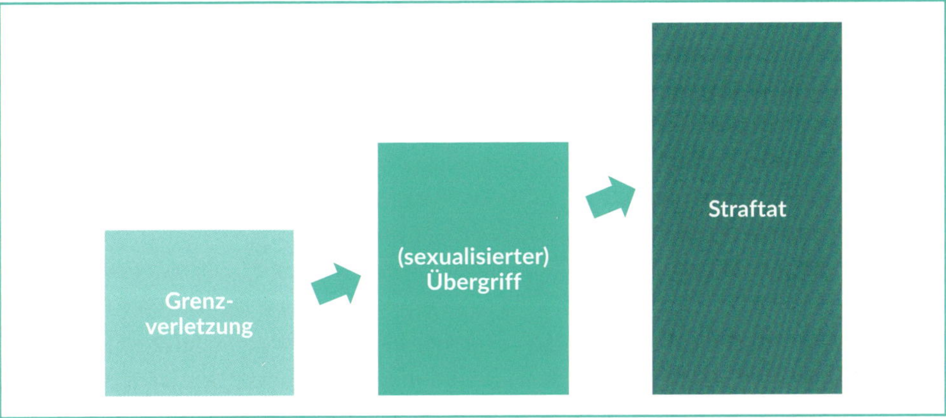

Abb. 5: Das Drei-Stufen-Modell.

5.2.1 Die Grenzverletzung.

Die Grenzverletzung ist die unterste Stufe, die als einmalige, zufällige unangemessene Handlung zu bezeichnen ist. Es werden Werte und Normen, Empfindungen oder die körperliche Integrität eines Menschen verletzt. Grenzverletzungen kommen in allen Einrichtungen vor und sind oft zufällig, ungewollt oder unwissentlich. Ob im stressigen Arbeitsalltag, Personalmangel, Unsensibilität, Unwissen oder Unaufmerksamkeiten – den besten Pflegekräften kann das passieren. »Huch, jetzt hab ich Herrn Meyer zur Pflege ausgezogen ohne zu fragen!« Wichtig dabei zu verstehen ist, dass Grenzverletzungen und deren Unangemessenheit sich nicht an objektiven Kriterien sondern am subjektiven Erleben des Betroffenen festmachen. Das bedeutet, dass ungewollte Grenzverletzungen im Miteinander jederzeit stattfinden können, da die individuellen Grenzen eines jeden Menschen ganz unterschiedlich sind. Entscheidend ist daher das Empfinden des Betroffenen, nicht die Intention des Ausübenden. Betroffene Personen definieren daher die Grenze – ihre Grenzen – die sie nicht überschritten haben wollen.

5.2.2 Der (sexualisierte) Übergriff

Der Übergriff befindet sich eine Stufe über der Grenzverletzung, denn hier handelt es sich um beabsichtigte, unangemessene und grenzüberschreitende Handlungen unterhalb der Strafbarkeitsschwelle. Hierzu zählen auch übergriffige Handlungen, die uneindeutig strafbar oder eher schwer einzuordnen bzw. nachzuweisen sind. Auch bewusst wiederholte Grenzverletzungen, die der Annäherung oder dem Testen von Widerständen und Grenzen Anvertrauter dienen, fallen hierunter. Im Rahmen sexualisierter Gewalt geht es um Handlungen, die sich dem Mittel der Sexualität bedienen, um ein Machtungleichgewicht herzustellen, Macht auszuüben, Menschen dem eigenen Willen zu unterwerfen oder zu erniedrigen. Im Allgemeinen definiert es Aktivitäten, die von der betroffenen Person nicht gewünscht sind oder denen diese nicht verantwortlich zustimmen kann. Der Übergriff wird bewusst eingesetzt und ist ein gewollter, gezielter Einsatz von Handlungen und Eingriffen in die körperliche, seelische oder psychische Integrität. Auf dieser Stufe beginnen Täter*innen mit den sogenannten »Groomingprozessen«, dem aktiven sexualisierten Annähern und Austesten von Grenzen an der betroffenen Person. Man kann dies als »Heranwanzen« beschreiben, da aktiv, bewusst und gewollt Grenzen angetestet werden, um zu erspüren wie weit gegangen werden kann bzw. mit welchen Menschen sexualisierte Übergriffe möglich sind und mit welchen nicht. Täter*innen agieren mit konkreten Strategien, um ihre sexuellen Übergriffigkeiten umsetzbar zu machen und gleichzeitig möglichst unentdeckt zu bleiben.

5.2.3 Die Straftat

Die letzte Stufe (sexualisierter) Gewalt ist der strafrechtlich relevante Übergriff, also die Straftat. Hierbei handelt es sich Handlungen im strafrechtlichen Bereich, die sich dem Mittel der Sexualität bedienen, Straftaten gegen die sexuelle Selbstbestimmung nach StGB wie z.B. Vergewaltigung, sexuelle Nötigung, sexueller Missbrauch widerstandsunfähiger Personen, sexueller Missbrauch unter Ausnutzung eines Beratungs-, Behandlungs- oder Betreuungsverhältnisses. Die Straftat ist die Eskalationsstufe, in der der Staat durch das Strafrecht eingreift. Man kann mit Recht sagen, dass strafrechtliche Prozesse das letzte Mittel sind, die zum Umgang mit sexualisierter Gewalt notwendig werden. Wir gehen davon aus, dass kein Träger Straftaten in seinen Einrichtungen zulassen möchte.

Übung

Urteilen Sie selbst

Versuchen Sie einmal für sich selbst einzuordnen, was für Sie sexualisierte Gewalt ist und in welche Stufe Sie Ihrer Meinung nach gehört:

- Sexuelle Nötigung
- Vergewaltigung
- Sprechen über das eigene Sexualleben in Anwesenheit von Anvertrauten
- Ansprechen der Anvertrauten auf deren Sexualleben
- Bei einer Erektion während der Intimpflege darauf hinweisen, dass der Bewohner ja noch richtig potent sei
- Frage, ob diese nicht Sex mit anderen Bewohnern wünschen?
- Anzügliche Spitznamen/Kosenamen
- Unerwünschte Berührungen
- Unerwünschte Nacktheit/erzwungene Nacktheit
- Zeigen eines Pornofilms
- Entblößung in Anwesenheit von Pflegebedürftigen
- Sexuelle Belästigung
- Langsame Intimpflege mit Erregung der anvertrauten Person
- Intimpflege mit geöffneter Zimmertür
- Sexualisierte Fotos bei Whatsapp und Co einstellen
- Sich über Genitalien lustig machen

Wozu nun diese Eskalationsstufen? Sie machen deutlich, wo unangemessen Handlungen an anvertrauten Menschen beginnen und ab wann man diesen begegnen kann. Wenn in der Einrichtung eine Kultur herrscht, in der über mögliche Grenzverletzungen gesprochen werden kann, in der vorstellbar ist, dass (sexualisierte) Gewalt an Pflegebedürftigen geschehen kann und man darüber ins Gespräch kommt, können die darüber liegenden Eskalationsstufen möglicherweise vermieden werden. Wenn übergriffiges Verhalten erkannt, als solches benannt und konkret interveniert wird, wird die Gewalteskalation unterbrochen. Es kommt gar nicht so weit, dass eine Straftat geschieht. Wenn in den Einrichtungen eines Trägers offen über fachliches Fehlverhalten gesprochen werden kann, wenn Mitarbeitende einen Hinweis darauf bekommen, wann, wo und unter welchen Bedingungen sie sich möglicherweise grenzverletzend, fachlich unprofessionell verhalten haben, dann können sie sich an ihrem zukünftigen Umgang mit den Pflegebedürftigen neu orientieren und wertschätzend verhalten. Auch wird in den Blick genommen, wenn Pflegebedürftige sich grenzverletzend, übergriffig oder strafbar verhalten. Denn eines ist klar: Auch Täter*innen (ja, auch Frauen sind sexuell übergriffig) werden alt und pflegebedürftig, gefährden möglicherweise andere Bewohner oder Mitarbeitende. Oder betroffene alte

Menschen, die lange Zeit Opfer von sexualisierter Gewalt wurden, können bei veränderten Machtverhältnissen zu Täter*innen werden.

Sexualisierte Gewalt – das Thema ließe sich nun sicher noch ausführlicher behandeln – Täterstrategien, Scham und Schamprozesse oder auch die starken enormen Traumatisierungen besprechen, die mit dieser Gewaltform einher gehen. Dazu gibt es gute Seminare und Fachliteratur. Für uns ist wichtig, dass das Thema in Pflege und Betreuung zunächst betrachtet werden kann. Pflegekräfte, die mit sexualisierter Gewalt konfrontiert werden, sind oft geschockt, handlungsunfähig und wissen nicht, wie sie das zur Sprache bringen können. Wenn sie selbst betroffen sind, fühlen sie sich als Opfer der Situation und entwickeln möglicherweise eine abwehrende oder distanzierte Haltung gegenüber den Anvertrauten, die gute Pflegebeziehung verebbt oder schlägt ins Gegenteil um. Wenn der Verdacht aufkommt, dass Anvertraute sexualisierter Gewalt durch Fachkräfte ausgesetzt sind, sorgt dies bei Pflegekräften für große Unsicherheit.

In einem guten ganzheitlich-innerbetrieblichen Gewaltschutzkonzept hat daher dieses Thema einen ausdrücklichen Fokus, weil Sexualität uns Menschen von Anfang bis zum Ende begleitet – und damit auch sexualisierte Gewalt. Sie kann in jeder Einrichtung vorkommen. Was also tun?

Pflegende sollten Sexualität als Teil eines jeden Menschen akzeptieren, sexuelle Bedürfnisse von Anvertrauten als solche erkennen und den Menschen zugestehen. Reden hilft: Kommen Sie in Ihrer Einrichtung ins Gespräch über Sex! Sprechen Sie übers Sprechen über Sex, Körperteile und Emotionen. Enttabuisieren Sie das Thema, sensibel und unter Wahrung möglicher Grenzen anderer. Reden Sie auch über Ihre eigenen Grenzen. Was geht, was geht für Sie nicht? Können Sie z. B. die Erotikfilmsammlung beim Pflegebedürftigen wegsortieren oder ist das ein No-Go? Was tun, wenn eine sterbende Person Sie anfassen möchte? Wie gehen Sie mit Erregungszuständen in der Körperpflege um? Was tun mit Bewohnern, die nackt sein wollen?

Kommen Sie über Ihre Rolle ins Gespräch, darüber was der fachliche Auftrag ist: Die Pflege und Betreuung von Menschen und nicht Teil des Sexuallebens Anvertrauter zu sein – dabei gleichzeitig möglichst eine befriedigende selbstbestimmte Sexualität zu würdigen. Kommen Sie über sexualisierte Gewalt ins Gespräch, beziehen Sie Position und machen Sie deutlich, dass Grenzverletzungen, Übergriffe und auch strafbare sexualisierte Gewalt keinen in Ihrer Einrichtung Raum haben. Dass sie nicht geduldet werden.

6 Die persönliche Seite der Deeskalation

6.1 Von der inneren Haltung

Peer Friedenberg

Beispiel **Herr Schneider braucht Geld**

Herr Schneider lebt in einer Einrichtung der Behindertenhilfe. Heute kommt er ins Büro und bittet die Mitarbeiterin zum wiederholten Mal in diesem Monat um Auszahlung von Geld, da er nichts mehr zu rauchen habe. Die Mitarbeiterin verweist auf die bestehende Absprache: »Ach, Herr Schneider, Sie wissen doch – Sie bekommen das Geld nur bei Ihrem Bezugsmitarbeiter, Herrn Weiss. Außerdem haben Sie Ihr Geld für diese Woche bereits erhalten.« Herr Schneider wird unruhiger und lauter. Er spricht davon, dass er die Absprache nicht mehr will: »Ich brauche dringend Tabak. Ich habe seit zwei Stunden nichts mehr zu rauchen.«

Die Mitarbeiterin erklärt, dass sie aktuell nichts für ihn tun könne, der Bezugsmitarbeiter sei zudem erkrankt. Sie ermahnt den Bewohner, nicht so laut zu werden. »Herr Schneider, Sie haben Ihr Geld leider schon bekommen. Vielleicht müssen Sie sich das besser einteilen oder einfach mal weniger rauchen.«

Herr Schneider schreit und wirkt zunehmend bedrohlicher. Er flucht und schimpft, sodass die Mitarbeiterin ihn auffordert, das Büro zu verlassen. In diesem Moment fegt er Stifte und Blätter vom Schreibtisch. Die Mitarbeiterin geht daher schnell auf ihn zu und greift ihn am Arm, da sie weitere Aktionen verhindern will. Herr Schneider guckt die Mitarbeiterin mit bösem Blick an, schreit: »Du dumme Sau!« und haut ihr mit dem freien Arm gegen die Schulter, sodass sie stürzt und gegen den Schreibtisch schlägt. Herr Schneider verlässt fluchtartig den Raum.

Der Fall scheint klar! Die Mitarbeiterin wird erzählen, dass sie von Herrn Schneider geschlagen wurde, er habe sich nicht an Absprachen halten wollen, habe geflucht und geschimpft und sogar das Büro verwüstet. Das Ganze wird selbstverständlich auch so dokumentiert. Die Mitarbeiterin ist das Opfer, um das sich die anderen Mitarbeitenden und die Leitung entsprechend kümmern und der Bewohner der Täter, der nun eine verdiente Konsequenz zu erwarten hat.

Doch ist es wirklich so einfach? Was führt zu solch einer Situation? Um bedrohliche und gefährliche Situationen deeskalieren zu können, ist es wichtig, eine grundsätzliche innere Haltung zu besitzen, die auch den Aspekt der Selbstreflexion beinhaltet.

Bleiben wir nämlich in der eindeutigen Zuordnung von »Täter und Opfer«, verzichten wir nur allzu schnell darauf, die eigenen Anteile in der Nachbetrachtung mit einzubeziehen und nehmen uns damit die Chance, aus dem Vorfall dahingehend zu lernen, dass wir in einer ähnlichen Situation anders handeln können. Wir verzichten darauf, zu erkennen, dass sich dadurch möglicherweise auch der Ablauf ändert, sodass sich am Ende vielleicht gar keine Spirale der Eskalation entwickelt.

6.1.1 Die eigenen Anteile

Mit Anteilen sind die Aspekte gemeint, die wir uns nach einer Situation anschauen und bewerten, um sie uns bewusst zu machen und bei Bedarf zu ändern.

Da gibt es zum einen die situativen Anteile. Es ist ein Unterschied, ob wir nach einem tollen Urlaub mit unserem Lieblingskollegen Dienst haben und zum Feierabend noch ins Kino gehen oder ob wir nach einem familiären Streit abgehetzt zum Dienst kommen und erfahren, dass es krankheitsbedingt wieder eine Unterbesetzung gibt. Im zweiten Fall verrichten wir den Dienst vermutlich bereits mit einer gewissen Grundanspannung und bewerten Probleme bzw. Störungen höchstwahrscheinlich schneller negativ.

Dies wahrzunehmen und entsprechend zu agieren, liegt allerdings komplett in unserer Verantwortung. Niemand von den betreuten Personen hat darauf einen Einfluss. Um sich dieser Verantwortung bewusst zu werden, kann es hilfreich sein, sich vor Dienstbeginn einer Checkliste zu unterziehen, so wie es z. B. ein Pilot vor Beginn eines Fluges vornimmt.

Ein zweiter Aspekt, neben den situativen Anteilen, sind die persönlichen Anteile. Frage: Wen würden Sie zu einer Streitsituation zwischen zwei zu betreuenden Menschen schicken? Den großen, erfahrenen Kollegen mit der kräftigen Stimme oder die kleine, zierliche Jahrespraktikantin? Natürlich spricht spontan viel mehr für die erste Möglichkeit; Größe, Geschlecht, Erfahrung und die Stimmgewalt scheinen prädestiniert für ein erfolgreiches Dazwischengehen. Doch vielleicht braucht es in dieser Situation eher eine Person mit weiblicher Intuition und Charme (▶ Kap. 9.4).

Denn nicht nur wir bringen unsere individuellen Eigenschaften mit, sondern auch unser Gegenüber, seine Bedürfnisse, Vorlieben und Abneigungen können ganz unterschiedlich sein. So sind wir für eine bestimmte betreute Person in krisenhaften Phasen durch unser Auftreten genau die richtige Person und bei einer anderen scheitern wir mit dem gleichen Auftreten und Tun.

Dabei gibt es ein paar Kriterien, die wir nicht ändern können: Geschlecht, Körpergröße, Stimme etc. sind vorgegeben. Wenn dies Punkte sind, die unser Gegenüber triggern, sollten wir nach Möglichkeit darauf achten, dass jemand anderes aus unserem Team in die Situation geht, um zu deeskalieren. Denn niemand von uns ist für alle Menschen in jeder Situation die optimale Lösung.

Andere Kriterien sind änderbar, uns aber vielleicht nicht bewusst. Die Art, was wir sagen und wie wir reden, uns bewegen, mit Nähe/Distanz arbeiten, Mimik und Gestik, aber auch die Art der Kleidung, die wir tragen, können Einfluss darauf haben, ob sich eine Situation beruhigt oder unser Gegenüber weiter aufdreht.

Hier kann es sehr nützlich sein, diese möglicherweise eskalierenden Punkte innerhalb des Teams offen anzusprechen. Oft ist man überrascht, wie sich Eigen- und Fremdwahrnehmung unterscheiden können. So gibt es vielleicht einen Kollegen, der sich in diesen Situationen für besonders ruhig und somit geeignet hält, die Anderen nehmen aber etwas überheblich Arrogantes wahr. Dabei geht es nicht unbedingt darum, dass Mitarbeitende sich grundsätzlich ändern müssen. Wahrscheinlich reicht es, sich in diesen schwierigen Situationen andere Strategien zu überlegen und anzutrainieren.

6.1.2 Unser Handwerkszeug

Neben den beschriebenen Anteilen haben wir auch noch Werkzeuge, mit denen wir arbeiten und für deren Pflege und Wartung wir verantwortlich sind. Ähnlich wie bei den Anteilen ist auch hier ein Check vor Dienstbeginn hilfreich. Doch was könnte auf einer Checkliste für Mitarbeitende in sozialen Berufen stehen? Welches Handwerkszeug besitzen wir, das wir pflegen, warten und bei Bedarf korrigieren/reparieren dürfen?

Ein erstes Werkzeug ist sicherlich unsere **Haltung**. Wir bekommen im Laufe des Berufslebens eine innere Haltung zu unserer Tätigkeit, die sich fortlaufend weiterentwickelt und durchgängig kritisch hinterfragt werden darf. Wie schätzen wir die betreuten Personen ein, wie ist unsere Einstellung zu ihnen und wie stark spielt möglicherweise auch Macht eine Rolle in unserem Tun?

Ein zweites Werkzeug ist das **persönliche Interesse an der Arbeit**, die Triebfeder, genau diesen Job machen zu wollen. Dabei geht es nicht darum, jeden Tag top-motiviert auf der Dienststelle zu erscheinen. Jeder kennt vorübergehende Motivationslöcher. Es geht vielmehr um den grundsätzlichen Wunsch, dieser Tätigkeit nachzugehen.

Außerdem gibt es als drittes Werkzeug die **körperliche und psychische Verfassung**. Wie in dem Beispiel oben beschrieben, machen sich äußere Einflüsse bemerkbar und verändern unser Befinden. Es ist nicht egal, ob wir mit einem unangenehmen Streit im Hinterkopf zum Dienst erscheinen oder ob wir gerade einen wundervollen Urlaub verbracht haben. Die betreute Person, die mit ihren eigenen Wünschen und Bedürfnissen auf uns zukommt, kann für diese Einflüsse nichts. Sie ist nicht dafür verantwortlich, in welcher Stimmung wir zum Dienst erscheinen.

Bei der Betrachtung dieser Werkzeuge geht es nicht darum, dass an jedem Tag, in jeder Situation, alle perfekt funktionieren müssen. Es geht vielmehr darum, uns die aktuelle, grundsätzliche Funktionsfähigkeit bewusst zu machen. Funktioniert ein Werkzeug aktuell gerade nicht, darf dies zur Folge haben, dass wir es mit den anderen Mitarbeitenden oder einer vorgesetzten Person kommunizieren, um an diesem Tag einen gewissen Schutz zu erhalten. »Wenn Du nicht gut drauf bist, dann gehst Du vielleicht heute besser nicht zu Herrn Schneider.«

Sollte sich herausstellen, dass ein oder mehrere Werkzeuge über einen längeren Zeitraum beschädigt und nur eingeschränkt nutzbar sind, ist es ratsam, sich Perspektiven zu erarbeiten, um diesen Zustand wieder zu ändern. Mitarbeitende, die unzufrieden und demotiviert sind, können in sensiblen bzw. gefährlich-bedrohlichen Situationen eine zusätzliche Belastung sein und stellen keine deeskalierende Hilfe dar. Hier können Fort- und Weiterbildungsangebote ebenso eine Lösung sein, wie Arbeitsplatz- oder Jobwechsel, Stellenreduzierung etc. Unter Umständen sind es auch betriebliche Rahmenbedingungen, die zu den Schwierigkeiten führen oder sie begünstigen. Dann ist es wichtig zu schauen, ob und durch wen diese Missstände behoben werden können (s. z. B. Arbeitsschutz) und wie wir *dazu* stehen.

Eine zusätzliche Hilfe, um Eskalationen zu reduzieren, kann das reflektierende Gespräch mit der aggressiv handelnden Person im Nachgang der Geschehnisse sein:

- »Was an meinem Verhalten hat Sie in der Situation gestört/beruhigt?«
- »Welches Verhalten hat in der Vergangenheit dazu geführt, dass sich Situationen weniger/stärker zugespitzt haben?«
- »Was könnte in der Zukunft dafür sorgen, dass Konflikte schneller/besser entschärft werden?«

Aus einem Gespräch mit diesen Fragen und der Reflexion im Team können für Ihre betreuten Personen individuelle Krisenpläne entstehen, die als Handlungsleitfaden für zukünftige Konflikte dienen. Wenn diese dann regelmäßig überarbeitet und aktualisiert werden, profitieren am Ende alle beteiligten Personen davon.

6.1.3 Checkliste in einer schwierigen Situation

- Meine Verfassung: Wie bin ich zurecht? Bin ich in der Lage, diese Situation anzunehmen?
- Brauche ich etwas, z. B. Unterstützung? Wie bekomme ich das?
- Bin ich mir meiner Körpersignale bewusst?

Als kleine Übung vorweg können Sie auch das oben genannte Beispiel nehmen und überlegen, an welchen Stellen sich die Mitarbeiterin eventuell anders hätte verhalten können, um die Situation zu deeskalieren.

In einigen Kapiteln dieses Buches geht es überwiegend um das Erlernen von Abläufen und Techniken, die darauf basieren, dass wir gewisse Automatismen entwickeln, die in den jeweiligen Situationen abgerufen und angewandt werden können. Doch immer wieder gibt es Reaktionen von Teilnehmenden in Seminaren, die erklären, dass sie anders reagieren und wahrscheinlich mehr aus dem Bauch heraus entscheiden würden. Das hat unterschiedliche Gründe. Manchmal erscheinen die Techniken als zu schwierig bzw. entsprechen nicht den natürlichen Abläufen der Teilnehmenden. Dann ist es umso schwieriger, diese umzusetzen und innerlich zu verankern. Es kann aber auch sein, dass Mitarbeitende bereits auf erfolgreiche Interventionen zurückgreifen können.

Wir sind oft begeistert, mit welchen Ideen und Vorschlägen Teilnehmende zu uns kommen und haben einmal einige der Möglichkeiten gesammelt (▶ Kap. 7.1).

6.2 Der Alltag ist kein Notfall

Thomas Hecker

6.2.1 Innere Haltung lässt sich lernen

Kennen Sie diesen Satz? »Gott, gib mir die **Gelassenheit**, Dinge hinzunehmen, die ich nicht ändern kann, den **Mut**, Dinge zu ändern, die ich ändern kann, und die **Weisheit**, das eine vom anderen zu unterscheiden.« Drei Tugenden nennt diese Lehre:

- **Gelassenheit**: In seinem Buch »Ruhe da oben!« schreibt Andreas Knuf: *»Etwas geschehen zu lassen bedeutet nicht: Ich vertraue darauf, dass etwas so wird, wie ich es haben möchte. Es ist keine Wunschparade ohne Eigenbeteiligung. Es bedeutet vielmehr: Die Dinge dürfen so sein, wie sie sind, auch wenn sie nicht so sind, wie ich sie gerne hätte.«* [22]
- **Mut** ist »das Gefühl, dass die Angst überwindet«[23] und ermöglicht, für Interessen zu kämpfen, »mit der Angst und trotz der Angst«[24]. Angst hilft Übermut vermeiden. In ihrem »ABC der Gefühle« lassen Udo Baer und Gabriele Frick-Baer den Mut selbst zu Wort kommen: *»Als ›Zumutung‹ wende ich die Seele eines Menschen jemandem zu.«*[25]
- **Weisheit**, zu unterscheiden: In der Philosophie, zumal welt- und kulturumfassend, gibt es reichlich Ausführungen zu diesem Begriff. Auf den obigen Lehrsatz bezogen, soll hier Aristoteles zu Wort kommen. Für ihn bezieht sich Weisheit »auf das Unveränderliche und Notwendige.«[26] Weise ist, wer erkennt, was unveränderlich und notwendig ist und inwiefern es Einflussmöglichkeiten daraufhin gibt.

---

[22] Knuf A (2012): Ruhe da oben! Arbor, Zwickau, S. 120
[23] Baer U, Frick-Baer G (2018): Das ABC der Gefühle. Beltz, Weinheim, S. 62f.
[24] ebd.
[25] ebd.
[26] Stichwort »Weisheit«, https://de.wikipedia.org/wiki/Weisheit

Keine Tugend kommt von allein. Sie muss erarbeitet werden. Die innere Haltung ist ausschlaggebend für spätere Eskalationspotenziale.

Beispiel **Frau Lisberg trinkt nicht**

Pflegerin Martina trifft auf die Bewohnerin Frau Lisberg, die nicht mehr trinkt. Anhand des Trinkprotokolls liest sie, dass Frau Lisberg bei ihren Kolleg*innen regelmäßig den angebotenen Becher leer trinkt.
Die Soll-Trinkmenge hat das Computerprogramm berechnet, die Hausärztin hat es bestätigt: zwei Liter am Tag. Seit fünf Tagen hat Martina Spätdienst und macht täglich die gleiche Erfahrung: Frau Lisberg kneift die Lippen zusammen und schüttelt den Kopf, sobald das Trinkgefäß die Lippen berührt.

Unsichtbare Einflussfaktoren auf die Situation:

- Das Wort »Soll-Trinkmenge«,
- die Vorgabe durch Computersystem und Ärztin,
- das Dokumentationsblatt,
- die Kolleg*innen,
- die Bereichsleitung, die Pflegedienstleitung,
- die Angehörigen und die drohende Beschwerde,
- der Prüfdruck durch Behörde und Pflegekasse. Schon einmal verursachte ein Fehler von Martina eine Maßnahme im Prüfbericht des Medizinischen Dienstes.
- Die Dienstsituation insgesamt: Martina soll noch weitere 20 Menschen mit ganz unterschiedlichen Bedarfs- und Bedürfnislagen versorgen.
- Martina vermutet, die Einträge der Kolleg*innen stimmen nicht. Die kollektive Lüge hat unmittelbare Auswirkung auf das Erleben von Martina. Die Möglichkeit, anzusprechen, dass hier etwas nicht stimmt, ist tabuisiert.

Die Folge: Schon bevor Martina versucht, Frau Lisberg das Trinken zu reichen, ist sie innerlich aufgeregt. Die Situation wiederholt sich zum vielleicht 20. Mal an fünf aufeinanderfolgenden Tagen. Martina erlebt das zunehmend als druckvoller. Sie ärgert sich über das Verhalten der Kolleg*innen, schämt sich für ihr Handeln und zweifelt an ihren Fähigkeiten. Entsprechend belastet führt sie den Becher an den Mund der alten Frau. Ihre Gefühlslage ist durchmischt von Angst, Ärger, Scham und Selbstzweifel.

Vergessen wir nicht, dass auch Frau Lisberg die Situation zum 20. Mal an fünf aufeinanderfolgenden Tagen erlebt. Dabei berichten wir hier nur über die Auseinandersetzung mit Martina. Wenn das Reichen eines Getränks bei Frau Lisberg zu zehn Zeitpunkten innerhalb von 24 Stunden durchgeführt wird, erlebt sie dieses, nur auf die letzten fünf Tage geschaut, gerade zum 50. Mal.

Dabei wird der Becher während einer Getränkegabe von 200 ml Flüssigkeit ca. zehn Mal zum Mund geführt. Das heißt, Frau Lisberg erfährt diesen Mund-/Lippenreiz in fünf Tagen 500 Mal. Dass ihr Getränke von einer anderen Person gereicht werden, begann allerdings vor einem Jahr. Zunächst war es die Tochter, die schon schier verzweifelt über das Trinkverhalten der Mutter war. Die Hausärztin hatte über die Folgen aufgeklärt, die Angst der Tochter war groß und begründete die Entscheidung wesentlich mit, auf professionelle Hilfe zurückzugreifen. 500 Mal am Tag, also 182.500 Konfrontationen mit dem Getränk jährlich.

Was können wir tun? – Wie wäre es denn mit reden?!

7 Gewaltprävention – praktische Impulse

7.1 Ideen für »einfache« Maßnahmen

Michael Jung-Lübke

Diese Ideensammlung zu präventiven Maßnahmen, welche zum Teil von den Fachberatern von piag-B stammen, aber auch von Teilnehmenden von Veranstaltungen, die von piag-B durchgeführt wurden, soll Ihnen Inspiration bieten, gewaltpräventive Ansätze in Ihrer Einrichtung anzuregen und umzusetzen:

7.1.1 Ressourcenorientiertes Arbeiten

»Bei unseren Betreuungsangeboten haben wir es uns angewöhnt, ressourcenorientiert zu arbeiten. Das heißt, dass wir immer erst schauen, was ein Gast gut kann und wo wir ihn weiter fördern können. Das führt häufig zu Stolz bei den Beschäftigten und wir müssen nicht ständig darauf hinweisen, was ein Beschäftigter nicht kann. Dieses Umdenken war aber nicht leicht für uns…« (eine Mitarbeiterin in einer Tagespflegeeinrichtung).

7.1.2 Ruhige Musik

*»Nach dem Abendessen wird es schon mal laut, manche der Bewohner*innen rufen, weil sie in ihr Zimmer möchten, dann werden wir nicht ebenso laut, um zu sagen, dass sie ruhiger sein sollen. Wir spielen zwischendurch mal leise Musik oder fangen sogar mal an, ein Lied zu singen und viele machen mit. Das führt dazu, dass es meist ruhiger wird. Und es macht Spaß!«* (Mitarbeiter in einer Einrichtung der stationären Altenpflege)

7.1.3 Gesprächsrunden

*»Bei uns wurde ein Gesprächsangebot für wütende Bewohner*innen eingeführt. Wir fordern sie hierbei immer auf, ihre eigenen Gefühle zu äußern. Die Betreuten scheinen sich dabei stets verstanden zu fühlen und wir können anschließend das Gespräch ruhiger weiterführen und kommen hierbei sehr häufig zu Lösungen. Interessant ist dabei auch zu sehen, dass sich Bewohner*innen für ihre Mitbewohner*innen einsetzen, gerade wenn es sich um Schwächere handelt.«* (Mitarbeiterin in einem Seniorenheim)

7.1.4 Weckrituale

*»In unserem Wohnbereich gab es regelmäßig Auseinandersetzungen, wenn wir die Bewohner*innen morgens weckten. Nachdem wir aber fragten, wie sie denn geweckt werden möchten, macht es sogar vielen Spaß, geweckt zu werden. Teilweise kommen nun unsere Mitarbeiter*innen singend in die Zimmer, was immer wieder mal zum Lachen führt.«* (Krankenpfleger einer psychiatrischen Langzeitbetreuung)

7.1.5 Bewegungsangebot

»Wir haben in unserer Einrichtung das Bewegungsangebot verstärkt. Die Zeit, die wir in diese Angebote investieren müssen, sparen wir häufig dadurch ein, dass es weniger Stress und Aggressionen gibt.« (Mitarbeiterin in der Altenpflege)

7.1.6 Entspannungsraum

*»Mit unserem Entspannungsraum haben wir viel Erfolg. Dieser Raum wird nicht nur von Bewohner*innen genutzt, sondern auch vom Personal. Da können auch wir entspannter in die Arbeit gehen und es kommt deutlich weniger zu Stresssituationen.«* (Mitarbeiterin in der Altenpflege)

7.1.7 Buddy-Modell

*»Wir haben bei uns das sog. ›Buddy-Modell‹ (auch Paten-Modell) eingeführt. Neue Bewohner*innen werden bspw. von erfahrenen Bewohner*innen in den Wohnbereich eingeführt. Für uns war es interessant zu sehen, dass sich die Bewohner*innen untereinander ganz andere – für sie wichtigere – Informationen geben, als es das Personal tun würde. Bei uns funktioniert das sehr gut.«* (Mitarbeiterin in einem Altenheim)

7.1.8 Gremien

»*Lange Zeit mussten wir feststellen, dass es offensichtlich auf Grund von Langeweile zu Aggressionen kommt. Wir haben dann verschiedene Gremien installiert. Nun können unsere Bewohner*innen bspw. mitbestimmen, was es zu Essen gibt oder welche Feste gefeiert werden. Viele Bewohner*innen haben jetzt eine Aufgabe und es kommt erkennbar zu weniger Übergriffen.*« (Heimleiter eines Seniorenheims)

7.1.9 Schreikissen

»*Eine Bewohnerin mit Demenz schreit immer sehr laut, wenn sie wütend ist. Sie kann sich dadurch gut abreagieren. Das Problem war nur, dass andere Bewohner*innen durch dieses Schreien ebenfalls unruhig und laut wurden. Wir haben für uns die Lösung gefunden, dass die Bewohnerin ein Schreikissen bekommt, wo sie richtig reinschreien kann – und das klappt bei uns.*« (Mitarbeiterin einer Wohneinheit für Menschen mit Demenz)

Wichtig

Bitte unbedingt darauf achten, dass Personen das Kissen stets freiwillig nehmen!

7.1.10 Bezugspflege

»*Die Bezugspflege unter Berücksichtigung der individuellen Wünsche ist immer wichtig. Bei uns können sich die Bewohner*innen ihr Bezugspersonal auswählen, weil wir feststellen mussten, dass es trotz Bezugspflege zu Übergriffen kam. Wir hatten nur das Problem, dass ein beliebter Altenpfleger zu viele Personen in der Bezugspflege hatte. Aber da haben wir dann auch einen Kompromiss gefunden.*« (Mitarbeiterin in einem Altenheim)

7.1.11 Mitgestaltung

»*Unser Seniorenzentrum ist ein altes Gebäude und es gab Ideen für Umbauten. Um die Akzeptanz der Bewohner*innen zu erhöhen – sie fühlten sich nämlich sehr wohl und waren recht skeptisch – beschlossen wir, sie bei der Neugestaltung zu beteiligen. Und wir haben auf große und helle Räumlichkeiten geachtet.*« (Mitarbeiter eines Seniorenzentrums)

7.1.12 Unterforderung und Überforderung

*»Wir haben bei uns ein Gartenangebot. Es kam aber zu Streitsituationen, weil manche Bewohner*innen höhere Ansprüche hatten als andere. So hat für die einen die Überforderung zu Aggressionen geführt, bei anderen war es die Unterforderung. Nun schauen wir verstärkt auf die Fähigkeiten der einzelnen Mitglieder, und verteilen die Aufgaben entsprechend dem Können der Einzelnen. Das hat bei uns zu einem viel angenehmen Klima beigetragen.«* (Mitarbeiterin in der stationären Altenpflege)

7.1.13 Motzabend

*»Bei uns gibt es zweimal im Monat einen Motzabend. Hier können die Bewohner*innen uns alles sagen, was ihnen nicht passt. Unsere Wohnbereichsleitung ist auch dabei und moderiert, damit es nicht ausufert... So haben die Bewohner*innen die Möglichkeit, ihren Frust loszuwerden und gemeinsam mit uns Lösungen zu suchen. Bei uns kam es z. B. seitdem nicht mehr zu Übergriffen von Herrn M., der immer wieder bei Kleinigkeiten ausrastete.«* (Mitarbeiterin eines Seniorenheims)

7.1.14 Doppelter Personalschlüssel

*»Unsere Einrichtung ist ein Modellprojekt. Bei uns sind nur die sog. ›Heimhopper‹ untergebracht, also Bewohner*innen, die woanders auf Grund von Aggressionen o. ä. nicht tragbar waren. Unser Konzept sieht einfach solche Menschen vor. Und es klappt: Es gibt so gut wie keinen Stress ...«* (Heimleiter eines Altenheims (Pilotprojekt)

7.1.15 Vertrauensperson/Patenschaftssystem

*»Wir haben für die Mitarbeiter*innen ein Patenschaftssystem. Alle Beschäftigten wählen einmal im Jahr eine persönliche Vertrauensperson. Mit allen Anliegen wenden sie sich dann vertrauensvoll an diese gewählte Person. Diese hat dann die Aufgabe, das Anliegen gemeinsam mit der betreffenden Person zu klären. Das beinhaltet auch Unterstützung, falls es zu einem schwierigen Gespräch mit der Leitung kommt. Das bringt auch mit sich, dass man sich nicht blöd vorkommt, danach zu fragen, weil es ganz selbstverständlich ist.«* (Mitarbeiter eines ambulanten Pflegedienstes)

7.1.16 Streitschlichter*innen

*»Wir haben in unserer Werkstatt zwei Streitschlichter*innen ausgebildet. Klar, es können damit nicht alle Probleme gelöst werden, aber so einige! Führte auf jeden Fall dazu, dass viele motiviert sind, ihre Streitigkeiten selber zu lösen.«* (Mitarbeiterin im Sozialdienst einer Werkstatt für Menschen mit Behinderungen)

7.1.17 Selbsterfahrung

*»Neue Mitarbeiter*innen sollen an ihrem ersten Arbeitstag in die Rolle von Bewohner*innen schlüpfen: Wir reichen ihnen das Essen, bieten an, ihnen die Zähne zu putzen usw. Nicht allen ›Neuen‹ ist das angenehm. Aber klar wird allen dabei, dass die Rolle der Bewohner*innen durchaus mit Unannehmlichkeiten verbunden ist und sie scheinen anschließend viel sensibler im Umgang mit ihnen zu sein.«* (Wohnbereichsleitung in einem Seniorenheim)

7.1.18 Entfaltungsmöglichkeiten

*»Immer wieder mussten wir unsere Bewohner*innen ›sanktionieren‹, weil sie Wände und Inventar mit Stiften o. ä. beschmierten. Wir haben dann jedem eine weiße Fläche an der Wand im Zimmer zur Verfügung gestellt, wo er sich jeder ›verewigen‹ kann. Damit haben wir diese ›Schmierereien‹ unter Kontrolle bringen können.«* (Sozial-Pädagoge in der stationären Jugendhilfe)

*»Wir haben etwas Ähnliches: Jede*r Patient*in hat eine eigene Kork-Wand, wo er*sie Poster etc. hinhängen darf. Mit Klebefilm Poster aufzuhängen ist bei uns verboten, da die Wandfarbe beschädigt wird. So können alle ihre Zimmer zumindest etwas persönlicher gestalten.«* (Krankenschwester aus einer Psychiatrie)

7.1.19 Pendelbücher

»Wir haben sog. ›Pendelbücher‹ für alle Gäste eingeführt. Der Fahrdienst bringt diese mit. Hier schreiben Mitarbeitende aus dem ambulanten Pflegedienst und die aus der Tagespflege wichtige Informationen hinein. Das führt bei uns zu einem wesentlich besseren Informationsfluss und wir wissen so rechtzeitig, wenn es einen Vorfall gegeben hat. So können wir auch eine weitere Eskalation im Vorfeld vermeiden.« (Mitarbeiterin einer Tagespflegeeinrichtung)

Wichtig

Der Fahrdienst sollte ebenfalls in diese Informationskette mit eingebunden sein.

7.1.20 Fahrstil

»Wir mussten feststellen, dass unsere Gäste schon ›gestresst‹ aus den Fahrzeugen des Fahrdienstes ausgestiegen sind. Das lag nicht selten am Fahrstil des Fahrers. Wir haben nun außen auf unseren Fahrzeugen einen Aufkleber, auf dem steht: ›Fahrstil in Ordnung? Wenn nicht, Rufnummer XXX wählen‹. Damit können wir die Fahrer zu einer etwas ruhigeren Fahrweise anhalten.« (Mitarbeiterin einer Tagespflegeeinrichtung)

7.1.21 Ehrlichkeit und Authentizität

*»Ehrlichkeit ist für unsere Bewohner*innen sehr wichtig. Wenn sich Mitarbeiter*innen mal nicht wohl fühlten, aber behaupteten, alles sei in Ordnung, erkannten unsere Bewohner*innen die Wahrheit ohnehin! Wenn schlecht gelaunte Mitarbeiter*innen nun gute Laune vortäuschten, gab es bei uns mit verschiedenen Bewohner*innen Stress, weil sie sich belogen fühlten. Man konnte erkennen, dass eine gewissen Vertrauensbasis ›angekratzt‹ wurde.«* (Wohnbereichsleitung einer Einrichtung der Eingliederungshilfe für Menschen mit Behinderung)

7.1.22 Sexualbegleitung

»In unserer Einrichtung näherte sich ein männlicher Bewohner regelmäßig den Mitarbeiterinnen in extrem unangenehmer Weise. Nach einem Fallgespräch im Team luden wir eine Sexualbegleiterin ein, welche ihm zeigen konnte, wie er sein sexuelles Verlangen ›unter Kontrolle‹ bringen konnte. Die Annäherungen dieses Bewohners haben so deutlich nachgelassen, dass wir Mitarbeiterinnen wieder unbeschwert zum Dienst kommen konnten.« (Mitarbeiterin eines Seniorenzentrums)

Tipp

»Geben Sie eine Suchmaschine ›Sexualbegleitung Senioreneinrichtung‹ oder ›Sexualassistenz Altenheim‹ ein und suchen Sie nach dem passenden Angebot.«

7.1.23 Schlüsselreize vermeiden

»*Auf unserer Station kommt es auch mal zu Fixierungen. Unseren Mitarbeiter*innen ist es untersagt, den ›Fixierungsmagneten‹ offen am Schlüsselbund zu tragen, weil es für verschiedene Patient*innen das Symbol für Macht und ›Gefangen-Sein‹ ist. Allein das Sehen dieses Magneten führte bei uns gelegentlich zu Stresssituationen.*« (Krankenschwester auf einer psychiatrischen Akutstation)

7.1.24 Selbstbestimmung und ressourcenorientiertes Arbeiten

»*Einer unserer Bewohner, ein Mann von 90 Jahren, sah in keinster Weise ein, dass Körperpflegemaßnahmen notwendig wären. Er war allerdings ein begeisterter Rechner, und wir konnten mit ihm verhandeln, dass er sich auf das Duschen einlässt, wenn das Datum durch drei teilbar ist. Letztlich freut er sich immer diebisch, wenn der Monat 31 Tage hat.*

Bei einem anderen Herrn hatten wir die gleiche Situation. Für ihn ist es ein Highlight, dass er jeden Samstag mit einem Glas Rotwein und einer Zigarre in der Badewanne sitzen kann.« (Mitarbeiterin eines Seniorenzentrums)

7.1.25 Zeige dein Talent

»*Wir haben ein Projekt, welches sich ›Zeige dein Talent‹ nennt. Einmal im Monat können Bewohner*innen zeigen, was sie ganz besonders gut können und dafür üben auch sehr viele. Damit haben sie eine Aufgabe, die ihnen Spaß macht und sie sind sehr stolz, wenn sie für ihr Talent und Können auch Anerkennung genießen. Das führt bei uns letztendlich dazu, dass die Bewohner*innen untereinander Hilfe einforderten, weil sie nun wissen, wer was kann.*« (Mitarbeiterin aus einem Wohnheim für Menschen mit Behinderungen)

7.1.26 Verhaltenskategorisierung

»*Wir haben es uns zur Aufgabe gemacht, Bewohner*innen nach den 13 Stufen der Verhaltenskategorisierung von piag-B zu beobachten und auf sie zuzugehen, wenn wir erkennen, dass sie ihre ›angestammte Stufe‹ verlassen. Schnelles Intervenieren vermeidet offensichtlich viel Aggression.*« (Mitarbeiterin Wohnheim für psychisch Kranke, aus einer Email)

7.1.27 Individueller Notfallkoffer

*»Bei uns war es immer so, dass wir Borderline-Patient*innen von selbstverletzenden Handlungen abhalten wollten. Das führte natürlich auch immer wieder zu teilweise heftigen Auseinandersetzungen. Wir haben die Idee übernommen, dass sich unsere Patient*innen einen Notfallkoffer individuell zusammenstellen können. Darin enthalten sind bspw. Chili-Bonbons, Wäscheklammern, aber auch ein Stofftier.«* (Krankenschwester aus einer Psychiatrie)

Tipp
Informationen dazu im Internet unter: www.borderline-plattform.de

7.1.28 Finger-Food

*»Speziell für Bewohner*innen, welche nicht bei Tisch sitzen möchten, vorrangig demenziell erkrankte Bewohner*innen, bereiten wir eine Art ›Finger-Food‹ vor. Das sind mundgerecht zugeschnittene Lebensmittel (kleingeschnittene Butterbrote oder Gemüse und Obststückchen), welche sie auch im Gehen zu sich nehmen können. Damit konnten wir deutlich den Stress zu den Mahlzeiten am Tisch reduzieren.«* (Mitarbeiterin aus einen Wohnheim für Senioren)

7.1.29 Telefonische Absprachen

»Wenn wir unsere Pflegetour fahren, gibt es bestimmte Wohnungen, wo wir unsere Pflegedienstleitung telefonisch informieren, wenn wir sie betreten und wieder verlassen. Sollten wir uns nicht zurückmelden, wird von der Leitung jemand zum Nachschauen losgeschickt.« (Pflegefachkraft im ambulanten Pflegedienst)

7.1.30 Nacht-Café

*»Seit mittlerweile einem Jahr haben wir für demenziell Erkrankte ein Nacht-Café eingerichtet. Dort können sich die Bewohner*innen zu Nachtzeiten bei ›ihrer Musik‹ in nettem Ambiente aufhalten.«* (Pflegekraft aus einem Altenheim)

7.1.31 Sprechstunde für Bewohner*innen

*»Täglich in der Zeit von 15:00–16:00 Uhr habe ich eine Sprechstunde für Bewohner*innen eingerichtet. Sie haben die Möglichkeit, z. B. Beschwerden vorzutragen oder wir trinken lediglich eine Tasse Kaffee miteinander. Die Bewohner*innen fühlen sich mit ihren Problemen/Sorgen ernstgenommen und die aggressiven Verhaltensweisen sind merklich zurückgegangen.«* (Heimleiterin eines Seniorenheimes)

7.1.32 Hospitation vor Einsatz

*»Mitarbeitende, die den Bereich wechseln, oder neue Kolleg*innen, die auf unserem Wohnbereich arbeiten möchten, müssen erst zwei Tage hospitieren. Danach besprechen wir die Erfahrungen und vor allem die innere Haltung in bestimmten Situationen. Nur wenn sich beide Seiten positiv äußern, kommt es zum Einsatz, mit einer Probezeit. Wir haben seitdem viel weniger Fluktuation.«* (Leiter eines Wohnbereichs für Menschen mit Demenz)

7.1.33 Kündigung des Heimvertrages

»Eine Kündigung des Heimvertrages (gem. § 12 Absatz 1 Satz 3 Ziffer 3 WBVG) kann erforderlich sein. In Süddeutschland mehren sich Berichte von Einrichtungen der Altenpflege, in welchen nach mehrmaligen gewalttätigen Handlungen die Kündigung des Heimvertrages nicht nur angedroht, sondern ausgesprochen wird.« Ausschlaggebend war ein Vorkommnis, bei welchem die Presse dem Personal eine Mitschuld an einer schweren Körperverletzung gab, weil das Verhalten eines Bewohners stillschweigend in Kauf genommen worden sei. »Nur 6 Monate nach dem Vorfall wurde die Einrichtung auf Grund von Belegungsmangel geschlossen.« (Einrichtungsleiter einer Senioreneinrichtung)

7.1.34 Grüner Salon

*»Der ›Grüne Salon‹, so wird ein Zelt zur Separierung von den Bewohner*innen unserer Einrichtung liebevoll genannt. Einige Bewohner*innen fordern diese Maßnahme ein, sobald sie eine deutlich gereizte Stimmung bei sich feststellen. Auch wenn dieses Zelt einen relativen hohen Anschaffungspreis hat, sind wir zu der Erkenntnis gekommen, dass es eine gewinnbringende Investition war.«* (Leiter einer Wohneinrichtung für Junge Pflegebedürftige)

7.1.35 Gewaltpräventionskonzept

*»Das Wissen um Möglichkeiten der Deeskalation und der Intervention (auch physisch) ist erforderlich. In Situationen deeskalierend einzugreifen oder angemessen zu intervenieren, ist in den seltensten Fällen Bestandteil der pflegerischen oder der pädagogischen Arbeit. Fortbildungen und Unterweisungen zum angemessenen Handeln geben den Mitarbeiter*innen mehr Sicherheit. Gerade in der psychiatrischen Pflege werden innerbetriebliche Konzepte zur Gewaltprävention eingesetzt, wobei eine Mitarbeiter*innenschulung Bestandteil solcher Konzepte ist. In der letzten Zeit ist zu erfahren, dass auch der Bereich der Behindertenhilfe die Umsetzung solcher Gewaltpräventionskonzepte verstärkt fördert.«* (Geschäftsführer einer Pflegeeinrichtung)

7.1.36 Wohnbereiche wechseln

*»In unserer Senioreneinrichtung kam es zwischen zwei Bewohnern immer wieder zu Handgreiflichkeiten. Auch das Personal war häufig mit involviert. Die Mitarbeiter*innen beschlossen, einen Bewohner, der als die treibende Kraft in diesem Konflikt galt, mit Zustimmung der Angehörigen auf einen anderen Wohnbereich zu verlegen. Seit sich die beiden Kontrahenten nun nicht mehr begegnen, sind solche Situationen nicht mehr aufgetreten.«* (Pflegedienstleitung eines Seniorenheimes)

Tipp
Immer wieder werden Mitarbeiter*innen auf die Notwendigkeit passender Kleidung hingewiesen. Auch bei Übergriffen ist es förderlich, festes Schuhwerk zu tragen, bspw. um schnell und möglichst stolperfrei Hilfe zu holen. Kleidung, welche am Körper anliegt, bietet weniger Haltemöglichkeiten als weite Kleidung. Schmuck und modische Accessoires können bekanntlich zum Risiko werden. Daher wird den Mitarbeiter*innen in immer mehr sozialen Einrichtungen das Tragen von bspw. Schmuck und Halstüchern untersagt.

In Linz/Österreich entging eine Mitarbeiterin aus der Wohnungslosenhilfe nur knapp dem Tod, als sie mit ihrem eigenen Seidenschal von einem Bewohner gewürgt wurde. Nur der Zivilcourage eines anderen Bewohners war es zu verdanken, dass dieser Angriff beendet wurde. Die Dame ist jedoch nicht mehr im sozialen Bereich tätig. Lanyards (sog. Schlüsselbänder) sind eine ebenso große Gefährdung.

7.1.37 Pflege zu zweit

»Die Tatsache, dass ein Bewohner in unserem Seniorenheim von einer Dame gepflegt wurde, sah er als Zugeständnis zu sexuellen Handlungen an. Um die Mitarbeiterin zu schützen, wurde die Pflege nun von einem männlichen Kollegen durchgeführt. War kein Kollege im Dienst, was in der Pflege nun mal auftreten kann, wurde die Pflege zu zweit durchgeführt, um dem Bewohner kein Gefühl der Zweisamkeit zu geben.« (Pflegefachkraft aus Brandenburg)

7.1.38 Bedürfnisorientierte Pflege

*»Ich finde es wichtig, bestimmte Pflege- oder unterstützende Handlungen in andere Schichten verlegen oder vorziehen zu können. In einem Altenheim gab es wiederholt Übergriffe eines Bewohners, der nicht zu den Zeiten des Spätdienstes ›bettfertig‹ gemacht werden wollte. Seine Biografie zeigte auf, dass der Herr eine Gaststätte geleitet hatte und er es daher gewohnt war, die Nachtruhe später zu beginnen. Spannungen im Team entstanden, da Mitarbeiter*innen des Nachtdienstes ein Nichterledigen und eine Weitergabe der Arbeit sahen, was in einer Arbeitsschutzunterweisung von mir geklärt werden konnte.«* (Fachkraft für Arbeitssicherheit einer Senioreneinrichtung)

7.1.39 Kochbuch

*»Wir fanden es schade, dass alte Kochrezepte, welche unsere Bewohner*innen von früher kennen, nach und nach verschwinden. Wir haben sie deshalb gebeten, alte Rezepte mit uns gemeinsam zu notieren. Das eigentliche Ziel war, ein- bis zweimal in der Woche nach diesen Rezepten zu kochen. Wir sammelten jedoch so viele Rezepte, dass wir daraus ein Buch machten, dessen Einnahmen den Bewohner*innen Freizeitaktivitäten ermöglichen.«* (Pflegefachkraft aus einem Seniorenheim)

Tipp

Lebendige Bilder im Bereich der demenziell Erkrankten sorgen für Abwechslung. In Gemeinschaftsräumen kann es große Wandbilder von diversen Geschäften wie Bäcker und Metzger geben. Integriert können Regale sein, auf denen Leckereien stehen, an denen sich die Bewohner*innen bedienen können.

8 Gewaltprävention: Die Intervention

8.1 21 Tipps zur Erhöhung der persönlichen Sicherheit

Michael Jung-Lübke

Bevor es um die Intervention geht, möchte ich Ihnen eine Aufstellung von Hinweisen geben, die Ihre grundsätzliche Sicherheit bezüglich Ihrer Körperhaltung und Sprache wie auch der Umgebung betreffen.

1. Nehmen Sie jede Drohung und Warnung ernst!
2. Wenn Sie den Raum verlassen, etwa um mit einer Person zu sprechen, informieren Sie eine*n Kolleg*in über Ziel und Anlass.
3. Achten Sie darauf, dass Sie sich so platzieren, dass Sie stets von anderen gesehen werden können (bspw. offene Tür)
4. Wenn Sie auch nur im Geringsten befürchten, dass eine Person gewalttätig werden könnte, holen Sie jemanden zur Hilfe hinzu.
5. Bitten Sie andere unbeteiligte Personen, den Raum zu verlassen, wenn eine Person droht, gewalttätig zu werden.
6. Vergewissern Sie sich, dass die angreifende Person keine Waffen oder einen waffenähnlichen Gegenstand besitzt.
7. Wahren Sie einen sicheren Abstand. Versuchen Sie, stabil zu stehen.
8. Achten Sie darauf, dass Sie einen Fluchtweg erreichen können, bspw. eine Tür.
9. Versuchen Sie, gleichmäßig zu atmen und wahren Sie nach Möglichkeit einen »entspannten« Gesichtsausdruck.
10. Vermeiden Sie »Drohgebärden«, bspw. mit Fingern auf die Person zeigen oder das Ballen von Fäusten.
11. Ihre Bewegungen sollten ruhig und koordiniert sein. Vermeiden Sie plötzliche Bewegungen.
12. Ihre Sprache sollte möglichst ruhig und in angemessener Lautstärke sein.
13. Fallen Sie der angreifenden Person nicht ins Wort. Zeigen Sie Verständnis für ihre Äußerungen. Sprechen Sie sie mit Namen an, vermeiden Sie Beschimpfungen!

14. Wirkt die Person verwirrt, erinnern Sie sie an Zeit und Ort. Nennen Sie dabei auch Ihren Namen.
15. Wenn Sie Anweisungen geben, sollten diese kurz und aussagekräftig sein. Wiederholen Sie ggf. Ihre Aussagen.
16. Vermeiden Sie Diskussionen. Bieten Sie ein Gespräch an. Stellen Sie offene Fragen.
17. Unterlassen Sie Ironie, Zynismus oder Sarkasmus. Ebenso sollten Sie Drohungen (bspw. Sanktionen) vermeiden, bieten Sie Lösungen an.
18. Beobachten Sie die Person, »gaffen« sie aber nicht. Achten Sie dabei auf Zeichen wie bspw. trockener Mund, weit geöffnete Augen, hoher Atemrhythmus, schneller teilweise erkennbarer Puls (Schläfe), Schweiß, starrer Gesichtsausdruck.
19. Wenn physisches Eingreifen unausweichlich scheint, versuchen Sie zuvor Schmuck, Kugelschreiber oder ähnliche Verletzungsrisiken zu entfernen.
20. Ein Mensch mit hohem Adrenalin-Spiegel reagiert nicht objektiv! Wenn Sie Beteiligter eines nicht unerheblichen Konfliktes sind, holen Sie sich nach Möglichkeit Hilfe von Kolleg*innen.
21. Nach einem Zwischenfall: Kontrollieren Sie, ob Sie verletzt sind. Veranlassen Sie eine Untersuchung bei der Person, die Sie angegriffen hat. Teilen Sie sich unbedingt Ihren Kolleg*innen mit. Dokumentieren Sie den Zwischenfall und informieren Sie Ihre Vorgesetzten und die Berufsgenossenschaft.

9 Gewaltprävention – Die richtigen Techniken

9.1 Interview: »Techniken vermitteln eine gewisse Sicherheit«

Herr Friedenberg, Sie sind Experte für die Interventionstechniken. Das heißt, bei Ihnen geht es richtig rund?
Nein, nein, da haben Sie ein falsches Verständnis von den Techniken. Bei uns läuft alles ziemlich ruhig ab.

Aber bei Ihnen werden doch die Grundlagen für eine gute Deeskalation gelegt?
Ich sehe das anders. Für mich geht es in erster Linie um die Prävention, d. h. um die Frage, was getan werden kann, damit es nicht zu aggressiven Übergriffen kommt. Wir wollen doch im Vorfeld so etwas vermeiden und nicht erst in der Situation handeln müssen. Denn dann haben wir bereits den »Worst Case«, den wir nach Möglichkeit verhindern wollen.

Was bringen die Techniken denn dann?
Auf jeden Fall eine gewisse Sicherheit. Wir wollen den Teilnehmenden in unseren Seminaren vermitteln, dass sie auch diesen Situationen nicht hilflos ausgeliefert sind, sondern handlungsfähig bleiben können.

Wir wollen keine Kampfelemente vermitteln. Es geht um eine Haltung. Wir glauben, dass es für jede Form der Aggression einen Grund gibt und Menschen sich so verhalten, wenn es ihnen an etwas mangelt, z. B. bestimmte Bedürfnisse nicht erfüllt sind. Durch diese Krise wollen wir die Menschen begleiten, ihnen respektvoll begegnen und dabei keine Schmerzen zufügen.

Wir wollen den Teilnehmenden Möglichkeiten zeigen, aus diesen Situationen herauszukommen, ohne dass sie sich oder ihr Gegenüber verletzen müssen. Dabei vermitteln wir auch den rechtlichen Rahmen (▶ Kap. 2). Es gibt oft Unsicherheiten, was erlaubt ist und wo die Grenzen sind. Aus dieser Unsicherheit heraus entsteht dann schnell eine Situation, in der überhaupt nicht reagiert oder gehandelt wird. Dies gilt es zu vermeiden.

Wie werden die Techniken denn vermittelt?
Hier muss zwischen einem Seminar und der Trainerausbildung unterschieden werden. Im Seminar beschäftigen wir uns lediglich in einer kleinen Einheit mit den Techniken. Die Teilnehmenden bekommen einen ersten Eindruck von den Möglichkeiten, anhand von Beispielen, die natürlich mehrfach gezeigt und bei denen die dahinter stehenden Funktionsweisen erklärt werden. Dann dürfen die Teilnehmenden, unter unserer Beobachtung, Techniken ausprobieren. Das sorgt oft für überraschte Gesichter, da die Techniken auch bei kleinen Personen, unabhängig von körperlicher Konstitution oder Geschlecht, funktionieren. Gelernt sind diese damit aber noch lange nicht.

Nehmen wir ein Beispiel: Wir üben in einem Seminar das Befreien aus einem Würgegriff. Die teilnehmende Person übt die Technik ein paar Mal und merkt, dass es funktioniert. Jetzt kommt die Person ein Jahr später in solch eine Situation. Meinen Sie, das Gelernte sitzt dann noch und kann in diesem Stress angewandt werden? Natürlich nicht. Hierfür wäre ein regelmäßiges Üben und Wiederholen notwendig, damit die Bewegungsabläufe sich automatisieren. Dies geschieht aus Erfahrung aber meistens nicht.

Wahrscheinlich weil die Zeit hierfür fehlt, oder?
Natürlich gehen solche Sachen im Alltag schnell unter. Da stehen dann ganz andere Dinge oben auf der Prioritätenliste. Aber was spricht dagegen, jeden Tag nach der Übergabe ein bis zwei Techniken aus zu probieren? Wenn wir z. B. bei der Verabschiedung eine Kollegin oder einen Kollegen mal eben am Handgelenk packen, dann hat dieser die Gelegenheit, sich daraus zu befreien. Das dauert nicht einmal eine Minute. Das bedarf aber oft einer Person im Team, die an den Umsetzungen ein größeres Interesse hat.

Sie meinen z. B. interne Deeskalationstrainer*innen?
Genau. In der aktuell 12-tägigen Trainerausbildung gibt es mehrere Blöcke für die Techniken. Hier wird alles mehrfach gezeigt und erklärt und am Ende dürfen die Teilnehmenden selber zufällig ausgewählte Techniken präsentieren. Sie haben also ein deutlich fundierteres Hintergrundwissen. Außerdem gehen die ausgebildeten Trainer*innen dann in die Betriebe und haben die Aufgabe, das Thema »Deeskalation« dort nachhaltig zu verankern. Doch wir wollen nicht nur stupide Abläufe trainieren, sondern ermuntern, immer wieder auch mal überraschende Dinge zu tun, kreativ im Umgang mit Gewalt zu sein.

Wenn jemand auf mich zustürmt und mir Schläge androht, steht diese Person gewaltig unter Dampf. Da fahren Hormone und Neurotransmitter gerade Achterbahn, die Person zeigt alle Symptome von Stress. Dementsprechend ist ihr ganzes Tun und Denken auf das Gegenüber, in diesem Falle also mich, ausgerichtet. Es entsteht ein absoluter Tunnelblick, sodass es notwendig ist, die Kommunikation anzupassen. Diese Menschen erreiche ich nicht mehr mit langen, gut gemeinten Monologen. Kurz und knapp ist angesagt, vielleicht auch etwas lauter als sonst. Mein Physiklehrer hat damals aber genau das Gegenteil getan und uns damit sehr verwirrt. Wenn wir in der Klasse lauter wurden, ist er immer leiser geworden. Wenn wir etwas von den Unterrichtsinhalten mitbekommen wollten, mussten wir zwangsläufig ebenfalls leiser werden.

Und das klappt bei einem aggressiv auftretenden Menschen?
Bis zu einem bestimmten Punkt schon, ja. Mein Gegenüber erwartet eine bestimmte Reaktion auf sein Verhalten. Wenn ich dem nicht nachkomme, sondern leiser werde, Unsinn rede oder anfange zu tanzen, dann habe ich ihn von seinem Ziel ab- und aus seinem Konzept gebracht.

Aber fühlt er sich dann nicht veralbert?
Guter Einwand. Das darf natürlich nie mein Ziel sein. Ich sollte immer den ernsten Hintergrund im Blick behalten und mein Gegenüber respektvoll behandeln. Wenn mich jemand anschreit und ich ihm mitteile, dass ich sein T-Shirt toll finde, dann muss das auch so gemeint sein (▶ Kap. 9.4).

Welche eigenen Erfahrungen haben Sie diesbezüglich gemacht?
In einer psychiatrischen Wohneinrichtung in Witten kam ich mal zum Spätdienst, betrat das Haus und hörte direkt, wie sich eine Bewohnerin und ein Bewohner stritten. Als ich näher kam, sah ich, wie die Beiden sich direkt gegenüberstanden und bereits mit Fäusten bedrohten. Ich ging daraufhin zu ihnen, stellte mich seitlich, sprach die Frau laut mit Namen an und reichte ihr die Hand. Sie guckte mich überrascht an und gab mir die Hand. Anschließend machte ich das Gleiche bei dem Mann – gleiche Reaktion. Ich hatte damit zweierlei erreicht. Erstens waren beide visuell auf mich fixiert und hatten im wahrsten Sinne des Wortes ihr eigentliches Ziel aus den Augen verloren. Außerdem war für den Moment Ruhe eingekehrt, die ich nutzen konnte, um nach dem Hintergrund des Streites zu fragen.

War das nicht gefährlich?
Mir war bewusst, dass ich keiner direkten Gefahr ausgesetzt war, da ich nicht in den Streit involviert war. Es war sogar so, dass die beiden derart in ihrem Tunnel waren, dass sie mein Erscheinen überhaupt nicht wahrgenommen hatten. Ansonsten hätte ich das auch nicht gemacht. Selbstschutz, das sage ich auch den Teilnehmenden immer wieder, ist das Allerwichtigste.

Sobald ich feststelle, dass ich einer Situation nicht mehr gewachsen bin, dass ich in Gefahr bin, versuche ich, da nur noch herauszukommen. Da müssen sich dann andere Menschen kümmern.

Die Polizei?
Richtig! Das hat für mich auch nichts mit fehlender Professionalität zu tun, im Gegenteil. Ich renne ja auch nicht in ein brennendes Haus, um Menschen zu retten, sondern überlasse das den Profis, die dafür ausgebildet sind.

Vergleichbares habe ich mal bei Mitarbeitenden aus einer Einrichtung der psychiatrischen Unterstützung in Lünen thematisiert. Dort hatte ein Bewohner mit Kampfsporterfahrung Teile des Mobiliars zerstört und zwei Mitarbeitende verletzt, ehe schließlich die Polizei eintraf. Die Teilnehmer*innen wollten daraufhin Tipps von mir haben, wie sie sich in solch einer Situation besser verhalten können. Ich habe sie allerdings grundsätzlich bestätigt.

Man kann sich hier natürlich auf Aspekte der Prävention konzentrieren und entsprechende Maßnahmen erarbeiten, in der Situation selber hätte aber auch ich, trotz meiner Erfahrung, nicht anders gehandelt. Das hat sie sehr beruhigt, da sie bis dato dachten, auch hierfür Lösungen haben zu müssen. Noch einmal: Wir sind im sozialen Bereich tätig. Wir wollen Menschen unterstützen und begleiten, wenn nötig durch schwierige Phasen und Krisen. Wir wollen aber nicht kämpfen und brauchen uns auch nicht in Gefahr zu begeben. Das kann auch keine vorgesetzte Person von uns verlangen (▶ Kap. 14.2.1).

9.2 Interventionstechniken

Peer Friedenberg

Es geht in diesem Buch um Deeskalation und nicht um Selbstverteidigung. Wir möchten Ihnen Tools an die Hand geben, wie Sie sicherer und klarer mit Menschen umgehen können, die zeitweise auf aggressive Verhaltensweisen zurückgreifen.

Wir möchten präventive Maßnahmen erklären und vermitteln, damit es zukünftig seltener zu Bedrohungen, Beleidigungen und körperlichen Übergriffen kommt, aber keine Kampfsportinhalte, mit denen Sie sich wehren können. Dennoch werden wir Übergriffe vermutlich nicht ganz verhindern können und das bedeutet, dass wir auch Selbstschutztechniken lehren, mit deren Hilfe Mitarbeitende sich aus bedrohlichen und gefährlichen Situationen befreien können, um anschließend die Situation zu verlassen und notfalls Unterstützung zu holen. Es geht dabei nicht um die Beherrschung der anderen Person, sondern um die Kontrolle der Situation. Wir wollen keinen Kampf oder sportlichen Wettstreit mit Siegern und Verlierern, sondern Möglichkeiten, wie sich Mitarbeitende, unabhängig von Statur und Geschlecht, aus Griffen befreien können.

Wir möchten in dem Zusammenhang ausdrücklich darauf hinweisen, dass unser Fokus eindeutig auf der Prävention liegt. Die im Verlauf des Kapitels gezeigten Techniken kommen erst zum Tragen, wenn alle andere Versuche im Vorfeld, aus welchen Gründen auch immer, nicht gegriffen haben.

Wir wollen auch hier beziehungserhaltend arbeiten und Ihnen lediglich Möglichkeiten aufzeigen, wie Sie aus Situationen herauskommen können, ohne sich bzw. Ihr Gegenüber zu verletzen, um dann die Situation zu verlassen und bei Bedarf Hilfe zu holen. Die folgenden Techniken sind dabei effektiv und unabhängig von Statur und Geschlecht einsetzbar, sollten aber immer im Gesamtkontext angewandt werden. Noch ein paar Hinweise vorweg:

- Es ist wichtig, während der Techniken sowohl Ihr Gegenüber als auch die räumliche Situation im Blick zu behalten und die Kommunikation in Gang zu halten. Versuchen Sie, weiterzureden, in Kontakt zu bleiben und gleichzeitig zu schauen, wo Fluchtmöglichkeiten gegeben sind.
- Die Situation verlassen zu können, sollte aber auch immer Ihrem Gegenüber möglich sein, sodass Sie zwar versuchen sollten, den kürzeren Weg zur Tür zu haben, sich dort aber bitte nicht hineinstellen, denn dann kann für die andere Person die Fluchtmöglichkeit nur durch Sie hindurchführen.
- Versuchen Sie außerdem, immer ausreichend Abstand zur angreifenden Person einzuhalten. Je näher Ihnen jemand kommt, desto schwieriger ist es, schnell genug auf Attacken zu reagieren.
- Bemühen Sie sich, seitlich zur angreifenden Person zu stehen. So schützen Sie wichtige Körperteile und haben einen besseren Stand.

Wichtig **Für die konkrete Übung braucht es ein Seminar**

Sie werden jetzt ein paar Beispiele für Befreiungstechniken kennenlernen, sich die einzelnen Schritte der Abläufe anschauen und haben wahrscheinlich den Impuls, diese direkt auszuprobieren.

Wir weisen ausdrücklich darauf hin, dass die Fotostrecke mit den Beschreibungen kein Seminar mit dem Üben unter der fachlichen Anleitung eines Deeskalationstrainers ersetzt.

9.3 Physische Intervention in der Praxis

Peer Friedenberg, Bilder: Michael Jung-Lübke

9.3.1 Halten an einem Unterarm mit einer Hand, Griff diagonal von oben

Manchmal werden Sie vielleicht lediglich von der betreuten Person gegriffen, da diese unsicher auf den Beinen ist und sich halten möchte. Dann benötigen Sie natürlich keine Technik, sondern die Kommunikation. Sollte aber jemand zugreifen, um Sie gegen Ihren Willen irgendwo hinziehen zu wollen, dann ist diese Technik möglich. Der Arm wird diagonal von oben gegriffen.

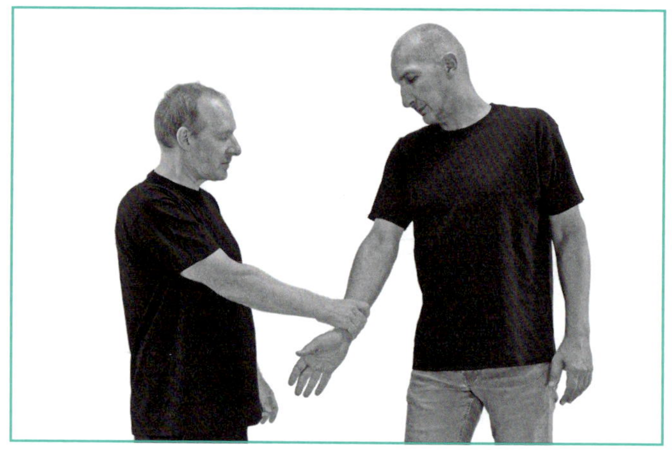

Abb. 6a:
Die gegriffene Person stellt sich seitlich, mit der gehaltenen Seite vorne.

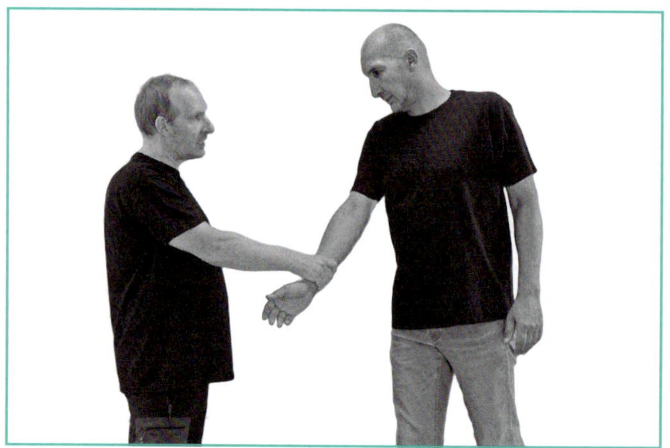

Abb. 6b:
Der gehaltene Arm wird angewinkelt und die Schulter nach vorne gezogen.

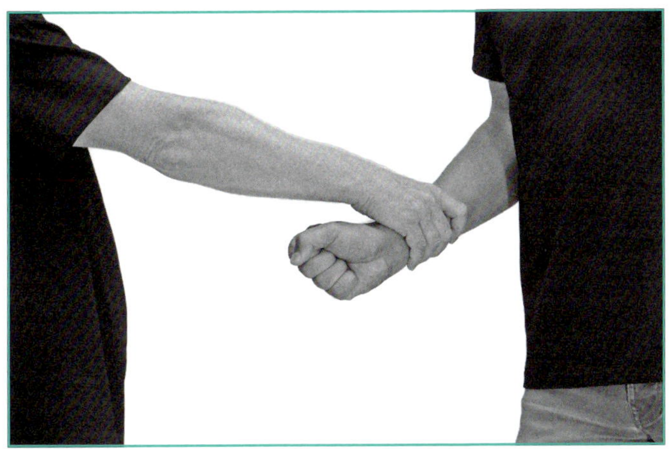

Abb. 6c:
Die Hand wird zur Faust geballt, um das Handgelenk zu stabilisieren.

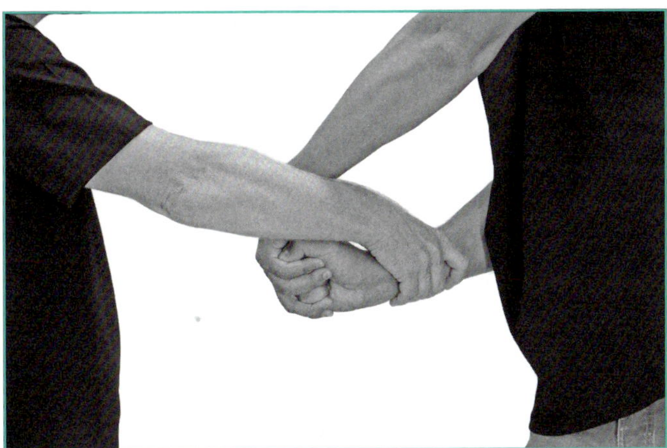

Abb. 6d:
Mit der freien Hand von oben die Faust greifen.

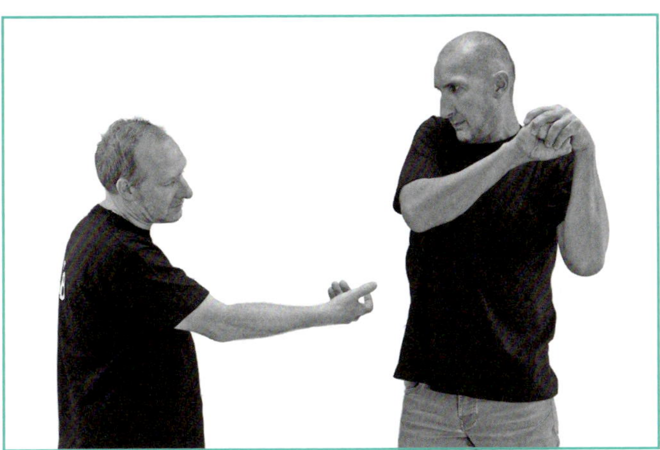

Abb. 6e:
Die Faust wird zur gegenüberliegenden Schulter gezogen. Das Lösen aus dem Griff gelingt dabei leicht, da Druck auf das Daumengelenk des Angreifers ausgeübt wird. Dies ist die anatomische Schwachstelle und kann dem Lösen nichts entgegen bringen.

9.3.2 Halten an einem Unterarm mit zwei Händen von unten

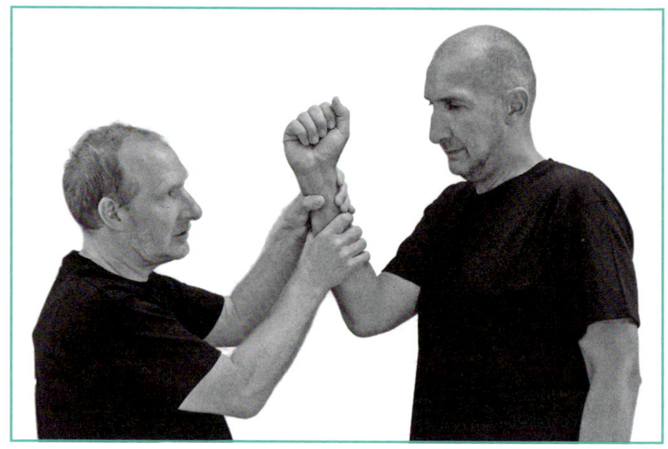

Abb. 7a:
Der Arm wird am Handgelenk mit zwei Händen von unten gehalten.

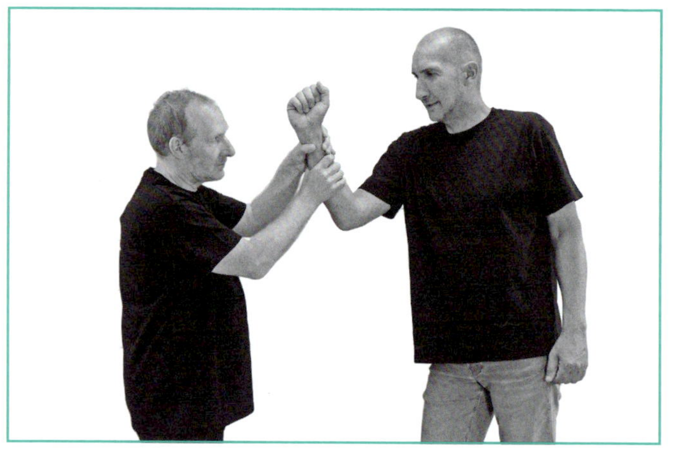

Abb. 7b:
Seitlich, mit der gehaltenen Seite zum Angreifer stellen.

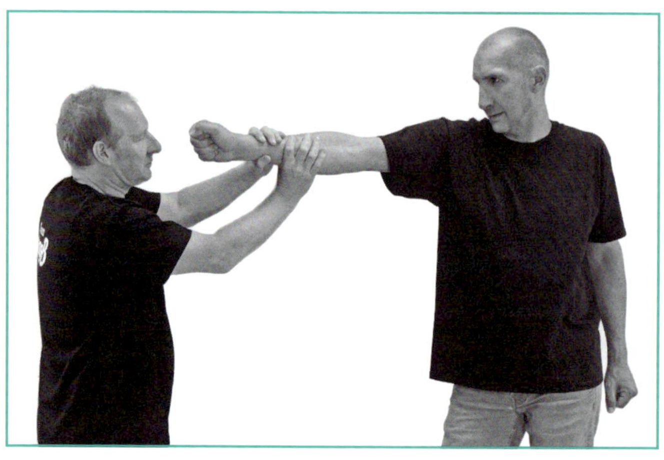

Abb. 7c:
Den gehaltenen Arm durchstrecken und gleichzeitig leicht nach hinten gehen und das Gewicht auf das hintere Bein verlagern.

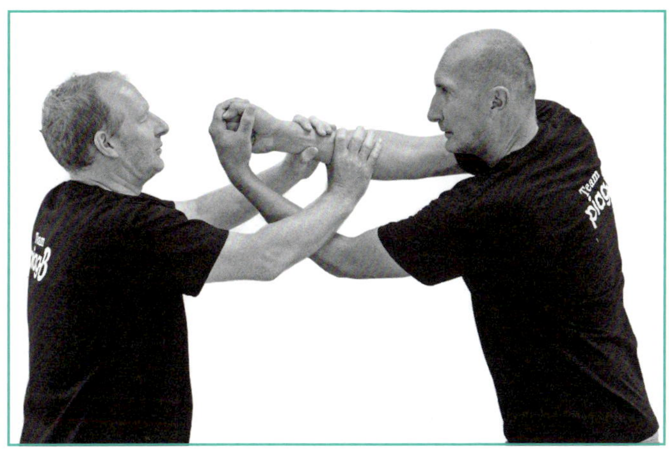

Abb. 7d:
Die gehaltene Hand zur Faust ballen und von unten mit der freien Hand greifen.

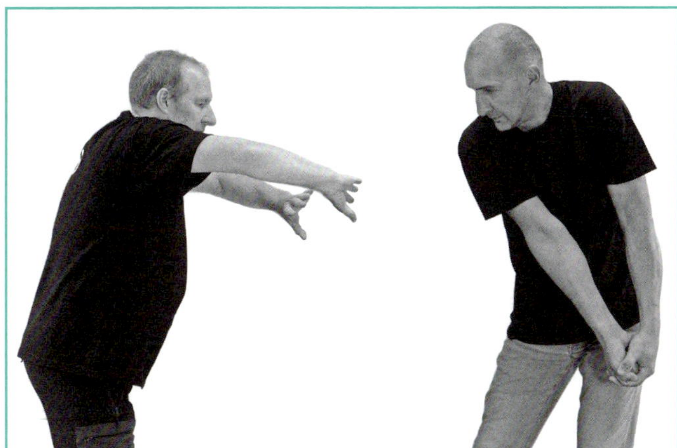

Abb. 7e:
Den gestreckten Arm nach unten und am eigenen Körper entlang ziehen. Auch hier gelten die Prinzipien, dass eine Faust stabiler ist als eine offene Hand und das Daumengelenk die Schwachstelle ist, über die es besonders einfach ist sich zu befreien.

9.3.3 Halten an beiden Unterarmen

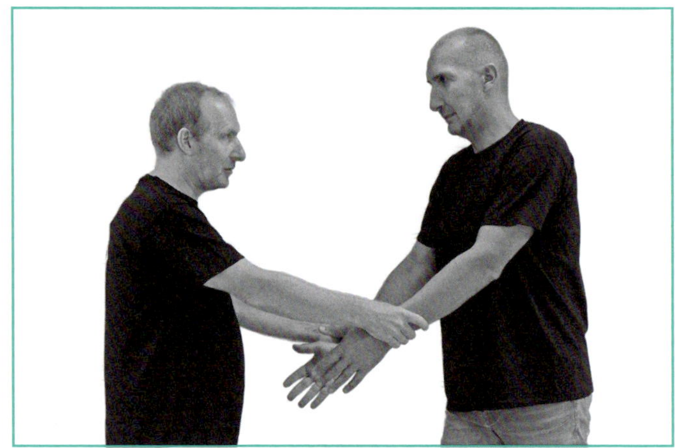

Abb. 8a:
Beide Unterarme werden festgehalten.

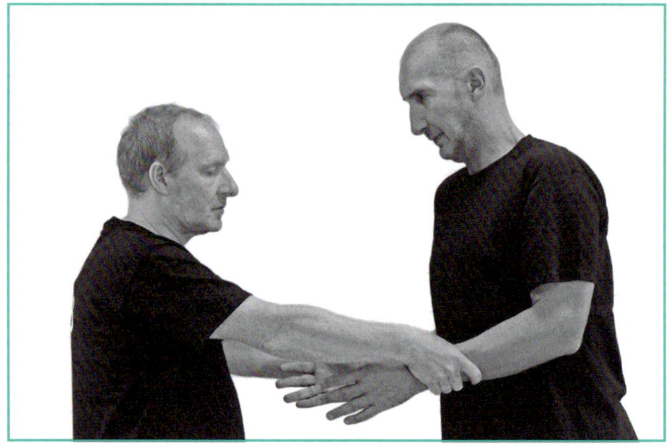

Abb. 8b:
Mit dem linken Bein nach hinten gehen.

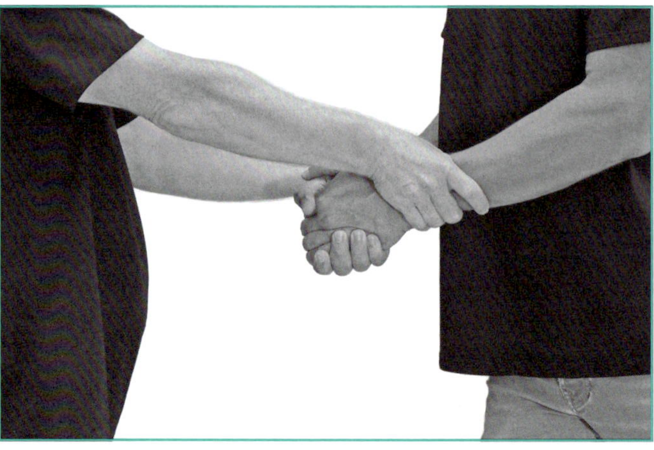

Abb. 8c:
Die Arme anwinkeln und die eigenen Hände umfassen, sodass die Handflächen und nicht die Finger gekreuzt werden.

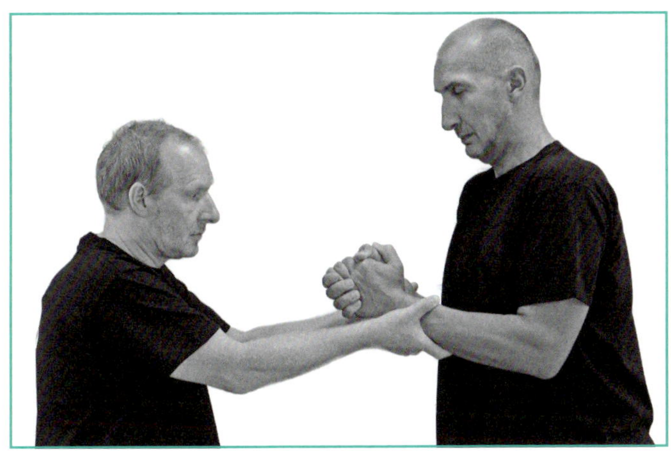

Abb. 8d:
Beide Arme zur hinteren Schulter bringen, in dem die Unterarme gegen die Daumen des Angreifers drücken.

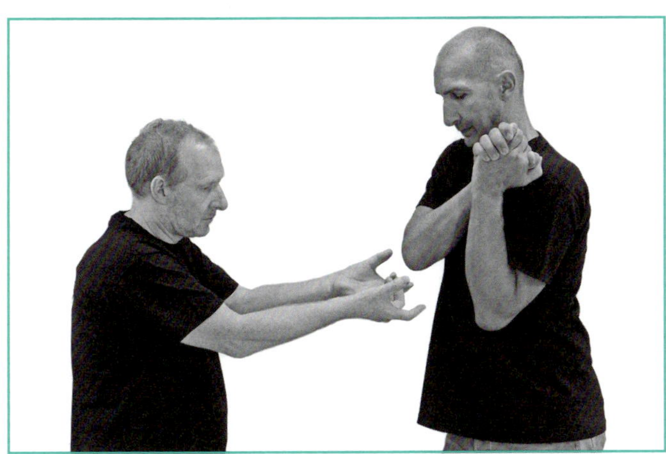

Abb. 8e:
Bei einer anderen Technik ist die Ausgangssituation gleich.

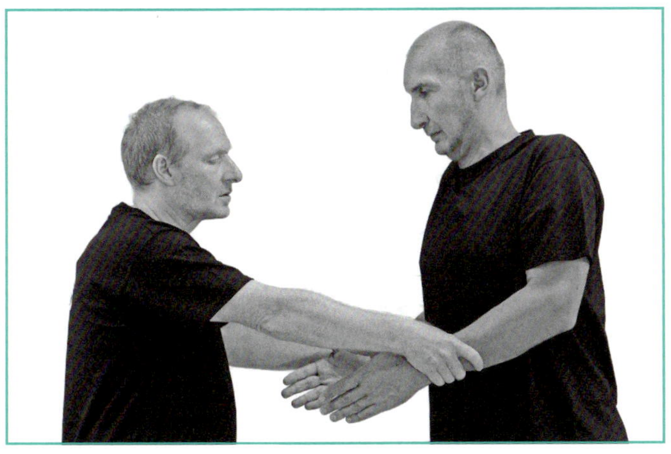

Abb. 8f:
Hier werden die Arme angewinkelt.

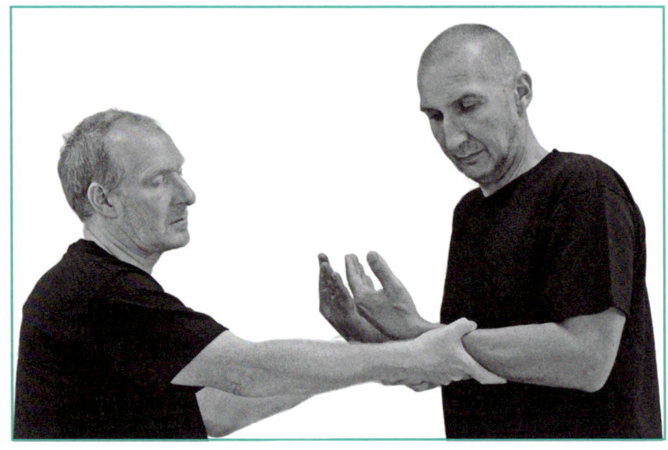

Abb. 8g:
Die Hände werden von unten, innen durch den Griff nach oben geführt, um sie außen wieder herunter zu bringen (drehende Bewegung).

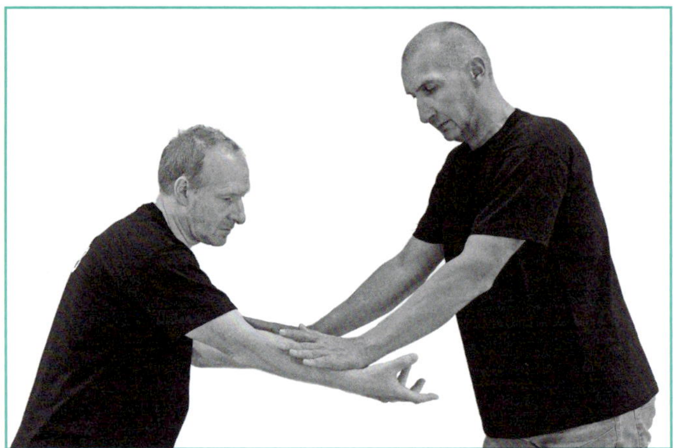

Abb. 8h:
Die Arme ganz nach unten strecken und dabei auch die Arme des Angreifers nach unten drücken.

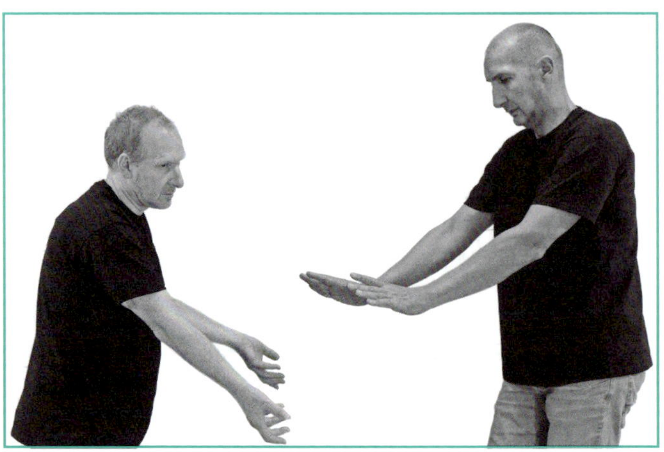

Abb. 8i:
Während des Entfernens weiterhin mit den Händen schützen.

9.3.4 Kniff in den Unterarm

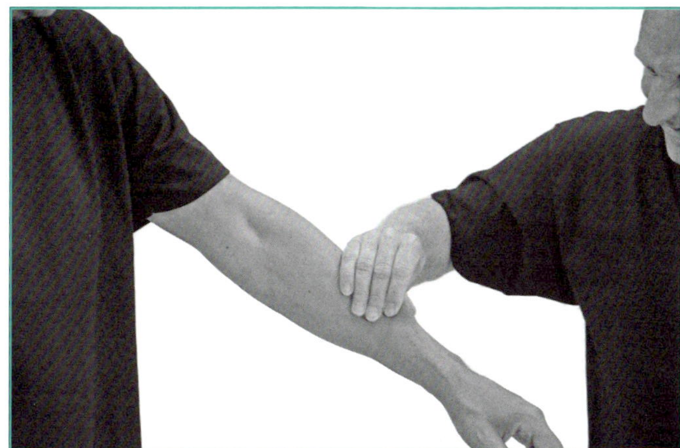

Abb. 9a:
Gerade bei pflegerischen Tätigkeiten am Bett kann es immer mal wieder dazu kommen, dass man in den Arm gekniffen wird.

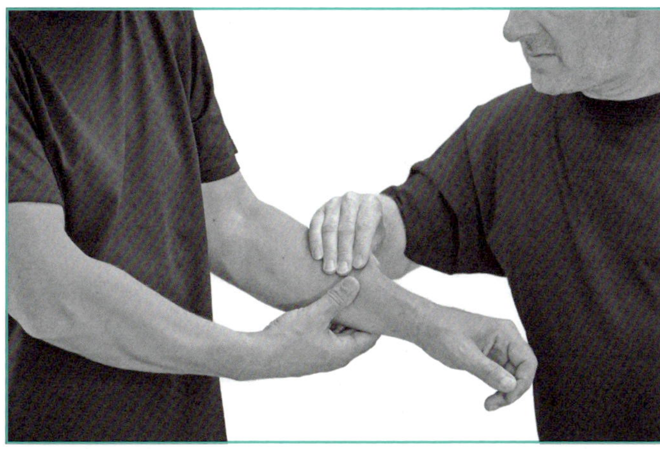

Abb. 9b:
Mit der freien Hand auf Höhe des Kniffes den eigenen Unterarm greifen.

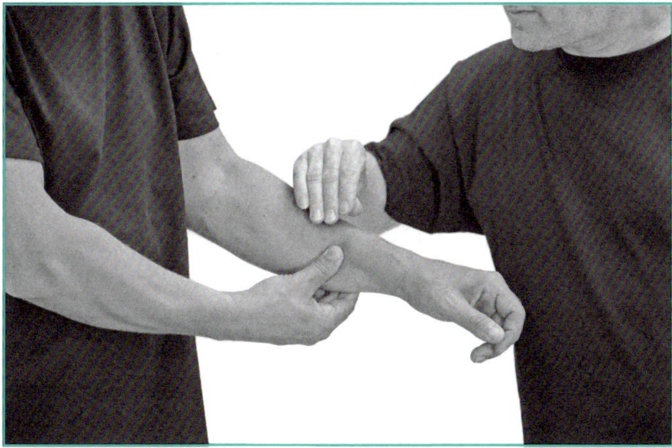

Abb. 9c:
Den eigenen Unterarm auf der gegenüberliegenden Seite umfassen und zusammendrücken, sodass die Haut gespannt wird. So löst sich der Kniff.

9.3.5 Griff in die Kleidung

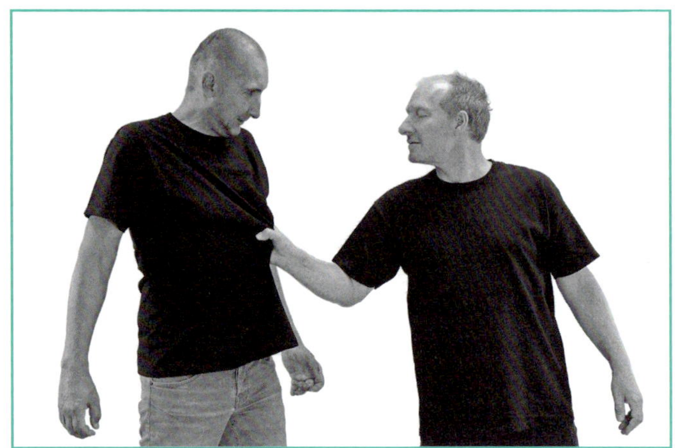

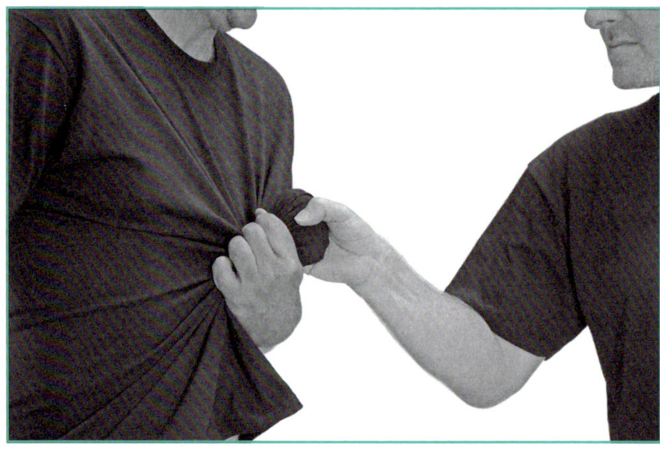

Abb. 10a und b:
Mit der linken Hand nach der eigenen Kleidung zwischen Körper und Griff des Gegenübers greifen.

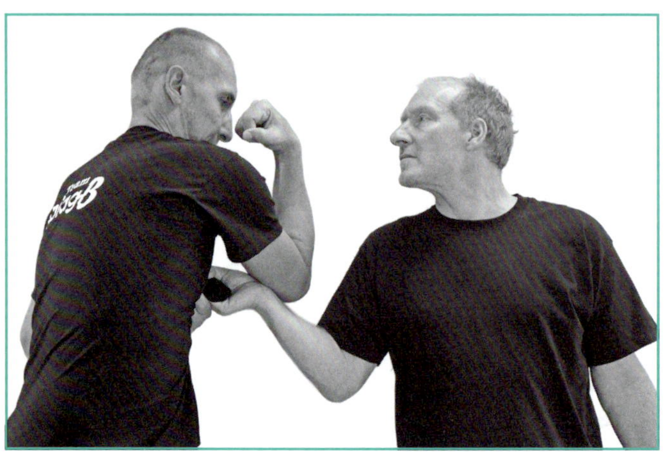

Abb. 10c:
Den rechten Oberarm angewinkelt auf das Handgelenk des Gegenübers drücken.

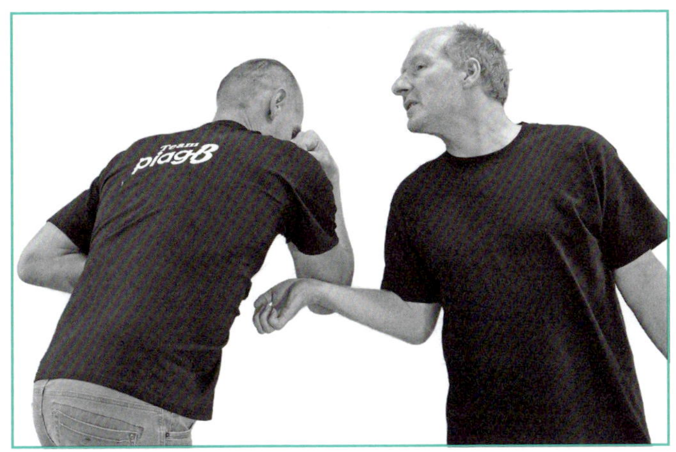

Abb. 10d:
Mit der Energie des Oberkörpers gegen die greifende Hand drücken.

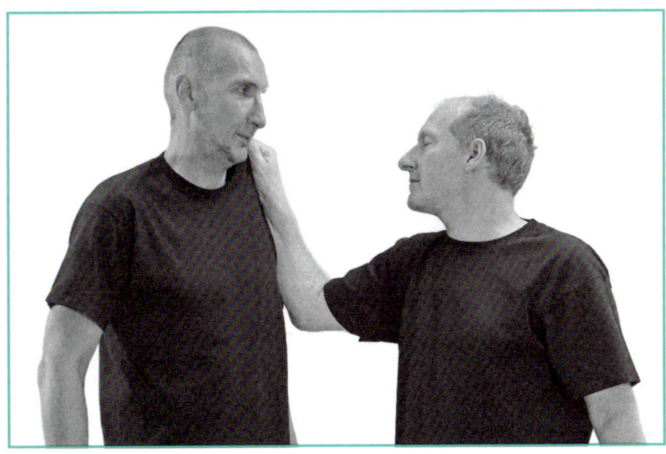

Abb. 10e:
Eine Alternative Methode: Hier wird die Kleidung in Höhe der Schulter gegriffen.

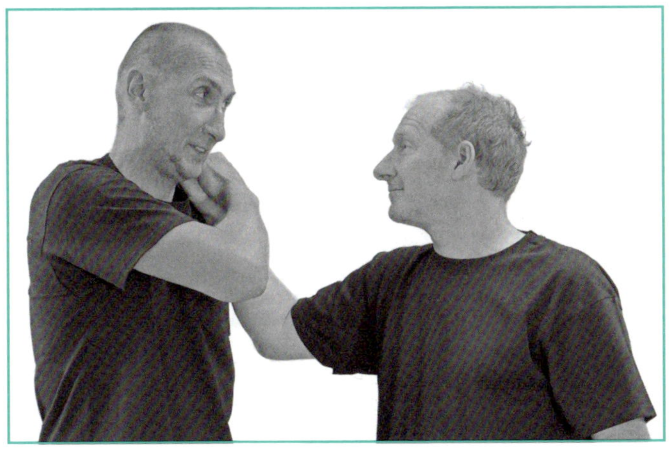

Abb. 10f:
Mit der rechten Hand die greifende Hand fixieren und an den eigenen Körper drücken.

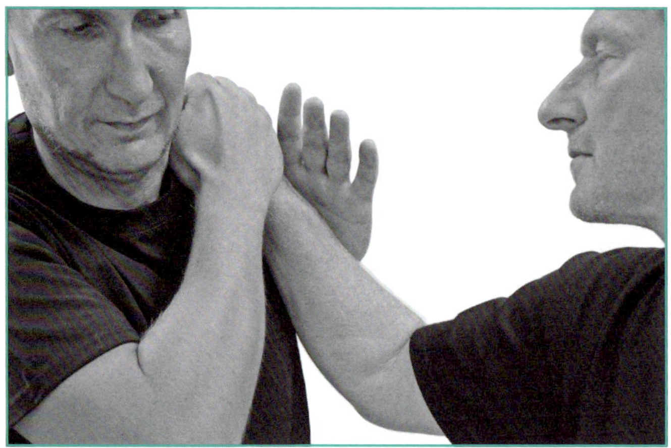

Abb. 10g:
Mit der linken Hand unter das greifende Handgelenk fassen. Dabei mit dem linken Fuß einen kleinen Schritt nach vorne gehen.

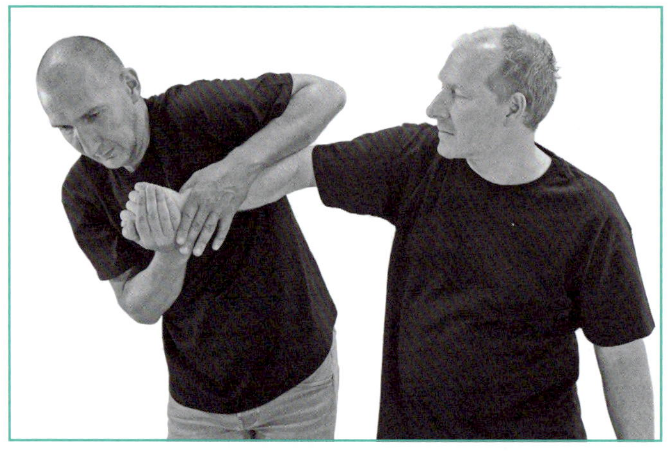

Abb. 10h:
Der Oberkörper dreht sich gegen den Griff. Dadurch dreht sich der Arm des Angreifers und die Handfläche zeigt nach oben.

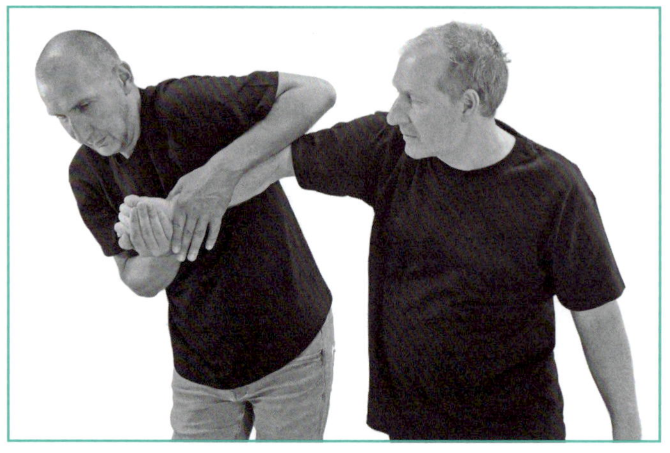

Abb. 10i:
Mit Druck auf die Hand wird der Griff gelockert.

9.3.6 Griff in den Zopf

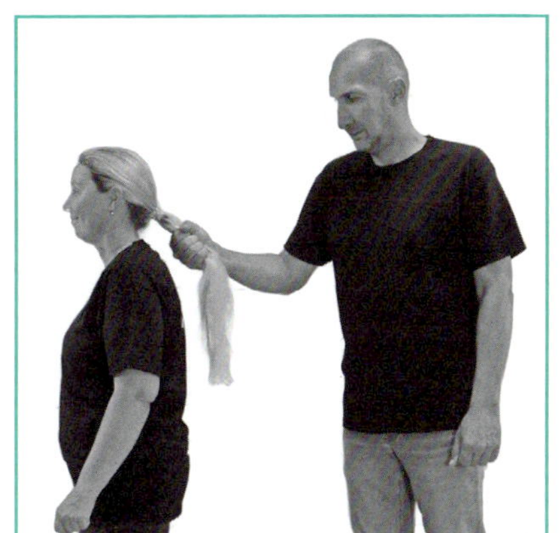

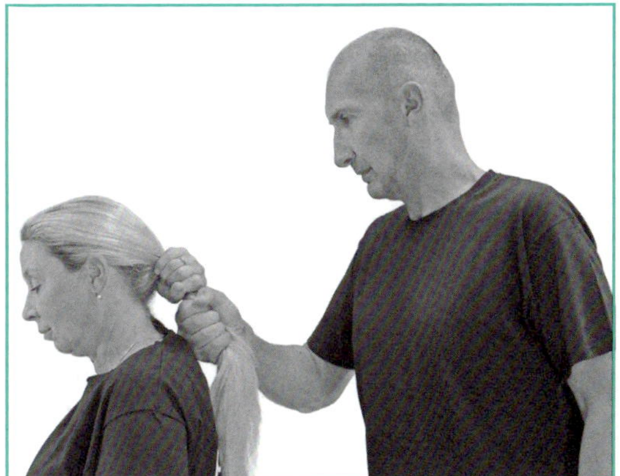

Abb. 11a und 11b: Mit der rechten Hand den eigenen Zopf oberhalb des Griffes nehmen.

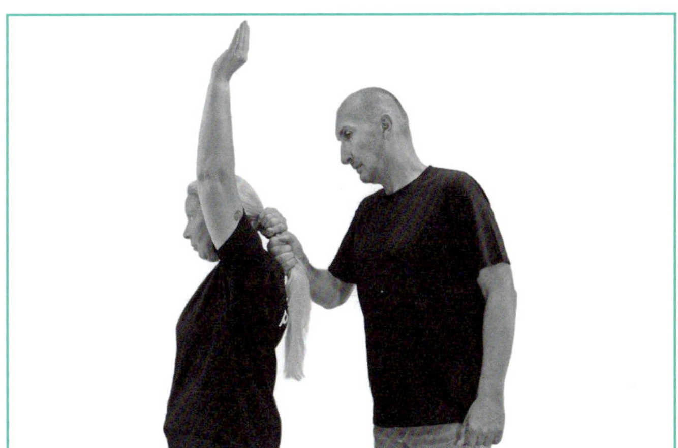

Abb. 11c:
Den linken Arm gerade nach oben heben und den linken Fuß ein kleines Stück nach hinten setzen.

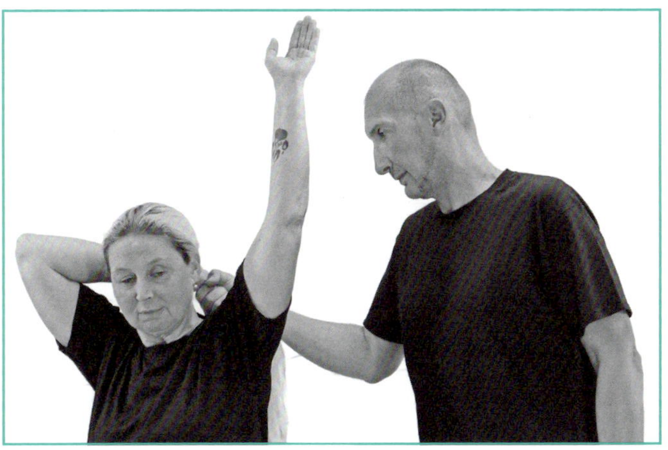

Abb. 11d:
Um 180° Grad nach links drehen und damit den Arm als Hebel nutzen.

9.3.7 Griff in die offenen Haare

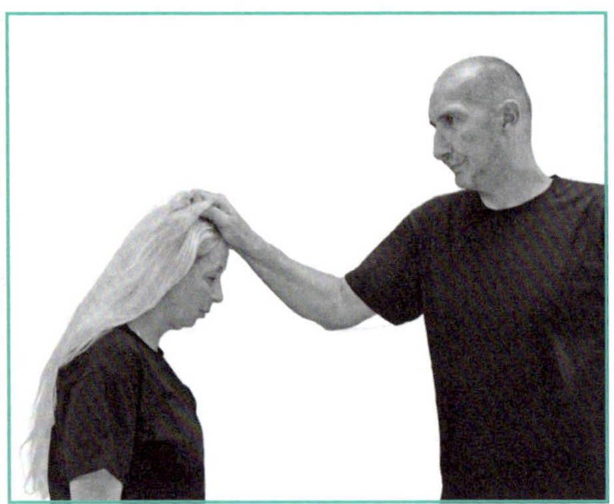

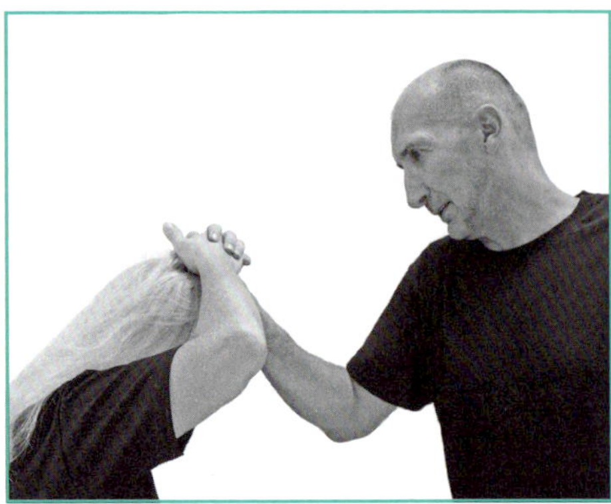

Abb. 12a und b: Den Griff mit den eigenen Händen kräftig auf den Kopf drücken und somit fixieren.

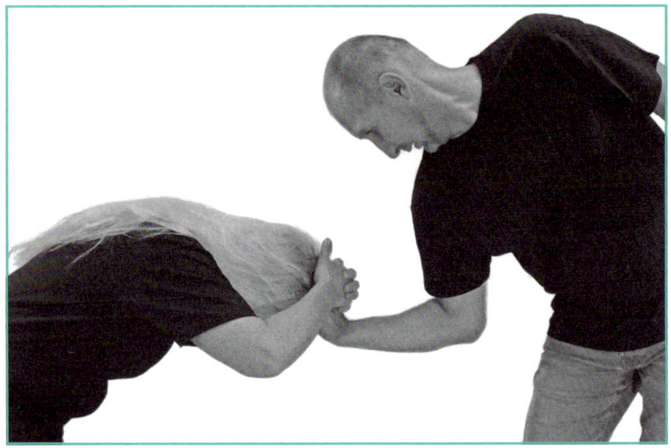

Abb. 12c:
Einen Schritt nach hinten gehen und dabei Kopf und Oberkörper senken. Die greifende Hand wird dadurch abgeknickt und verliert damit ihre Stabilität.

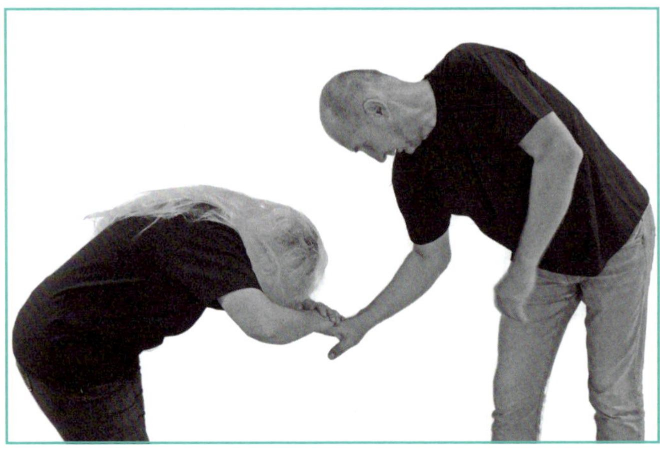

Abb. 12d:
Die gelockerte Faust abstreifen.

9.3.8 Griff von vorne an den Hals

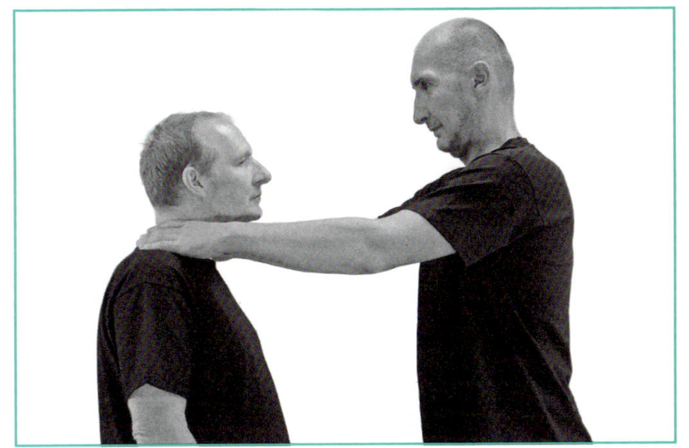

Abb. 13a:
Griff von vorn an den Hals.

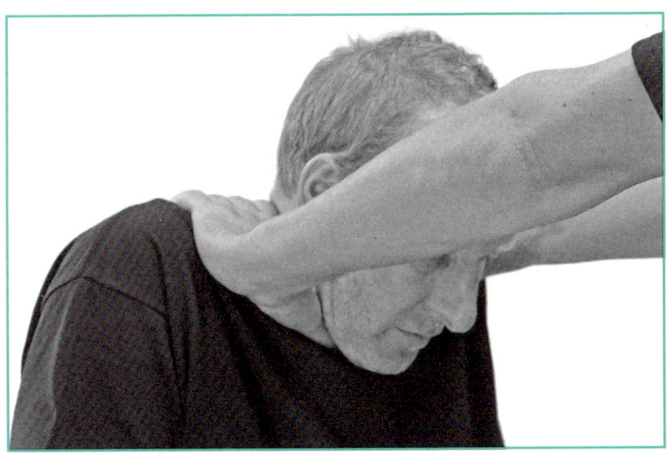

Abb. 13b:
Das Kinn auf die Brust senken und die Schultern hoch ziehen. Damit werden Kehlkopf und Halsschlagadern geschützt.

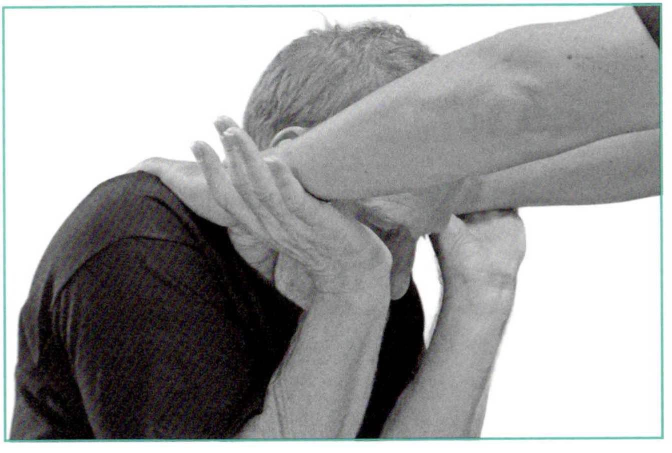

Abb. 13c:
Mit beiden Händen unter die Handgelenke des Gegenübers greifen.

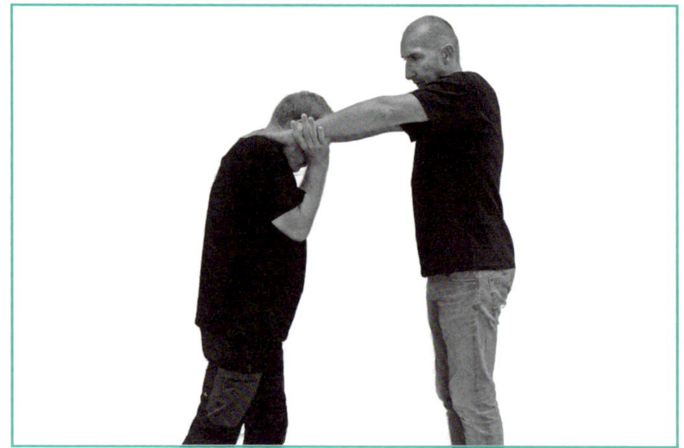

Abb. 13d:
Den rechten Fuß ein Stück nach hinten setzen.

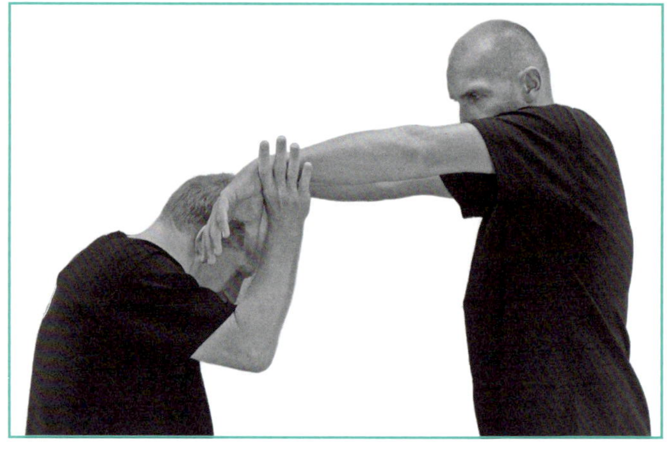

Abb. 13e:
Gleichzeitig die Handgelenke nach oben drücken. Das Körpergewicht liegt auf dem hinteren Bein.

9.3.9 Griff von hinten an den Hals

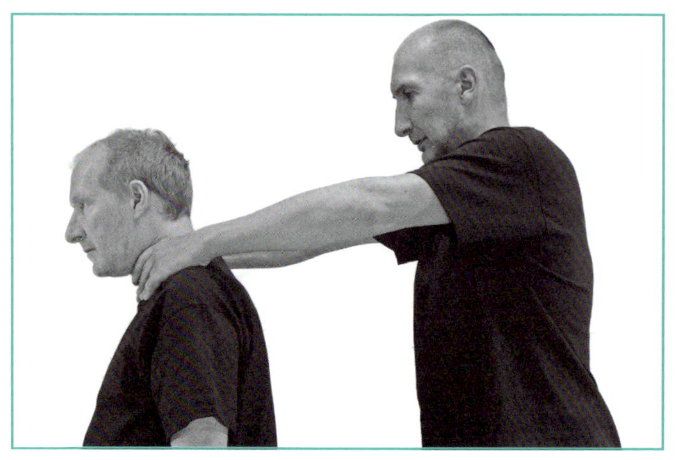

Abb. 14a:
Griff von hinten an den Hals.

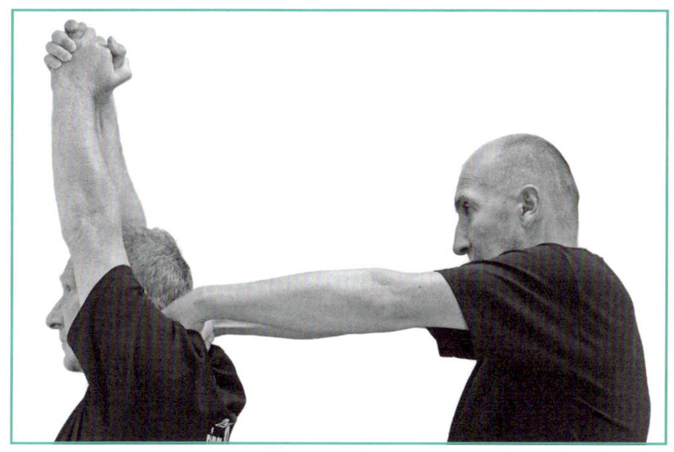

Abb. 14b:
Beide Arme nach oben durchstrecken und die Hände zusammenlegen.

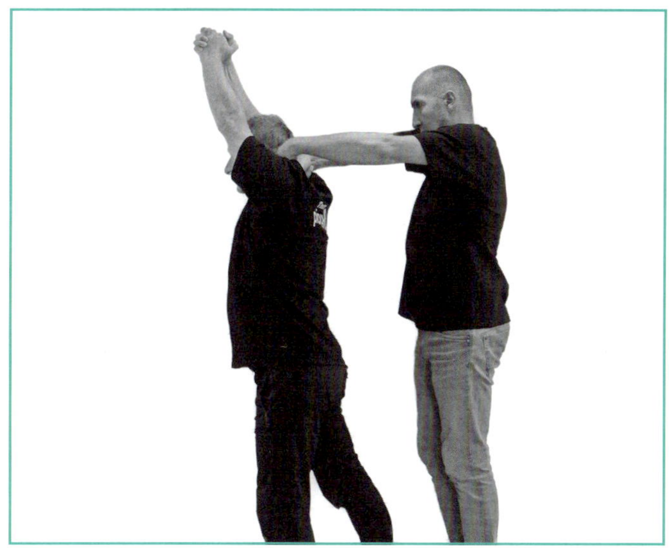

Abb. 14c:
Den rechten Fuß ein Stück nach hinten setzen.

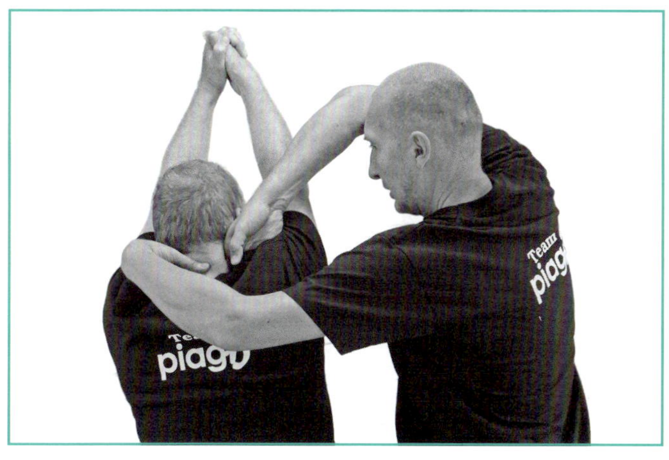

Abb. 14d:
Um 180° Grad nach rechts drehen und die Arme als Hebel nutzen.

9.3.10 Schwitzkasten

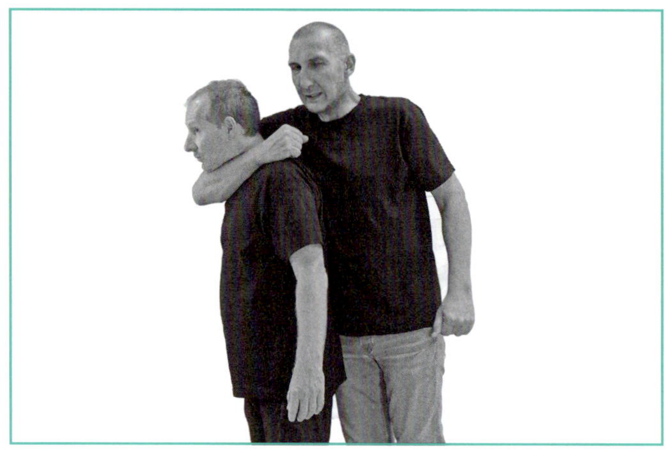

Abb. 15a:
Schwitzkasten

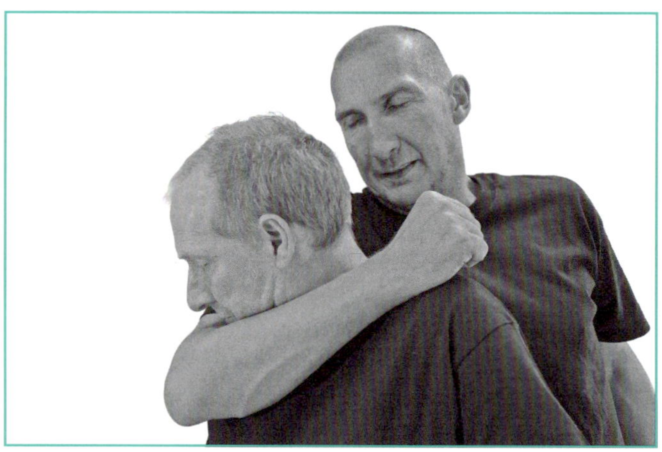

Abb. 15b:
Das Kinn in die Armbeuge drehen.

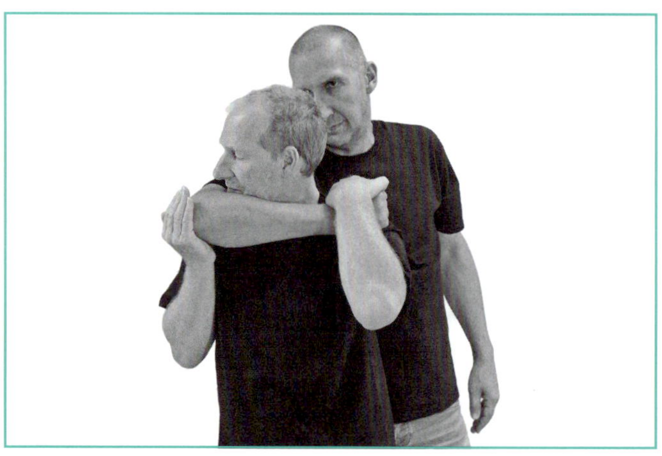

Abb. 15c:
Die linke Hand auf das Handgelenk und die rechte unter den Ellenbogen des Angreifers bringen.

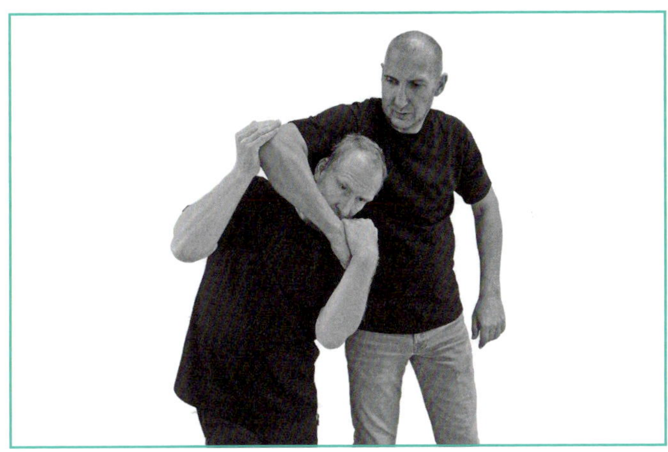

Abb. 15d:
Den linken Arm nach unten und den rechten nach oben bewegen. Während dieser Hebelbewegung den Kopf aus dem Griff lösen.

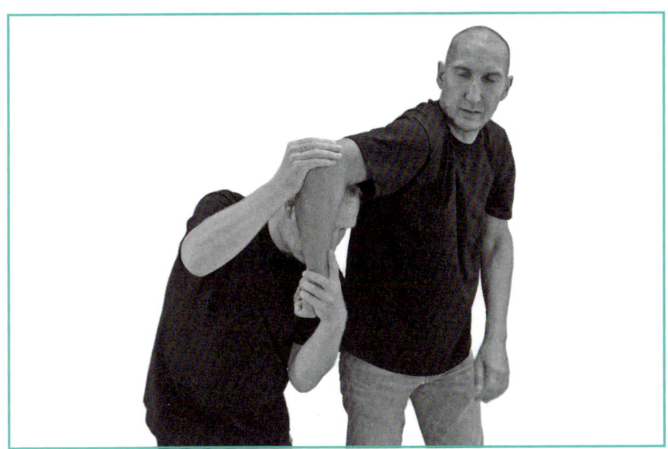

Abb. 15e:
Den Hebel weiterführen und nach hinten rausgehen. Den Arm des Angreifers strecken. Vorsicht! Bitte nicht überstrecken!

Wichtig **Gehen Sie auf sichere Distanz**

Nach der Durchführung der jeweiligen Technik ist es wichtig, die Situation richtig einzuschätzen. Entfernen Sie sich auf jeden Fall vom Angreifer. Dann kann es sinnvoll sein, in sicherer Entfernung stehenzubleiben und abzuwarten, was passiert. In einer anderen Situation reicht dies vielleicht nicht aus und Sie sollten auf direktem Wege die Situation verlassen.

Vielleicht wirken die Techniken zunächst sehr theoretisch und gekünstelt. Sie werden sich denken: »Es wird in der Praxis doch keiner einfach stehenbleiben, wenn er jemanden würgt. In der Realität werden wir es mit unterschiedlichsten Bewegungen zu tun haben und nicht mit einer einzigen Aktion.«

Das ist im Laufe einer Situation sicherlich so. Es wird aber vermutlich mit einer Aktion beginnen und dies ist der Moment, in dem Sie bereits reagieren und sich befreien wollen. Daher ist es umso wichtiger, dass diese Befreiungstechniken regelmäßig geübt werden, sodass sie irgendwann zu einem Automatismus werden und Sie im konkreten Moment nicht über die einzelnen Schritte nachdenken müssen.

Gleichzeitig ist es mit dem Üben aber nicht getan. Leider funktionieren weder Sie noch Ihr Gegenüber wie in einem Drehbuch. Sie werden in solch einer Situation gehörig unter Stress stehen und Ihre kognitiven Fähigkeiten sind wahrscheinlich eingeschränkt. Hier gilt es, soweit wie möglich die Selbstkontrolle zu behalten oder wieder zu erlangen, damit Sie in der Lage sind, flexibel zu reagieren und notfalls auf einen Plan B zurückzugreifen.

Beispiel **Werden Sie doch mal leiser**

In den meisten Fällen hilft bei erregten Personen eine deutliche, ruhige und klar vernehmbare Stimme. Sie werden Ihr Gegenüber also lauter als normal ansprechen, in der Hoffnung, ihn damit zu erreichen. Wenn dieser Mensch Ihre laute Stimme aber als Provokation oder als Instrument der Macht empfindet, wird er ebenfalls lauter werden und Sie befinden sich schnell in einer Spirale der Lautstärke. Hier kann es hilfreich sein, leiser zu werden. Falls Ihr Gegenüber ein Interesse daran hat zu verstehen, was Sie sagen, wird ihm dies nur gelingen, wenn er ebenfalls leiser wird.

9.4 Verwirrende Deeskalation

Peer Friedenberg

Der Titel irritiert? »Verwirrende Deeskalation« klingt paradox? Möglicherweise. Michael Jung-Lübke sagt: »Die schönste Intervention ist die, die wir nicht brauchen.« In Eskalationssituationen dient Verwirrung der Ablenkung, der Unterbrechung, der Entspannung und, wenn es ganz gut gelingt, entsteht eine humorvolle Szene.

9.4.1 Leiser werden

Wir kennen es bei Streits, dass sich die Situationen hochschaukeln und jeder immer lauter wird, um sich Gehör zu verschaffen. Manchmal erhält man aber mehr Aufmerksamkeit, wenn man leiser wird. Hier gibt es allerdings eine Grenze, da diese Strategie voraussetzt, dass Ihr Gegenüber ein Interesse daran hat, Sie zu verstehen. Nur dann wird er ebenfalls leiser werden. Andernfalls werden Sie es schnell merken und können dann Ihre Strategie ändern, indem Sie z. B. einen klaren, lauten Befehl erteilen (▶ Kap. 9.4.7).

9.4.2 Ablenkung mit Schlagwörtern

Ein Kollege von mir wurde einmal heftig von einer Bewohnerin bedrängt und beschimpft. Diese Bewohnerin war in der Vergangenheit bereits mehrfach übergriffig geworden. Mein Kollege wartete zunächst ein paar Sekunden ab, schaute dann an ihr herunter und fragte: »Haben Sie neue Schuhe?« Die Bewohnerin reagierte derart irritiert, dass sie von ihrem Vorhaben abließ. Alternativ zu Schuhen können Sie, je nach Gegenüber, auch die Wörter »Kaffee«, »Tabak«, »Bratwurst« o. ä. benutzen.

9.4.3 Hand geben

In unserer Kultur ist es üblich, sich zur Begrüßung die Hand zu geben, d. h. wir sind in der Regel derart konditioniert, dass wir eine hingehaltene, offene Hand ergreifen. Diesen Automatismus können Sie nutzen, um eine erregte Person kurzfristig abzulenken.

9.4.4 Unsinn reden

Haben Sie schon einmal versucht, einer aggressiven Person etwas völlig Unverständliches zu sagen? Die Person wird innehalten, um zu überlegen, was sie gerade gehört hat und welchen Sinn dies haben könnte. Meine Lieblingsformulierung ist: »Pluborski buro.«

9.4.5 Positive Rückmeldung

Wer hört nicht gerne Komplimente? Wenn wir davon ausgehen, dass jemand, der aggressiv und laut wird, sich in irgendeiner Form in einer Krise befindet, können positive Rückmeldungen wie: »Tolle Frisur« – »Ich mag ihre Art zu gehen« oder »Ich finde ihre neue Jacke sehr schön« unser Gegenüber nicht nur kurzfristig ablenken, sondern vielleicht auch milde stimmen. Wer schlägt schon jemanden, der ihn gerade gelobt/etwas Nettes gesagt hat? Wichtig: Authentisch bleiben! Es bringt nichts, wenn Sie sich irgendetwas ausdenken, was Sie gar nicht so meinen. Ihr Gegenüber würde es sofort merken.

9.4.6 Solidarisierung

Wir neigen dazu, bei erregten Personen, die sich über etwas ärgern und aufregen, eine Verteidigungs-/Erklärungsposition einzunehmen. Wenn sich z. B. eine betreute Person darüber aufregt, dass die Eltern ihn nun doch nicht besuchen, obwohl sie es in der vergangenen Woche versprochen hatten, versuchen wir, das Verhalten der Eltern zu entschuldigen bzw. ihm zu erklären, dass er sich doch nicht so aufregen soll. Das gleiche Phänomen kennen wir, wenn uns das auslösende Ereignis nicht so wichtig erscheint.

So können wir auf die Schramme bei kleinen Kindern, den Pickel bei der pubertierenden Tochter vor der großen Party und das ausgefallene Fußballspiel bagatellisierend mit: »Ist doch nicht so schlimm« reagieren, haben unser Gegenüber dann aber nicht wirklich im Blick.

Wenn wir sein Gefühl von Enttäuschung und Wut ernst nehmen wollen, können wir das auch so sagen: »Stimmt, das ist ja total doof jetzt.« Damit nehmen wir ihn und seine Gefühle ernst und solidarisieren uns mit ihm. Dies schafft eine bessere Grundlage, um gemeinsam nach Lösungen zu schauen. Dies ist vergleichbar mit der Validation bei alten, demenzerkrankten Personen.

9.4.7 STOPP-Zeichen

Setzen Sie ein klares STOPP-Zeichen! Rufen Sie Stopp, Nein oder Halt und unterstreichen Sie das Gesagte, indem Sie Ihren Arm heben und Ihr Gegenüber auf Distanz halten. Hier ist eine gewisse Lautstärke unabdingbar, da niemand auf ein leises »Stöppchen« reagieren wird. Laut sein hat auch den Vorteil, dass eventuell eine andere Person, z. B. eine Kollegin/ein Kollege, auf ihre missliche Situation aufmerksam wird und zur Hilfe kommt.

9.4.8 Ekel erzeugen

Möchten wir Menschen anfassen (also auch schlagen), vor denen wir uns ekeln oder die vielleicht einen Krankheitserreger in sich haben? Wohl eher nicht. Fangen Sie an zu husten und zu würgen, spucken Sie sich in die Hand, kratzen Sie sich wie wild überall o. ä. Es kann gut sein, dass Ihr Gegenüber die Lust daran verliert, Sie zu attackieren.

9.4.9 Küssen

In einem Seminar ging es um Befreiungsmöglichkeiten, wenn jemand von hinten umfasst und umklammert wird. Ein Teilnehmer erklärte, dass dies kein Problem sei, ließ sich umklammern und wartete, bis der »Angreifer« ihm von hinten ganz nahekam. Dann drehte er plötzlich seinen Kopf zur Seite und gab seinem Gegenüber einen Kuss auf die Wange. Dieser ließ überrascht los. Eine Intervention, die man sicherlich nicht bei jedem anwenden wird, gerade wenn betreute Personen es mit der Körperpflege nicht so genau nehmen.

9.4.10 Interesse zeigen

Wenn Sie merken, dass Ihr Gegenüber alkoholisiert ist, können Sie dies gut thematisieren. Fragen Sie ihn interessiert, was er getrunken hat. Falls Sie das Getränk kennen, sprechen Sie über Ihre eigenen Erfahrungen mit dem Getränk, ob es Ihnen schmeckt, wann Sie es zum letzten Mal getrunken haben etc. Sie kennen das Getränk nicht? Dann fragen Sie nach dem Geschmack, was er daran gut findet etc.

9.4.11 Überraschendes tun

Fangen Sie an zu tanzen, zu hüpfen, singen oder pfeifen Sie o. ä. Vielleicht ist Ihr Gegenüber derart überrascht, dass Sie an ihm vorbei und in Sicherheit tanzen, hüpfen, singen oder pfeifen können.

9.4.12 Reaktion auf Beleidigungen

Oft versucht eine sich aggressiv verhaltende Person, uns zu provozieren, indem sie Beleidigungen ausspricht, in der Hoffnung, dass wir darauf anspringen und sie uns aus der Selbstkontrolle bringen kann.

Versuchen Sie ruhig und besonnen zu bleiben, dann gelingt es Ihnen besser, die Sachaussage von der Beleidigung zu trennen und nicht persönlich zu reagieren. Wenn ihr Gegenüber Dinge sagt, wie: »Du bist fett«, will er lediglich, dass Sie mit ihm in einen verbalen Machtkampf gehen, der ihm dann aus seiner Sicht möglicherweise die Legitimation gibt, körperlich übergriffig zu werden. Statt sich aufzuregen und zu einer Gegenbeleidigung zu greifen, könnten sie auch einfach sagen: »Stimmt, ich empfinde mich auch als zu dick.«

9.4.13 Vermeintliche Hilfe holen

Ein Kollege von mir arbeitete auf einer geschlossenen, psychiatrischen Station. Als er diese einmal zum Dienst betrat, stand ein Patient mit einer großen, aus einem Spiegel herausgetretenen Scherbe vor ihm und drohte ihm Gewalt an. Die Situation war prekär: Vor meinem Kollegen stand der bewaffnete Patient, hinter ihm war die abgeschlossene Tür. Es gab also keinen erkennbaren Fluchtweg. Geistesgegenwertig suchte mein Kollege Blickkontakt zu dem Patienten, schaute dann an ihm vorbei und nickte energisch! Der Patient dachte natürlich, dass hinter ihm eine weitere Person sei, die meinem Kollegen helfen wollte. Automatisch drehte er sich zu der vermeintlichen Person um. Dies nutzte mein Kollege, um gegen die bewaffnete Hand des Anderen zu treten, sodass die Scherbe auf den Boden fiel und in tausend kleine Stücke zerbrach. Somit hatte sich die Position meines Kollegen deutlich verbessert. Alternativ kann dieser kleine Trick auch dazu benutzt werden, schnell aus der Situation zu verschwinden.

9.4.14 Gegenstände werfen

Eine Nachtarbeitende aus einer psychiatrischen Wohneinrichtung fragte mal, was sie tun könne, wenn sie nachts angegriffen wird und es keine Möglichkeit gibt, aus der Situation zu fliehen.

Sie sprach davon, dass es in den Räumlichkeiten oft sehr eng sei, insbesondere im Büro. »Dann könnte ich weder links noch rechts an meinem Gegenüber vorbei und darüber springen ist ja auch keine Option, weil ich nicht so sportlich bin. Hilfe kann ich ebenfalls nicht herbeirufen, da ich nachts alleine arbeite.« Wir haben dann gemeinsam die Idee erarbeitet, dass es hilfreich sein kann, in diesen Situationen etwas in Richtung des Gesichtes des Angreifers zu werfen. Dabei soll es nicht darum gehen, den Angreifer zu verletzen. Bei dem Wurfgegenstand sollte es sich also um etwas möglichst Leichtes handeln, einen Schal oder ein Tuch.

Da Menschen sehr visuell agierende Wesen sind, versuchen wir Dinge, die unsere Sicht zu behindern drohen, wegzuwischen (denken Sie z. B. an Insekten, die in Ihr Gesicht fliegen wollen). Diesen Moment, so die Überlegung, könne die Nachtarbeitende nutzen, um die Situation zu verlassen. Ein paar Wochen später rief sie mich an und berichtete, dass sie sich nun, nach der Übergabe mit dem Spätdienst, immer ein Geschirrspültuch aus der Küche hole und es an einer Schlaufe ihrer Jeans hänge. So fühle sie sich einfach sicherer.

9.5 Und was fällt Ihnen ein?

Diese kleine Übersicht soll einen ersten Eindruck vermitteln, was theoretisch alles möglich ist. Wahrscheinlich fallen Ihnen aber schnell noch weitere Möglichkeiten ein, wenn Sie sich erst einmal gedanklich auf den Weg gemacht haben.

Setzen Sie sich ruhig mit Ihren Kolleg*innen zusammen und entwickeln Sie ein paar »verrückte« Ideen; vielleicht haben Sie diesbezüglich ja auch schon Erfahrungen gemacht. Auch wir profitieren von Berichten und Erzählungen der Teilnehmer*innen unserer Seminare und freuen uns über jede Ergänzung.

Wichtig ist, dass Sie bei solchen Interventionen immer authentisch bleiben und Ihr Gegenüber weiterhin respektvoll behandeln. Die andere Person soll nicht den Eindruck gewinnen, dass sie veralbert oder nicht ernst genommen wird.

Außerdem überlegen Sie gut, was bei Ihrem Gegenüber noch ankommt. Ist er bereits sehr aufgebracht, wird er lange Erklärungen oder Erzählungen nicht mehr aufnehmen und verstehen können. Reduzieren Sie lieber die Anzahl der Worte und versuchen Sie es mit einer einfachen, klaren Ansprache. Sprechen Sie Ihr Gegenüber mit Namen an!

10 Die Sprache in der Gewaltprävention

Thomas Hecker

10.1 Gewaltfreie Kommunikation

»Was ich in meinem Leben will, ist Einfühlsamkeit, ein Fluß zwischen mir und anderen, der auf gegenseitigem Geben von Herzen beruht.«

Marshall B. Rosenberg[27]

Möglicherweise sind Sie schon in den Kontakt mit der Gewaltfreien Kommunikation nach Marshall B. Rosenberg gekommen. Sie haben in einem Seminar etwas gehört, dazu geübt, etwas gelesen, vielleicht hat jemand Ihnen davon erzählt oder Sie haben schon tiefere Erfahrungen damit gemacht. Es kann aber auch sein, dass Ihnen »Gewaltfreie Kommunikation« als feststehender Begriff, als Werkzeug, als Konzept und als Idee einer inneren Lebenshaltung bisher neu ist.

Wir werden uns im Folgenden rund um das Kernelement der Gewaltfreien Kommunikation (GFK), die vier Schritte, bewegen. Anschließend geht es darum, verschiedene Facetten der GFK in der Gewaltprävention anzuwenden. Die Vorgehensweise ist dabei durchaus absichtlich spitzfindig und manchmal pedantisch, weil ich Sie auf feinste Nuancen sprachlicher Unterschiede aufmerksam machen möchte.

10.1.1 Die Haltung

In der Gewaltfreien Kommunikation richten wir unser Bewusstsein gleichwertig auf unsere eigenen wie auch auf die Bedürfnisse anderer aus. Dies gilt ebenso in trennenden Fragen. Es zählen die Bedürfnisse aller und die Verbindung zueinander. Auch im Streit sind wir überzeugt davon, dass es Lösungen gibt, die die Bedürfnisse aller Beteiligten berücksichtigen.

27 Rosenberg MB (2013): Gewaltfreie Kommunikation. Junfermann, Paderborn, S. 19

Für Marshall B. Rosenberg ist der Kern der Haltung in der Gewaltfreien Kommunikation:

1. Mitgefühl für sich und andere,
2. Offenheit, mit der wir uns urteilsfrei in den Kontakt begeben,
3. Selbstverantwortung für unsere eigenen Gefühle und alle Handlungen, die wir zu unserer Bedürfniserfüllung wählen.

10.1.2 Die vier Schritte

Gewaltfreie Kommunikation wird innerlich wie äußerlich in vier Schritten praktiziert. Im inneren Dialog fokussieren Sie ganz auf Ihre Wahrnehmung, lassen sich auf Ihre Gefühle ein und gelangen auf die Spur Ihrer Bedürfnisse, die jetzt Erfüllung brauchen. Erst danach hilft Ihnen eine Art Brainstorming, Handlungen zu finden, die Ihnen helfen können, Ihre Bedürfnisse zu erfüllen. Äußerlich teilen Sie sich einer anderen Person in eben diesen vier Schritten mit.

Tab. 7: Die vier Schritte in der GFK

Beobachtung	Gefühl	Bedürfnis	Bitte
»Sie sagen, Ihre Mutter müsse zwei Mal in der Woche duschen. Ich habe ihr das in den letzten Wochen immer wieder angeboten, sie möchte es nicht.«	»Ich bin verunsichert, ...«	»...denn mir ist wichtig, dass Ihre Mutter das selbst bestimmen kann und dass Sie mit der Pflege zufrieden sind.«	»Ich würde gern ein Gespräch mit Ihnen und Ihrer Mutter darüber führen. Wäre das ok für Sie?«
»Sie sagen, Sie wollen nicht mehr leben.«	»Das erschreckt mich und macht mich auch hilflos.«	»Ich hätte etwas Sicherheit, ...«	»...wenn ich von Dingen wüsste, die Ihnen dennoch gut tun. Würden Sie mit mir darüber sprechen?«
»Sie sind zum siebten Mal über die Teppichkante gestürzt und sagen weiter, der soll liegen bleiben.«	»Ich bin wirklich sehr verwundert, ...«	»...denn mir fehlt einfach das Verständnis.«	»Würden Sie mir helfen, zu verstehen, wie Sie zu Ihrer Entscheidung kommen, dass der Teppich liegen bleibt?«
»Ich weiß, Sie wollten den Arzt sprechen. Der ist jetzt gerade gegangen.«	»Das ist mir unangenehm, ...«	»... denn mir ist wichtig, dass Sie sich auf uns verlassen können.«	»Wären Sie damit einverstanden, dass wir gleich zusammen in der Praxis anrufen?«
»Sie sagten, das sei ›alles falsch‹ gewesen.«	»Ich bin etwas ratlos ...«	»Und bräuchte Klarheit darüber, ...«	»...worin genau die Fehler bestanden. Würden Sie mir die bitte nennen?«

Wir sind in Bewegung. Zu uns, zu anderen. Mit uns, mit anderen. Das können wir mehr oder weniger bewusst tun. Auf einen Reiz können wir reagieren, indem wir innerlich anhalten und uns bewusst machen, was gerade geschieht. Wir können aber auch ganz unmittelbar reagieren, dafür haben wir uns im Leben ein Verhaltensrepertoire zugelegt. Wir rufen unser Verhalten automatisch ab, wenn jemand uns die Hand reicht, wenn wir jemanden auf dem Boden liegend vorfinden, wenn sich jemand an der Kasse vor uns stellt, wenn vor uns die Ampel auf Rot schaltet.

Schwierig wird es, wenn wir die Kontrolle über Situationen verlieren, weil sie z. B. neu für uns sind oder jemand sich ganz anders verhält, als wir es vermutet hätten.

Beispiel **Nach dem Streit ist vor dem Streit**

Morgens hatte ich eine Meinungsverschiedenheit mit meiner Kollegin. Seither haben wir nicht mehr miteinander geredet. Als ich zur Mittagszeit unser gemeinsames Büro betrete, ruft meine Kollegin laut: »Raus!«
Ich bin erschrocken und schockiert über den Ton. Mein erster Impuls: »Die soll ihren Frust woanders ablassen.«
Würde ich diesem Impuls nachgeben, begänne unser nächstes Gespräch vielleicht so: »Kannst Du mir mal sagen, was das gerade sollte?!«
Sie können sich sicher vorstellen, wie es weiterginge, welche Worte fielen und wie viel Zeit und Mühe es bräuchte, das nachher wieder aufzuarbeiten.

Gehe ich die vier Schritte der GFK, halte ich inne und rufe mir ins Bewusstsein: Was genau habe ich gerade gehört/gesehen? Wenn ich das auf mich wirken lasse – wie fühle ich mich? Was brauche ich hier und jetzt, welches Bedürfnis möchte erfüllt sein, um dieses Gefühl auflösen zu können? Habe ich eine Bitte an mich oder jemanden?

Lassen Sie uns bitte diesen Weg mit diesem Beispiel zusammen gehen: Ich mache mir klar, was genau Fakt ist und trenne davon Gedanken und Urteile wie z. B. »Was fällt der eigentlich ein!« oder »Typisch Kerstin!«

Tab. 8: Der Streit und der erste Schritt der GFK

Erster Schritt	Die dazugehörige Frage	Im Beispiel
Die Beobachtung	Was genau habe ich gerade gehört/gesehen?	Meine Kollegin, mit der ich am Morgen eine Meinungsverschiedenheit hatte, ruft laut: »Raus!«, als ich unser Büro betrete.

Danach konzentriere ich mich auf meinen Körper. Ich atme und spüre: Wie fühlt es sich an? Während ich mir beim Spüren Zeit lasse, mich dabei nur mit dem auseinandersetze, was ich genau beobachtet habe und darauf fokussiere, wird meine Wut kleiner. Das Gefühl des Schockiert-Seins erhält ein größeres Gewicht.

Tab. 9: Der Streit und der zweite Schritt der GFK

Zweiter Schritt	Die dazugehörige Frage	Beispiel
Die Gefühle	Wie fühle ich mich?	Erschrocken, schockiert, auch wütend

Im dritten Schritt halte ich innerlich das Gefühl des Schockiert-Seins und wende mich mit meiner Aufmerksamkeit dem zu, was ich eigentlich brauche. In mir taucht so etwas auf, wie die Frage: »Was ist denn mit der los?« – »Ich verstehe das gar nicht, ... vielleicht hat das gar nichts mit mir zu tun, wer weiß?« Ich merke, dass ich das gern wüsste, mir fehlt Klarheit. Dann merke ich noch, wie wichtig es mir ist, dass wir gut und in entspanntem Kontakt miteinander arbeiten können.

Tab. 10: Der Streit und der dritte Schritt der GFK

Der dritte Schritt	Die dazugehörige Frage	Beispiel
Die Bedürfnisse	Was brauche ich?	• Klarheit, • entspannte Zusammenarbeit, • entspannter Kontakt

Ich entscheide mich dafür, zuerst dem Bedürfnis nach Klarheit nachzugehen: Dahin möchte ich meine Bitte ausrichten. Je nachdem, wie das Gespräch verläuft, werden auch meine anderen Bedürfnisse Berücksichtigung finden. Ich entscheide mich dazu, zehn Minuten zu warten, dann anzuklopfen und ihre Gesprächsbereitschaft zu erfragen. Wenn wir in das Gespräch einsteigen, werde ich sie bitten, mir zu sagen, was der Anlass für das »Raus!« war.

Tab. 11: Der Streit und der vierte Schritt der GFK

Der vierte Schritt	Die dazugehörige Frage	Beispiel
Die Bitte	Habe ich eine Bitte an mich oder jemanden?	»Sagst Du mir bitte: Was war der Anlass für das laute ›Raus!‹, als ich ins Büro kam?«

10

Nach zehn Minuten klopfe ich. »Kerstin, ist es ok, wenn ich reinkomme?« Sie nickt. »Können wir über die Situation von gerade sprechen?« Sie nickt erneut. Meine Worte: »Als ich vorhin ins Büro kam, hast Du ganz laut »Raus!« gerufen. Ich bin immer noch erschrocken und hätte gern gewusst, was los war. Magst Du mir das sagen?«

Sie merken, dieser Gesprächsauftakt klingt vollkommen anders als mein erster Impuls: »Kannst Du mir mal sagen, was das gerade sollte?!« Das war ein glasklarer Vorwurf und hätte möglicherweise Abwehrhaltung, Flucht oder Konfrontation erzeugt. Die Bitte, die ich jetzt äußere, beinhaltet weder Anklage noch Verurteilung. Ich frage ganz konkret nach einer Handlung, einer Erläuterung. Ich bitte nicht um eine Erklärung im Sinne einer Rechtfertigung.

Wer sich in der Gewaltfreien Kommunikation übt, lernt, in eben diesen vier Schritten zuzuhören. Seien Sie unbesorgt, wenn Sie sich anfangs verunsichert fühlen, Ihnen Worte nicht einfallen, weil Sie nicht mehr »wie früher« reagieren. Alles Neue ist zunächst fremd und es dauert, bis Sie sich daran gewöhnen, gewaltfreier zu kommunizieren.

Manche Menschen erleben innerlich starke Widerstände gegenüber der GFK. Das ist die erste Hürde. Andere erfahren, dass Menschen leider nicht immer so reagieren, wie sie es erhofft hatten: »Ich habe doch alles richtig gesagt, wieso macht der jetzt nicht, was ich will?« Das ist die zweite Hürde. Manchmal reift der Gedanke: »Prima Konzept, tolle Idee! Klappt aber nur, wenn alle mitmachen.«

Im Folgenden möchte ich Sie dabei begleiten, sich auf das Konzept der vier Schritte einzulassen und jeden einzelnen davon mit einer kurzen Übung zu verinnerlichen. Dazu bitte ich Sie, die Lektüre jeweils kurz zu unterbrechen.

Die Beobachtung

Sehen, Hören, Riechen, Schmecken, Fühlen – Mit unseren Sinnen beobachten wir.

Oft meinen wir, sofort zu wissen, welche Absicht hinter einer Handlung steckt. Schließlich haben wir alle viel Erfahrung, können auf Gelerntes zurückgreifen und müssen sekundenschnell reagieren. Doch tatsächlich vermischen wir sehr oft Beobachtung und Bewertung. Das Ergebnis halten wir anschließend für wahr, gehen – je nach Ergebnis – in den Kontakt oder meiden ihn.

Die klare Beobachtung besteht aus Zahlen, Daten, Fakten (ZDF). Sie beinhaltet nur das, was wir mit unseren Sinnen erleben können: Sehen, Hören, Riechen, Schmecken, Fühlen. Die klare Beobachtung verzichtet auf Urteile und Vergleiche.

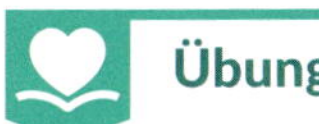

Übung

Bitte sortieren Sie: Was sind Fakten, was Interpretationen?

Tab. 12: Fakten oder Interpretation? Urteil oder Beobachtung?

1	Uschi ist intelligent.	Uschi hat in diesem Jahr in jeder Klausur eine »Eins« geschrieben.
2	Paolo trägt eine Brille.	Die Brille steht Paolo gut.
3	Ich spreche nicht gern über meine Gefühle.	Ich bin eher ein Kopfmensch.
4	Dilek hat die Haare ab.	Dilek hat die Haare kürzer.
5	Deutschland ist das Land der Dichter und Denker.	Viele bekannte Dichter und Denker waren Deutsche.
6	Die Auszubildenden von heute sind gar nicht mehr teamfähig.	Die letzten vier Auszubildenden haben sich in der Pause vorwiegend mit ihren Handys befasst und sich nicht am Gespräch beteiligt.
7	Herr Musil war ja auch schon in der Psychiatrie.	Herr Musil war im Februar 2020 in der Psychiatrie.
8	Sie reden zu leise.	Ich habe Sie nicht verstanden.
9	Herr Müller von Zimmer 3 war heute aggressiv.	Herr Müller hat mich angeschrien, ich solle ihn in Ruhe lassen.
10	Frau Karlsson äußert oft immer noch etwas, das zu tun ist.	Frau Karlsson will sowieso nur Zuwendung.
11	Manchmal geht es nicht ohne Zwang.	Manchmal weiß ich keinen anderen Rat, als Zwang anzuwenden.

Wir sind so schnell. Wir müssen so schnell sein. Wir leben mit ständigen Vorurteilen. Geht ja auch nicht anders: Im Straßenverkehr müssen wir das Verhalten anderer vorwegnehmen. Wenn ich mit dem Fahrrad auf der Vorfahrtstraße eine einmündende Straße überquere und das von rechts nahende Auto wird nicht langsamer, bestehe ich lieber nicht auf meinem Recht, sondern bremse. Wenn eine Person eindeutige Symptome eines Herzinfarkts zeigt, werde ich meiner Vermutung vertrauen und entsprechend handeln. Wenn gestern ein Patient nach mir geschlagen hat, werde ich heute deutlich vorsichtiger mit ihm umgehen. Es geht nicht ohne Bewertung.

Unser Gehirn verlangt Vollständigkeit. Die Worte »ch hb Bchschmzn« setzt es vermutlich automatisch zu »Ich habe Bauchschmerzen« zusammen. Solche Schlussfolgerungen sind sinnvoll, doch sie verstellen manchmal auch den Blick auf die

Fakten. Vermeintliche Absichten oder Zuschreibungen beeinflussen unbewusst unser Handeln.

Haben Sie sich schon einmal dabei beobachtet, dass Sie der Person, mit der Sie im Gespräch sind, gar nicht zuhören, weil Sie im Kopf bereits an der Antwort arbeiten? Sie gehen davon aus, zu wissen, was die andere Person sagt. Später werden Sie sich sogar darauf berufen: »Du hast aber gesagt, dass...« Und dann beginnt das Gespräch darüber, wer wann was gesagt hat.

Fazit **Beobachten, nicht bewerten**

Im ersten Schritt der Gewaltfreien Kommunikation geht es darum, Beobachtung von Bewertung zu trennen. Sie »reinigen« auf diese Weise Ihren Blick auf die Situation und entscheiden sich bewusst, die Verantwortung dafür zu übernehmen, wie Sie mit einer Gegebenheit umgehen wollen. Dann, im zweiten Schritt, wenden wir uns dem zu, was wir fühlen.

Die Gefühle

»Jedes einzelne Gefühl verwandelt die ganze Welt«

Jean-Paul Sartre[28]

Gefühle sind Körperereignisse, -signale und Botschaften über unseren Zustand.

Im Deutschen unterscheiden wir sprachlich wenig genau zwischen Spüren, Empfinden, Fühlen und Gefühl. »Spüren« ist der Ausdruck körperlicher Empfindungen wie Wärme, Kälte, Druck, Juckreiz, Schmerz. Empfindungen, die wir über Haut-, Muskel- und weitere Rezeptoren erfahren. Der Begriff des »Fühlens« ist doppelsinnig, einmal als das Erlebnis eines Gefühls: »Ich fühle mich wohl bei Dir« – »Ich freue mich.« – »Ich bin ärgerlich«, sowie als Ausdruck einer Handlung, z. B. Tasten, Anfassen, Berühren: »Ich fühle Deinen Puls« – »Ich fasse Sie jetzt an der Schulter an.«

Sich mit Gefühlen zu befassen, wird immer das Denken berücksichtigen müssen, denn beides beeinflusst sich gegenseitig. Es gibt keine Rangfolge, was nun wichtiger sei, wohl aber die Gegenüberstellung vom gefühlten Erleben (wie geht es mir?) und dem Denken darüber. In unserer Sprachpraxis haben Gefühlsworte wenig Platz, wir »denken« lieber.

[28] Sartre JP (1982): Skizze einer Theorie der Gefühle. In: Die Transzendenz des Ego (1939). Rowolht, Reinbek

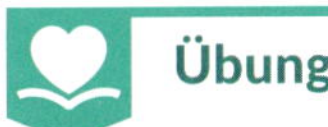

Übung

Bitte finden Sie Worte für sechs unterschiedliche Gefühlszustände.
Beispiele finden Sie in (▶ Tab. 13).

Wie äußern Sie sich, wenn Sie über Ihre Gefühlslage aussprechen?

- »Wenn Du das so sagst, merke ich, wie ich mich ärgere.« Oder: »Ich fühle mich nicht ernst genommen.«
- »Du hast alles allein aufgegessen, ohne mich zu fragen. Ich bin traurig.« Oder: »Ich fühle mich übergangen.«

Marshall B. Rosenberg stellt den Gefühlen die Gedanken darüber gegenüber und zeigt, dass wir in der Regel nicht Gefühle aussprechen, sondern eher die Gedanken, die wir zu den Gefühlen haben und die diese Gefühle auslösen oder verstärken.

Die Wirkung ist häufig fatal. Unser Gegenüber hört nicht, was wir fühlen, also wie es uns geht. Er hört stattdessen, was er*sie falsch gemacht hat. Übrigens: »Wenn Sie jetzt das Buch weglegen, fühle ich mich total ignoriert!« Wie kommt das bei Ihnen an?

Ist es nicht so, dass ich Ihnen die Schuld an meinem inneren Zustand zuschreibe? Und reift in Ihnen dadurch irgendeine Form von Verbindung zu mir? Eher nicht. Wie ergeht es Ihnen hingegen, wenn ich schreibe: »Wenn Sie jetzt das Buch weglegen, bin ich sehr betrübt, denn wir haben die schönsten Inhalte der Gewaltfreien Kommunikation noch gar nicht erreicht!«

Ich meine das Gleiche, aber Variante 1 erzeugt eine Abwehr, wir sind getrennt. In Variante 2 werden Sie wenigstens neugierig, evtl. regt sich aber sogar ein Mitgefühl. Danke, das freut mich.

Wenn Sie üben wollen, Gefühle auszusprechen, können Sie die folgende Liste nutzen. Sie orientiert sich an einer Ordnung nach John Kynion und Ike Lasater[29] in auszugsweiser Wiedergabe.

---

[29] Kinyon J, Lasater I (2015): From Conflict To Connection. Global Research Books, Meadowbrook Dr. El Sobrante, CA, S. 312 ff./Übersetzung und Ordnung: T. Hecker

Tab. 13: Gefühlsworte

Gefühle in unterschiedlicher Intensität					
friedlich	gefasst	erleichtert	ruhig	zufrieden	erfüllt
liebevoll	warm	dankbar	zärtlich	vertrauensvoll	leidenschaftlich
fröhlich	zuversichtlich	inspiriert	stolz	glücklich	begeistert
spielerisch	erfrischt	lebendig	tatkräftig	abenteuerlustig	ausgelassen
interessiert	gespannt	erstaunt	bereichert	vertieft	enthusiastisch
ärgerlich	ungeduldig	gereizt	empört	bitter	zornig, wütend
traurig	einsam	besorgt	unglücklich	niedergeschlagen	verzweifelt
ängstlich	verwundert	unsicher	besorgt	beklommen	panisch
müde	langweilig	gleichgültig	lustlos	träge	schwer
verwirrt	überrascht	irritiert	zweifelnd	unruhig	durchgedreht

Übung

Worte und Gefühle

Scannen Sie mit den Augen die Liste, halten Sie sechsmal an und finden Sie zu diesen Worten unterschiedliche Situationen aus Ihrem Leben.

Achten Sie dabei auf Ihre Körperreaktionen, z. B. »Als meine Kollegin meine Schuhe kommentierte, war mir das unangenehm.« Oder: »Wenn Patient*innen von Herzen »Danke« sagen, bin ich immer etwas stolz.«

Nun geht es darum, »wie wir die Verantwortung für unsere Handlungen als Ursprung unserer Gefühle annehmen können.«[30] Die Auszubildende hat nach einer Gruppenbetreuung aufgeräumt. Das Ergebnis entspricht nicht Ihrem Sinn nach Ordnung und Sauberkeit. Sie sagen: »Das hättest Du auch sorgfältiger erledigen können!« Der Gewohnheit folgend, wählen Sie den Vorwurf. Die Auszubildende wird es als Beschuldigung hören: »Das hast Du schlecht gemacht.«

Andere beschuldigen ist eine bevorzugte Variante, wenn wir Enttäuschung erleben, weil Ergebnisse nicht unserer Erwartung entsprechen. Eine ähnlich beliebte Variante ist der Vorwurf an uns selbst: »Ich habe sie nicht ausreichend angeleitet.« Marshall B. Rosenberg lehrte, Schuldvorwürfe, an andere oder uns selbst gerichtet, sind ein Akt der Gewalt.

[30] Rosenberg 2013, S. 69

In der Gewaltfreien Kommunikation gibt es diese Dimension nicht. Wir wählen die Einfühlung. In die andere Person, in uns selbst. So stellen Sie vielleicht fest, dass Sie traurig oder ärgerlich sind, weil Sie sich darauf verlassen hatten, dass die Auszubildende den Raum sauber und ordentlich für die nächste Benutzung zurücklässt. Und/ oder Sie entscheiden sich für die Empathie mit ihr und gelangen zu der Vermutung, dass sie es schnell erledigen wollte, weil ihr die Pausenverabredung mit einer befreundeten Kollegin wichtig war.

Letzteres ändert nichts an Ihrem Unmut oder Ihrer Traurigkeit, wohl aber die Art und Weise, in der Sie sprechen. Denn das oberste Ziel ist der Erhalt der zwischenmenschlichen Verbindung zu der anderen Person, in diesem Fall der Auszubildenden. Sie übernehmen die Verantwortung für Ihre Handlung (Ihre Worte) als Folge Ihrer Gefühle. Sie haben vier Reaktionsmöglichkeiten (▶ Tab. 14) mit sich und anderen umzugehen.

Tab. 14: Vier Reaktionsmöglichkeiten

Beschuldigen		Einfühlen in	
Andere	**Sich**	**Andere**	**Sich**
Den anderen beschuldigen	sich selbst beschuldigen	in Andere/n einfühlen	in sich selbst einfühlen
Vorwurf, Shitstorm	Selbstzweifel, Selbstanklage	Ihre*seine Gefühle und Bedürfnisse, Empathie	Meine Gefühle und Bedürfnisse, Selbstempathie
»Du hast/bist...!« »Ihr seid/habt...!«	»Ich bin/habe (nicht) ...«	»Fühlst Du Dich ..., weil Du ... brauchst?«	»Ich fühle mich ..., weil ich ... brauche.«

10

Übung

Vom Schuldvorwurf zum Gefühl

Finden Sie ein Beispiel für eine Situation, in der Sie jemandem oder sich die Schuld gegeben haben.

Formulieren Sie einen Schuldvorwurf, z. B. an den Nachbarn gerichtet: »Du hast die ganze Nacht laut Musik gehört!«

Fühlen Sie nun in sich hinein, formulieren Sie Ihr Befinden zur Situation und wandeln Sie Ihren sprachlichen Ausdruck, z. B.: »Ich bin müde und kaputt, weil ich Schlaf brauche/gebraucht hätte.«

Vertiefung

Wenn Sie mögen, tun Sie dies mit weiteren Schuldvorwürfen, die Sie an andere haben. Danach spielen Sie das Ganze mit einem Vorwurf, den Sie an sich selbst gerichtet haben.

Die Bedürfnisse

In derselben Weise, wie wir in unserem Alltag kaum Gefühlssprache verwenden, gebrauchen wir selten Worte für Bedürfnisse. Wir sind uns gar nicht bewusst, dass es bei bestimmten Motivationen um die Erfüllung von Bedürfnissen geht. Dass es uns nach etwas verlangt. Unsere Sprache weiß, dass dem so ist. Sie nutzt die kluge Wendung: »Ich verspüre das Bedürfnis nach diesem oder jenem«. Eine Kernerkenntnis der Gewaltfreien Kommunikation ist: Der Grad unserer Bedürfniserfüllung ist das, was unser Körper uns jetzt, genau in diesem Augenblick durch unsere Gefühle mitteilt.

Bedürfnisse teilen uns mit, was wir zum Leben brauchen

In helfenden Berufen spielt der Begriff des Bedürfnisses eine wichtige Rolle. Die überwiegende Anzahl europäischer Pflegemodelle (Roper, Logan, Tierney, Henderson, Orem, Juchli, Peplau) gilt als bedürfnisorientiert. Die Grundidee dabei ist, dass je nach Abhängigkeits- oder Fähigkeitsgrad in bestimmten Lebensbereichen die Bedürfniserfüllung zu unterstützen ist.

Auszubildende in der Pflegeausbildung lernen auch heute noch die »Bedürfnis«-Hierarchie kennen, die Abraham Maslow zugeschrieben wird. Marshall B. Rosenberg, selbst nicht zufrieden mit dem Begriff »Bedürfnis«, nennt es bezeichnend für unsere Sprache, dass sie kein positiveres Wort bereithält. Bedürfnisse sind, »was jetzt in mir lebendig ist«, sagt er. Sie sind unsere Lebensenergie, universell und für alle gleich. Es ist Teil der menschlichen Natur, einander Unterstützung zu geben, um Bedürfnisse zu erfüllen. Dies gilt eingeschränkt, wenn

- ich selbst Bedürfnisse habe, die aktuell erfüllt werden wollen,
- es nicht freiwillig geschieht,
- ich nicht die Sicherheit habe, dass auch meine Bedürfnisse durch andere genährt werden.

Orientiert an der Zuordnung in Bedürfnisse des Wohlbefindens, der Verbindung und des Selbstausdrucks nach Kynion und Lasater, werden hier zunächst einige Bedürfnisse genannt:[31]

[31] Kinyon & Lasater 2015, S. 317ff.

Tab. 15: Bedürfnisse

Wohlbefinden	Gesundheit	Entspannung – Unterstützung
	Schutz Sicherheit	Geborgenheit – Struktur – Vertrauen
	Spiel Frieden	Akzeptanz – Anerkennung – Ausgewogenheit – Balance – Lebensfreude
Verbindung	Liebe Sorge	Mitgefühl – Nähe – Wertschätzung – Menschlichkeit
	Gemeinschaft Zugehörigkeit	Austausch – Kontakt – Verlässlichkeit – Unterstützung – Verbundenheit
	Empathie Verständnis	Akzeptanz – Anerkennung – Offenheit – Respekt – Vertrauen – Verständigung – Wahrgenommen werden
Selbst-Ausdruck	Selbstbestimmung Freiheit	Integrität – Klarheit – Flexibilität
	Authentizität	Aufrichtigkeit – Entwicklung – Gleichwertigkeit
	Bedeutsamkeit Wirksamkeit	Effektivität – Ernsthaftigkeit – Sinnhaftigkeit – Respekt – Verantwortlichkeit

Übung

Bedürfnisse und die Reaktion darauf

Suchen Sie sich einen der Bedürfnisbegriffe heraus, der für Sie gerade bedeutsam ist. Überlegen Sie, was dieses Bedürfnis für Sie bedeutet.

1. Stellen Sie sich nun eine Situation vor, in der Sie dieses Bedürfnis verspürten.
2. Fühlen Sie, wie es war, als es nicht erfüllt war. Atmen Sie bewusst und spüren Sie sich: Wo im Körper verspüren Sie es? Wie fühlt es sich an? Können Sie es benennen?
3. Fühlen Sie jetzt, wie es war, als Ihr Bedürfnis erfüllt wurde. Bleiben Sie auch jetzt mit der Atmung bei sich und Ihrem Körper. Wo im Körper verspüren Sie es jetzt und wohin wandelt sich das Gefühl? Vielleicht huscht ein Lächeln über Ihr Gesicht oder Sie sitzen entspannter. Können Sie auch **dieses** Gefühl benennen?
4. Was hat dazu beigetragen, dass Ihr Bedürfnis erfüllt wurde? Haben Sie oder hat jemand anderer etwas Bestimmtes getan? Was war es, als es Ihnen die Gefühle im vorhergehenden Schritt bescherte? Können Sie eine konkrete Handlung oder konkrete Worte benennen?

Wenn Sie diese Übung absolviert haben, wissen Sie körperlich, welche Bedeutung Bedürfnisse für uns Menschen haben. Wenn Sie die Übung nicht durchgeführt haben, gilt die Empfehlung, hier ein Lesezeichen einzufügen und zu einem späteren Zeitpunkt, wenn Ihnen danach ist, darauf zurückzukommen.

Beispiel **Wenn eine Unterhaltung ins Stocken gerät**

Wir haben Arbeitskolleg*innen meiner Frau zu Gast. Doch meine Frau wurde von der Nachbarin gerufen und ist schon eine ganze Weile weg. Ich bin mit fünf mir eher unbekannten Leuten allein. Das Gespräch versiegt, zwischen uns wird es still. Die halbe Minute fühlt sich an wie eine halbe Stunde. Ich denke, ich müsste etwas sagen, die Stille ist mir unangenehm. Ich habe ein Bedürfnis nach Entspannung, nach Leichtigkeit und Unterstützung. Welche Strategie könnte helfen?

- Warten und Ausharren, bis jemand die Spannung löst oder meine Frau zurückkommt?
- Das Gefühl ansprechen?
- Einen Small-Talk beginnen?
- Geschäftig wirken und selbst auch den Raum verlassen?
- Zur Toilette gehen?
- Meine Frau bei der Nachbarin holen?
- Mir wird schlecht, ich kippe um, brauche einen Arzt?

So viel mögliche Strategien! Welche ist es wohl, die meinen Bedürfnissen nach Entspannung, Leichtigkeit und Unterstützung am Ehesten dient? Welche wäre es für Sie? Oder haben Sie eine ganz andere Idee?

Strategien sind konkrete Handlungen, mit denen wir unsere Bedürfnisse zu erfüllen hoffen. Strategien können hilfreich sein, gezielt zum Punkt kommen, Umwege nehmen, sich ins Unendliche richten. Strategien können gesund sein, krank machen, Frieden stiften oder Kriege auslösen, sie können sich besänftigend oder eskalierend auswirken.

Wir benötigen Strategien, um im Alltag handlungsfähig zu sein. Dabei sind Strategien Mittel, nicht Zweck. Doch so, wie wir es eher gewohnt sind, zu bewerten als zu beobachten, unsere Aufmerksamkeit eher dem Denken als dem Fühlen widmen, gründet unsere Handlungsentscheidung eher auf der Überzeugung, eine bestimmte Strategie wählen zu müssen, als auf einer Orientierung zur Erfüllung von Bedürfnissen. Wir haben ein Strategie- und kein Bedürfnisbewusstsein. Das drückt sich sprachlich so aus, dass wir nur die Strategie, also die beabsichtigte oder für richtig befundene Handlung nennen: »Da muss man jetzt aber mal einen Schlussstrich ziehen!« – »Dann kannst Du am nächsten Wochenende eben nicht frei haben.« – »Sie müssen eine Diät einhalten.«

Beispiel **Die fortschreitende Demenz**

Frau Krawinski lebt seit zwei Jahren auf einem Wohnbereich in einer Senioreneinrichtung. Sie hat sich dort gut »eingelebt«, doch seit einem halben Jahr schreitet ihre Demenz fort und es kommt zu Konflikten zwischen ihr und Mitbewohner*innen. Im Gespräch mit der Tochter sagt eine Pflegerin: »Da wird es wohl am besten sein, Ihre Mutter zieht auf den Bereich für Menschen mit Demenz.« Die Tochter ist empört.

Nennen wir nur die Strategie, machen wir es unserem Gegenüber nicht leicht, unser Bedürfnis zu hören. Das Bedürfnis hinter der Strategie, dass die Mutter den Wohnbereich wechselt, ist möglicherweise Schutz sowie Frieden und Entspannung für alle Beteiligten.

In den vier Schritten der GFK sieht die gleiche Situation so aus:

1. Beobachtung: »Wie wir gerade schon besprochen haben, erlebt Ihre Mutter derzeit oft anstrengende Situationen, die dazu führen, dass sie lange weint und gar nicht zuordnen kann, warum dieser Streit entstanden ist.«
2. Gefühl: »Wir sind beunruhigt und auch besorgt.«
3. Bedürfnis: »Denn es ist wichtig, dass hier alle möglichst entspannt leben können.«
4. Bitte: »Unsere Idee ist, dass ihre Mutter probeweise für drei Tage auf einen Wohnbereich für Menschen mit Demenz umzieht und wir danach gemeinsam schauen, ob das was für die Dauer wäre. – Wie geht es Ihnen, wenn Sie diesen Vorschlag hören?«

Das Wesentliche liegt dabei in der Verbindung zu uns selbst und zum anderen. Entscheidend ist, ob der andere unser Bedürfnis hören kann oder sich ausschließlich mit einer Strategie konfrontiert sieht. Das führt zum vierten Schritt der Gewaltfreien Kommunikation, der Bitte.

Die Bitte

Der besondere Stellenwert der Bitte in der Gewaltfreien Kommunikation besteht in der unmittelbaren Aussprache dessen, was wir uns von der anderen Person wünschen, um unsere Bedürfnisse zu erfüllen.

Beispiel Handlungsbitten

Die Pflegeräume sind noch nicht aufgeräumt, es war heute meine Aufgabe. Gleichzeitig ist die Dokumentation noch nicht abgeschlossen. Ich bin in Sorge, dass ich nicht rechtzeitig fertig werde und brauche Unterstützung. Ich sage zu meiner Kollegin: »Würdest Du bitte vor Dienstschluss noch die Pflegeräume übernehmen?«

Das Frühstück steht auf dem Tisch, Herr Schulze sitzt neben Frau Kloth, sie benötigt Unterstützung. Ich bin konzentriert, um die Integration der ganzen Tischgruppe zu gewährleisten, dabei benötige ich die Unterstützung Einzelner, z. B. die von Herrn Schulze. Ich sage zu ihm: »Herr Schulze, würden Sie einmal Frau Kloths Teller so drehen, dass sie das Brot zu fassen bekommt?«

Ich fahre in der dritten Woche die Tour mit den Patienten Herr Matuschewski und Frau Dreher. Beide strengen mich sehr an, ich brauche Entlastung. Ich sage zu meinem Kollegen: »Würdest Du bitte ab morgen eine Woche die Tour mit mir tauschen?« Oder: »Würdest Du mich bitte bei der nächsten Tourenplanung komplett aus Tour 3 herausnehmen?«

Alle hier ausgesprochenen Bitten erfragen eine Handlung, daher werden sie Handlungsbitten genannt.

Marshall B. Rosenberg nennt folgende Kriterien für erfolgreiche Bitten:

- Freiwilligkeit,
- Genauigkeit,
- Eindeutigkeit, Positivformulierung.

Freiwilligkeit: Die Bedürfnisse der beteiligten Person zählen gleichermaßen. Die andere Person entscheidet selbst und freiwillig über das »Ja« oder »Nein« zu unserer Bitte. Wir bemühen uns, dafür zu sorgen, dass sie eine Bitte hört und keine Forderung (▶ Tab. 16).

Tab. 16: Bitte oder Forderung

Bitte	Forderung
»Sie haben Ihre Tabletten noch gar nicht genommen. Ich möchte Sie gern daran erinnern, ist das ok?«	»Sie müssen ihre Tabletten noch nehmen.«
»Ist es für Sie in Ordnung, wenn ich das in Ihren Schrank räume?«	»Das muss dann am Besten in den Schrank, sonst stört es hier nur.«
»Sie rufen sehr laut und es fällt gerade allen schwer, sich zu konzentrieren. Würden Sie bitte bis zum Ende der Spielrunde ganz leise sprechen?«	»Das geht nicht, dass Sie so laut sind.«

Nicht immer wird anhand der Formulierung klar, ob es sich um eine wirkliche Bitte in Freiwilligkeit handelt. Manchmal wissen wir es nicht einmal selbst und erkennen erst an der inneren Reaktion auf ein »Nein«, dass wir eigentlich nicht baten, sondern forderten. Auch unsere Sprachmelodie gibt Auskunft darüber, ob wir eher bitten oder fordern.

Denken Sie die Betonung bitte besonders auf dem hervorgehobenen Wort:

- »Würdest Du **jetzt** bitte die Tasse wegräumen?«
- »**Würdest** Du jetzt bitte die Tasse wegräumen?«
- »Würdest Du jetzt **bitte** die Tasse wegräumen?«

Es geht um **Genauigkeit**, um das Konkrete:

- **Wer** soll **wann was** tun oder etwas sagen?
  Die gewünschte **Handlung** (Strategie) wird realistisch und konkret benannt: »Würdest Du bitte vor Dienstschluss noch bei xxx anrufen und mitteilen, wann morgen der Hausarzt kommt?« statt: »Ich bitte Dich, Deinen Pflichten nachzukommen.«
- Eine Rückmeldung/Verbindung
  »Sag mir doch bitte, wie es Dir damit geht, wenn ...! Oder: »Wie wirkt das auf Sie, wenn Ihnen direkt sage, dass ...?«

Eindeutigkeit, Positivformulierung: Um etwas bitten, was wir wollen, nicht um etwas, was wir nicht wollen: Wir bitten um etwas, das tatsächlich getan oder gesagt werden kann. Unsere Worte wählen wir so, dass der andere sich möglichst mit unserem Bedürfnis verbinden kann: »Ich bin in der nächsten Stunde bei ganz unterschiedlichen Menschen im Einsatz, bitte klingeln Sie erst um 11:00 Uhr wieder, damit ich dann sofort zu ihnen kommen kann, ok?« statt: »Können Sie bitte aufhören zu klingeln?«

Eine besondere Form dieser Kategorie stellen Zettelbotschaften dar: »Bitte hier keine Wäsche ablegen!« – »Bitte im nächsten Nachtdienst keine Festbeleuchtung. Danke!« Solche Zettel deuten in anderer Form noch nicht einmal an, dass es sich um eine Bitte handeln könnte. Sie sind klare Vorwürfe: »Wer hat hier wieder die Wäsche abgelegt?!« – »Licht kostet Geld!«

Verbindungsbitte, Beziehungsbitte: In dem Beispiel mit Frau Krajewski lautete die Bitte an die Tochter: »Wie geht es Ihnen, wenn Sie diesen Vorschlag hören?« Eine Handlung wurde vorgestellt (ein Probeaufenthalt im Demenzbereich), jetzt erfolgt eine Bitte um Rückmeldung über das Befinden zu dem Vorschlag.

Formulierungen, die wir gewohnt sind, lauten eher: »Was halten Sie davon, wenn...?« oder »Wie finden Sie...«. Solche Fragen richten sich auf die kognitive Auseinandersetzung und provozieren eine Meinungsäußerung. Trifft der Vorschlag nicht auf Zustimmung, liegt die Antwort im Widerspruch. Wir ernten ein »Für-und Wider-Gespräch«, ggf. sogar einen Schlagabtausch:

Mitarbeiterin: »Was **halten** Sie davon, wenn Ihre Mutter den Wohnbereich wechselt?«
Angehörige: »Das **fände** ich gar nicht gut, sie hat doch hier Ihre gewohnten Kontakte. Nein, das will ich auf gar keinen Fall!«
Mitarbeiterin: »**Sie müssen** aber auch mal überlegen, dass...« und so weiter.

Die gute Absicht ist leider nicht zum Ausdruck gekommen. Obendrein wird der Tochter verbal unterstellt, sie habe nicht ausreichend nachgedacht. Dass dies so gar nicht gemeint war, bleibt ihr verborgen und veranschaulicht das Drama, in das sich die Mitarbeiterin sprachlich manövriert hat.

Einem komplett anderen, geradezu gegensätzlichen Fahrplan folgt die Bitte als Frage nach dem Befinden. Sie richtet sich an die Beziehung:

- »Wie geht es Ihnen, wenn...?«
- »Was löst das in Ihnen aus?«
- »Wie fühlt sich das für Sie an?«
- »Wenn Sie das einen Moment auf sich wirken lassen, wie geht es Ihnen dann?«

Um den Charakter der Bitte zu verdeutlichen, kann die Frage mit einer abschließenden Formulierung enden wie: »Würden Sie mir das bitte sagen?« oder im ganzen Satz: »Würden Sie mir (bitte) sagen, wie es Ihnen geht, wenn...«

Bitte um Rückmeldung und Verbindung gegenüber dem Erfragen einer Meinung: Die Beziehungsbitte erfragt das persönliche Befinden zu einer Handlung, einem Gedanken, einem Vorschlag, die emotionale Betroffenheit: »Wie geht es Ihnen, wenn...«. Demgegenüber ist die Frage nach einer Meinung auf Gedanken und Urteile ausgerichtet: »Was halten Sie davon, wenn...?«

Tab. 17: Bitte um Rückmeldung

Rückmeldung/Beziehung	Meinung/Urteil
»Sie haben Ihre Tabletten noch gar nicht genommen. Ich möchte Sie gern daran erinnern, ist das ok?«	»Was halten Sie davon, wenn Sie jetzt Ihre Tabletten einnehmen?«
»Ist es für Sie in Ordnung, wenn ich das in Ihren Schrank räume?«	»Haben Sie etwas dagegen, wenn ich das in Ihren Schrank räume?«
»Sie rufen sehr laut und es fällt gerade allen schwer, sich zu konzentrieren. Macht es Ihnen etwas aus, wenn ich so offen mit Ihnen spreche?«	»Wie würden Sie es finden, wenn immer einer laut redet, wenn Sie etwas sagen wollen?«

Handlungsbitten erfragen ein Tun. Trage ich z. B. ein größeres Paket und ein Kollege steht nahe der Tür, kann ich sagen: »Würdest Du bitte zur Seite gehen?« Um in Verbindung zu bleiben, füge ich ein »ok?« hinzu: »Würdest Du bitte zur Seite gehen, ok?« Demgegenüber geht die bloße Erwartung davon aus, dass der andere schon sieht, was ich benötige, wir halten es für eine Selbstverständlichkeit.

Das hinzugefügte »ok?« unterstreicht die Absicht der Entscheidungsfreiheit. Alternativen dazu sind u. a.: »Geht das?« – »Einverstanden?« – »...in Ordnung?«

Tab. 18: Handlungsbitten und Erwartung

Handlung	(stumme) Erwartung
»Waschen Sie sich doch bitte schon mal den Oberkörper.«	Utensilien bereit legen und mit den Worten: »Ich mache schon mal das Bett« davon ausgehen, die andere Person beginne bereits mit der Handlung.
»Oh, Sie haben fast gar nichts gegessen, sagen Sie bitte, ist irgendetwas nicht in Ordnung?«	»Oh, da hatten Sie aber heute gar keinen Appetit, was?« (Tablett abräumen)

Übung

Formulierung und Reaktion

Erinnern Sie eine Situation, in der Sie von einer anderen Person gern wissen möchten, wie es ihr mit dem geht, was Sie tun oder sagen. Formulieren Sie dies jeweils:

- »Was hältst Du davon, wenn ...?«
- »Wie geht es Dir, wenn ...?«

Versetzen Sie sich nun in die Lage der Person, die Sie ansprechen. Wie werden Ihre ersten Impulse auf die jeweilige Formulierung sein?

Die Forderung:

- »Das nehmen Sie zurück!«
- »Du kommst jetzt sofort hierher!«
- »Noch einmal – dann kannst Du was erleben!«
- »Ab sofort ist privates Telefonieren nicht mehr gestattet!«

Das alles sind eindeutig Forderungen. Sie fordern eine mehr oder weniger bestimmte Handlung oder Unterlassung. Wie steht es aber mit:

- »Nehmen Sie das bitte zurück!«
- »Kannst Du bitte mal herkommen?«
- »Ich bitte Dich, das nicht noch einmal zu tun.«
- »Bitte führen Sie private Telefonate außerhalb der Dienstzeit.«

Prüfen Sie nach: Handelt es sich bei den letzten Äußerungen wirklich um Bitten? Oder sind es eigentlich doch Forderungen, nur in einem anderen Gewand? Es ist ein Unterschied, ob wir in dem Satz: »Kannst Du bitte mal herkommen?« das »bitte« oder das »her« betonen:

- »Kannst Du **bitte** mal herkommen?«
- »Kannst Du bitte mal **her**kommen?«

Gleichzeitig schwingt hier ein weiterer Aspekt mit, der in der Gewaltfreien Kommunikation wesentlich ist. So unüblich das Aussprechen von Gefühlsworten oder Bedürfnissen in unserem Sprachgebrauch ist, so ungewohnt ist es für uns auch, klare Bitten zu formulieren. »Kannst Du bitte das Fenster schließen?«, ist auf den ersten Blick eine Bitte. Erst wenn die andere Person verneint, spüren wir körperlich, ob es sich tatsächlich um eine Bitte oder eine Forderung handelte. Sind wir im Modus der Bitte, akzeptieren wir das »Nein«, werden vielleicht neugierig und fragen nach. Handelte es sich hingegen um eine Forderung, spüren wir Unmut als Reaktion, möglicherweise folgt nun eine Erhärtung: »Mir ist aber kalt!« Spätestens jetzt brauchen wir für ein weiteres »Nein«, eine Erklärung, damit wir verstehen, warum unser Bedürfnis nach Wärme nicht gehört wird.

In der Gewaltfreien Kommunikation ist die Bitte unmittelbar an das Bedürfnis geknüpft: »Herrje, ich friere, ich brauche es jetzt echt wieder warm, machst Du das Fenster bitte zu?«

Mit der Bitte erleichtern wir der anderen Person den Zugang zu unserem Anliegen, mit der Ausformulierung unseres Anliegens – unseres Bedürfnisses – erleichtern wir ihm*ihr den Zugang zu unserer Bitte. Das ausschließliche Aussprechen der Bitte erhöht die Wahrscheinlichkeit, dass eine Forderung gehört wird (▶ Tab. 19).

Tab. 19: Bitte, Forderung oder unklare Äußerung

Bitte	Forderung	unklar
»Ich konzentriere mich gerade auf diesen Text, bitte sprich mich in fünf Minuten wieder an, ja?«	»Lass mich bitte in Ruhe, ja?«	»Würdest Du mich bitte in Ruhe lassen?«
»Wenn Du drinnen Tische abräumst und ich die Sachen von draußen reinbringe, dann sind wir schneller fertig, ist das ok?«	»Und Du räumst bitte die Tische drinnen ab.«	»Ich bringe die Sachen von draußen rein.«
»Ich möchte nicht, dass jemand glaubt, ich hätte das wirklich gesagt. Bitte bestätigen Sie mir, dass Sie das zur Kenntnis genommen haben.«	»Das nehmen Sie zurück!«	»Nehmen Sie das bitte zurück!«

Übung

Forderungen oder unklare Anfragen in echte Bitten wandeln
Wählen Sie aus Ihren alltäglichen Anfragen an Ihre Klientel einige aus. Schreiben Sie die Sätze so auf, wie Sie sie sagen. Schauen Sie nun, ob Sie anhand der oben geschilderten Inhalte, eine klare Bitte aussprechen können.
Verbinden Sie sich dazu mit Ihrem Anliegen und dem dazugehörigen Bedürfnis.

10.1.3 Auch mit dem Arzt lässt sich gewaltfrei kommunizieren

Beispiel **»Herr Doktor Meierings!«**

Die Pflegekraft sagt: »Herr Doktor Meierings, als Sie vorhin mit der Patientin über die Nahrungskarenz bei Divertikeln gesprochen haben, habe ich in deren Gesicht gesehen, dass sie gar nicht verstanden hat, worum es ging. Ich bin ziemlich nervös geworden, weil gerade diese Patientin schon öfter laut wurde, wenn sie etwas nicht verstanden hatte. Mir wäre wichtig, dass sie sofort weiß, was los ist und da würde es helfen, wenn Sie alles mit ganz einfachen Worten und ohne Fachbegriffe erklären. Wäre das in Ordnung für Sie?«

Es kann sein, dass Herr Doktor M. einen cholerischen Anfall bekommt, die Bitte ignoriert oder eine Diskussion beginnt. Aber er könnte sich auch für diese offene Rückmeldung bedanken.

Fakt ist: Wir wissen nicht, wie unser Gegenüber tatsächlich auf unsere Bitte reagiert. Das Vorwegnehmen der Reaktion ist Bestandteil unserer eigenen inneren Eskalation. Oft brauchen wir erst Abstand zur Situation und eine klare Verbindung zu uns selbst.

10.2 Take your time – Nimm Dir die Zeit, die Du brauchst

Bevor Sie die vier Schritte der GFK gehen, halten Sie inne, um nicht Ihrem ersten Impuls (z. B. Verteidigung oder Angriff) nachzugeben. Das geschieht vorzugsweise durch Atmen, Bewusstmachen des Körpers (z. B. bewussten Stand auf den Füßen finden oder ein Durchstrecken).

Manchmal werden Sie Zeit brauchen, um sich nicht unbedacht so auszudrücken, dass die andere Person Ihr Anliegen gar nicht hören kann. Was hilft: Der Gang zur Toilette, eine Runde ums Haus, eine Nacht darüber schlafen, vielleicht sogar mehrere oder viele Nächte darüber schlafen.

Tab. 20: Die vier Schritte in der Zusammenfassung

Take your time – Nimm Dir die Zeit, die Du brauchst	
Beobachtung	**Bewertung**
Beschreibt, • was ich höre, sehe, rieche, schmecke, ertaste, erfühle • und denke (als Beobachtung meiner Gedanken)	• Meine Annahmen • Interpretationen • Urteile
Gefühle	**Gedanken**
Subjektiv – persönlich: • Wie es mir geht. Wie ich mich fühle. • Körperliche Reaktionen auf das Wahrgenommene oder den Gedanken dazu	• Zuschreibungen • Etikettierungen • Vorwürfe • Schuldgedanken
Bedürfnisse	**Strategien**
• Was ich brauche. • Worum es mir wirklich geht.	• Wovon ich überzeugt bin, dass es getan wird/geschehen soll. • Beobachtbares, konkretes Verhalten.
Bitte	**Forderung**
Formuliert die Handlung (Strategie), die mir hilft, mein Bedürfnis zu erfüllen: Freiwillig – konkret – im Hier und Jetzt	• Was ich erwarte, verlange, fordere. • Aufmerksamkeit liegt auf den Strategien • lässt keine Wahl

10.3 Trennende Sprache

Unsere Alltagssprache drückt eher Trennendes als Verbindendes aus, grenzt aus statt einbeziehen, schwächt und verletzt statt zu stärken und zu heilen. Rosenberg hat die Ausprägungen der trennenden Sprache, der »lebensentfremdenden Kommunikation«[32] beschrieben. In helfenden Berufen ist das nicht anders. **Wir fällen moralische Urteile:**

- Über eine Bewohnerin: »Die hat es doch nie lange bei einem Mann ausgehalten.«
- Zu einer hilfsbedürftigen Person: »Das können Sie nicht machen!«

»Wenn wir diese Sprache sprechen, verurteilen wir andere und ihr Verhalten, während wir damit beschäftigt sind, wer gut oder böse ist, normal, unnormal, verantwortlich unverantwortlich, gescheit, ignorant usw.«[33]

---

[32] Rosenberg 2013, S. 35
[33] Ebd.

Wir stellen Vergleiche an:

- »Andere kommen da auch mit klar.«
- Zur Auszubildenden: »So gut wie Ihr hatten wir es früher nicht.«

»Vergleiche sind eine Form von Verurteilung.«[34]

Wir leugnen Verantwortung:

- »Man muss doch mindestens einmal am Tag ordentlich gewaschen werden!«
- »Da war ich nicht da.«
- Eine Person in Not vorfinden, doch so tun, als habe man es nicht gesehen (z. B. jemand liegt in seinem Kot).

»Wir können eine Sprache, der es an Wahlmöglichkeiten mangelt, ersetzen durch eine Sprache, die Wahlmöglichkeiten unterstützt.«[35]

Wir erleben Formen von moralischem Urteilen, Vergleichen und dem Leugnen von Verantwortung auch, wenn wir

- **beschuldigen**
  - Zum Kollegen: »Wenn Du da bist, werden wir nie fertig.«
  - Zu einer Person mit Demenz: »Sie haben es nur wieder vergessen!«
- **etikettieren**
  - Zur neuen Kollegin: »In Zimmer 32 wohnt unser Dauerklingler.«
  - Über eine Patientin: »Bei Frau Blorscheidt darf man sich auf nix einlassen.«
- **Recht haben wollen**
  - Zur Angehörigen: »Da kann ja jeder kommen.«
  - Zu einem pflegedürftigen Mann: »Nein, Herr Meier, Sie waren schon zur Toilette!«
- **fordern**
  - Zu einer Dame mit Demenz: »Hör damit jetzt sofort auf!«
  - Zu einem Bewohner in einem Heim für Menschen mit Behinderung, der gerade den Raum betritt: »Heinz! ... Und tschüss!«

---

34 Ebd., S. 37

35 Ebd., S. 40

- **Amtssprache, Fachjargon benutzen**
  - »Tut mir leid, so ist unsere Regelung.«
  - »Da müssen Sie schon den Dienstweg einhalten.«
  - »Das ist wegen Ihres Tremors.«

10.4 Gewaltvolle Sprache im Pflegejargon

Hilfsbedürftige Menschen hören oft solche Sätze:

- »Jetzt halten Sie doch mal still!«
- »Nein, Sie bleiben jetzt sitzen!«
- »Sie nehmen jetzt Ihre Medikamente!«
- »Frau Meier ... **Nein**!«
- »Sie haben aber Erdbeermarmelade gewollt!«
- »Wenn Sie noch ein Mal schellen, dann nehme ich Ihnen die Klingel weg!«
- »Jetzt hören Sie endlich auf zu schreien!«
- »Sie können gar keine Schmerzen haben.«
- »Was haben Sie denn da? Keeeeerstin! Komm mal schnell, hast Du so was schon mal gesehen?«

In seinen Vorträgen plädiert Christian Müller-Hergl für eine Pflege, die zunächst Kontakt aufnimmt, begleitet, Beziehung herstellt und versucht, das Leben halbwegs erträglich zu gestalten. Beugen sich Pflegekräfte dem unausgesprochenen Zivilisierungsauftrag, aus Pflegebedürftigen vorzeigbare, gesellschaftlich akzeptierte Menschen mit einem entsprechenden Äußeren und Verhalten zu machen, geraten sie v. a. in die Rolle fremdbestimmter Befehlsempfänger. Ausdruck dieser Rolle ist der Pflegejargon, gefüllt mit gewalt-**voller** Sprache:

- Pflegebericht: »Frau Heinze hat die Grundpflege verweigert.« – »Herr Lapehn hat das Mittagessen abgelehnt.«
- Übergabe: »Als ich Frau Yildirim fertig gemacht habe...« – »Ich hab' da heute 200 Milliliter reingekriegt.«
- Wir verwenden einen »Galgen«, wir »lagern«, wir »machen fertig«, wir »hängen an«. Mancherorts wird noch immer »gepampert« und »gefüttert«. Es gibt eine »Lagerungsrunde«.
- Der Satz »Herr X. muss eingestellt werden« erweckt den Eindruck, wir hätten es mit einem Gerät zu tun.
- Über den Flur eines Wohnbereichs schallt es: »Hat der Herr Demel diese Woche schon abgeführt!?«
- Im ambulanten Dienst werden die Patient*innen »angefahren«.
- »Kommen Sie, wir legen uns wieder hin!«
- »Das wollen unsere Bewohner*innen nicht.«
- Ein Fixiergurt wird zum »Freundschaftsarmband« bagatellisiert.

- Den Ort, an dem wir uns mit unseren »Kunden« aufhalten, nennen wir »Station«, im Besonderen »Dementenstation«.
- Das Dienstzimmer ist mancherorts der »Stützpunkt«.
- Die Pflegenden gehen zur Arbeit an »die Front«.
- Über den Begriff »Patient« wurde schon viel geschrieben, aus dem Griechischen hergeleitet, haben wir es sprachhistorisch mit dem »Leidenden« zu tun. Mit dem Kundenbegriff tun wir uns schwer, im Sprachjargon der Altenpflege gibt es »Unsere« Bewohner*innen.

10.5 Praxistipps

»Kompetenz oder Professionalität beginnt im Grunde erst dann, wenn Sie mit Menschen, die sich schlecht benehmen, gut kommunizieren können.«

Sandra Mantz[36]

10.5.1 Achten Sie auf Ihre Sprache

In jedem Fall gelten Achtsamkeit und Bewusstheit für die Wort-Wahl, ihren Zeitpunkt, ihre beabsichtigte und wahrscheinliche Wirkung und vieles mehr wie z. B. Zugewandtheit, Blick, weitere nonverbale Zeichen, Sprachtempo und Stimmlage. Insofern ist das Üben von Sprache zur Gewaltprävention eine unerlässliche Vorbereitung auf ein möglichst großes Quantum an Sicherheit in der Echt-Situation. Dies ist kein Plädoyer für eine Verkünstlichung der Sprache, die Kunst liegt gerade in der Integration einer derartigen Geisteshaltung in die eigene Authentizität.

Die Sprache hat in der Gewaltprävention drei Ausrichtungen:
1. Emotionale Deeskalation,
2. gewaltfreie Kommunikation (einschl. Empathie),
3. verbale Deeskalation.

Die Ausrichtung hängt vorwiegend vom Ausgangspunkt ab. Für den Ausgangspunkt empfiehlt sich die Orientierung am 13-Stufen-Modell (Verhaltenskategorisierung) (▶ Kap. 3.4.4).

1. **Emotionale Deeskalation** beschreibt die präventive, in jeder Hinsicht vorbeugende Ausrichtung auf das Befinden und die Stimmung einschließlich dem bewussten Einsetzen nonverbaler Kommunikation, Stimme und Worte. Sie bezieht dabei die Kenntnis über die Person, umgebende Faktoren einschließlich des zeitlichen Rahmens mit ein.

---

[36] Mantz S (2020): sprachgut-akademie.de

2. **Gewaltfreie Kommunikation in der Deeskalation und Empathie:** In diesem Abschnitt werden die Ausführungen zur gewaltfreien Kommunikation mit dem Fokus auf den Selbstausdruck und den Einsatz von Empathie in aufregenden Situationen fortgeführt.
3. **Verbal deeskalieren:** Diese dritte Ebene der Kommunikation zur Verhinderung von oder während einer Eskalation beinhaltet konkrete Hinweise, Appelle und Techniken zu Gebrauch und Vermeidung von bestimmtem sprachlichem Ausdruck.

10.5.2 Deeskalation durch Sprache: Verbindung zu sich und zu anderen herstellen

»Emotionale Deeskalation« – Dieser Begriff ist neu. Die Praxis nicht, denn die Person, die mit einem aggressiven Verhalten auftritt, hat Beweggründe und Verhaltensstrategien. Ihr Verhalten ist gezielt oder ungezielt darauf ausgerichtet, Aggression abzubauen, sie »rauszulassen«. Das Gefühl, das die Aggression ausmacht, ist Ärger oder Wut, vielleicht sogar Hass. Das Gefühl oder die Gefühle, die dem vorausgehen, sind ursächlich anderer Natur.

Aggression aus Schreck, Angst oder Hilflosigkeit

Beispiel **Morgendlicher Überfall**

»Ich schlafe. Von fern höre ich Geräusche, die Türe geht auf, das Licht an, jemand sagt zu laut für meine noch verschlafenen Ohren: »Guten Morgen, Herr Hecker!« In einem singenden, bestimmt freundlich gemeinten Ton, sagt die gleiche Stimme: »Ich wasche sie jetzt und dann gibt es lecker Frühstück!« Beim Wort »wasche« erfährt das »a« besondere Betonung, die weiteren Worte klettern die Tonleiter hinauf, bis zum »Frühstück« das erste »ü« hoch und lang gezogen wird, das zweite hinten wieder herunterfällt, sodass man sich den Satz etwa so vorstellen muss: »Ich waaaasche Sie jetzt, und dann gibt es lecker Früüühh-stück!« Als die Person an meiner Bettdecke zieht, erschrecke ich derart vor den Berührungen, der Kälte und der Angst vor dem Angefasst-Werden, dass ich die Knie anziehe und mit den Händen um mich schlage. Dabei schreie ich laut auf.«

Manchmal erschrecken wir vor etwas oder vor jemandem, können es gar nicht zuordnen und unsere erste Reaktion ist ein Abwehrverhalten, wie Schreien oder Wegschieben, -drücken oder sogar schlagen.

Sie wollen mit dieser Handlung niemandem schaden, Sie wollen nur eine (vermeintliche) Gefahr abwehren, die zu einem Reiz gehört, den Sie im Moment nicht zuordnen können..

Aggression aus Trauer oder Frustration

Beispiel **Totale Frustation**

»Ich sitze im Speisesaal des Wohnbereichs. Es ist ein heißer Sommertag. Ich wünschte, ich könnte einmal lauwarm duschen und die Kleidung wechseln. Nein, ich sitze hier in meinem Rollstuhl, den ich selber nicht bewegen kann und schwitze. Eine fröhliche Stimme ruft in den Raum: »Eis! Eis für Alle!« Gemurmel. Lachen. Löffelklappern. Vor mir landet mit einem »Guten Appetit, Herr Hecker, das wird Ihnen gut tun!« ein Pappbecher mit Vanilleeis. Die freundliche Helferin zieht an der Lasche und positioniert den Löffel vor meine nicht gelähmte linke Hand.
Ich mag Vanilleeis. Und ich finde es gut, dass sich jemand überlegt hat, eins auszugeben. Klasse. Ich nehme den Löffel in die linke Hand und führe die Löffelspitze zum Eisbecher. Der rutscht weg. Ich versuche es erneut, er rutscht wieder. Vielleicht etwas warten, bis das Eis nicht mehr so hart ist und von der anderen Seite eintunken. Ich warte, die anderen essen. Schmatzen. Lachen. Erste Abräumgeräusche. Ich versuche es wieder.
Das Eis leistet weiterhin tapferen Widerstand, der Becher folgt den Löffelbewegungen über den Tisch. Keine Chance. Ich versuche es mit mehr Kraft, dabei rutscht mir der Löffel am Rand ab, der Becher kippt um, rutscht und fällt zu Boden. »Scheiße!« schreie ich laut.
Die Helferin erkennt meine missliche Lage und eilt herbei: »Aber das macht doch nichts. Ich hole ein Neues.« Dann, zu ihrer Kollegin: »Ich komme gleich, ich geb' nur noch schnell Herrn Hecker das Eis, das kann er nicht allein.« Sie stellt sich neben mich, hat den Becher in der einen, den Löffel in der anderen Hand und führt ihn mir zum Mund. Mein ganzer Körper bäumt sich auf, als meine Linke ihr beides aus den Händen schlägt – ich schreie: »Mann, hauen Sie ab!«

Manchmal frustriert uns etwas derart, dass wir nur noch irgendetwas kaputtmachen wollen. Wir fühlen den Frust bis in die Eingeweide, bis hinunter zu unseren Füßen. Unsere Handlung entbehrt jeder Logik. Sie steht möglicherweise nicht mal erkennbar in einem Zusammenhang, ist aber gar nicht persönlich gemeint. Wir wollen nur etwas kaputt machen, damit sich dieser unerträgliche Frust auflöst. Ist die Handlung vollzogen, ist der Druck tatsächlich kleiner oder weg.

Aggression aus Schuld oder Scham

Beispiel **Angriff!**

»Ich habe gelogen. Weil ich gut dastehen wollte, habe ich einfach gesagt, ich hätte das alles vorbereitet. Jetzt spricht mich meine Kollegin zurecht darauf an und ich kann unmöglich zugeben, dass es nicht stimmt und obendrein noch als Lügner dastehen. Also greife ich zum Präventivschlag, vielleicht auch mit irrationalen Mitteln: »Kehr doch erst mal vor der eigenen Haustür! – Wenn ich mir anschaue, wie man sich auf Dich verlassen kann…«

Wenn wir etwas nicht tun dürfen und wir es dennoch tun, passiert wenig, solange es geheim bleibt. Wird es öffentlich, wird es peinlich. Wir verschwinden in dem Gefühl, versinken zu wollen, das logische Denken setzt aus. Ertappt fühlen wir uns nicht nur, wenn wir etwas Schändliches getan hätten, nein, auch, weil wir uns auf einen Termin nicht vorbereitet hatten, weil wir einer Aufgabe nicht gerecht geworden sind, weil wir denken, unser Handeln oder Denken sei verkehrt. Die Entblößung vermeinen wir zu verhindern, indem wir z. B. davon ablenken und einen Angriff starten.

10.5.3 Ärger, Zorn und Wut ausdrücken

Zunächst ein Blick auf das Wort »ausdrücken«: Etwas ist innen drin geschehen, es benötigt Platz und den Raum dafür verschaffen wir ihm, indem wir es ausdrücken. So wie der Aus-Druck der Gedanken auf das Papier. Jedes Gefühl hat seinen eigenen Ausdruck. Drücken wir die Wut unmittelbar aus, sind wir möglicherweise »in blinder Wut«.

Dass wir Raum brauchen, zeigen wir mit der Formulierung: »Ich könnte platzen«. Und wir sagen: »Ich bin außer mir.« Wo bin ich hin? Wenn ich »außer« mir bin, bin ich sicher nicht »in«, vielleicht nicht einmal »bei« mir. Ein Zustand, in dem ich das, was ich sage, gar nicht wirklich meine.

Wir können uns Handlungsmuster aneignen, um wieder »zu« uns und daraufhin »in« uns (zurück) gelangen, doch eine aggressiv handelnde Person benötigt dazu möglicherweise Hilfe. Seien wir uns sicher, sie spürt sich aktuell wenig bis gar nicht. Sie ist außer sich.

Emotional deeskalieren

Emotionale Deeskalation arbeitet mit der bewussten Gestaltung des Settings. Wir nehmen also die Einflussfaktoren auf das Verhalten möglichst umfassend in den Blick und schließen alle Wahrnehmungen der Person ein:

- Aktuelle soziale Situation inkl. anwesender oder nicht anwesender Personen.
- Gehörtes, Gesehenes, Gespürtes, Gerochenes, Geschmecktes.
- Befinden, aktuelle Gefühle und Bedürfnisse.

Mit anderen Worten: Das gesamte Vorher und Drumherum (▶ Kap. 3.3.1). Gleichzeitig will emotionale Deeskalation einer Person den Zugang zu sich selbst, das sich-Spüren, erleichtern, unter Umständen sogar erst ermöglichen. Langsam, achtsam und vorsichtig in jeder Hinsicht. In blinder Wut sieht die Person nichts, helfen wir ihr dazu. Sie ist außer sich, helfen wir ihr zurück.

Info

Emotionale Deeskalation will durch die Übermittlung von Gefühlen besänftigen, beruhigen, Angst lösen, trösten, entschleunigen, abkühlen, Raum, Zeit und Orientierung geben. Unsere Werkzeuge dazu sind die Empathie in uns und der empathische Ausdruck in unseren Worten und unserer Körpersprache.

Wie erfahren wir von anderen Personen, was wir von ihnen zu erwarten haben? Neben der Sprache (und wohl auch unterschwelligen Geruchsinformationen) geben nonverbale Signale die Haupthinweise. Mimik und Gestik sind elementarer Bestandteil unseres emotionalen Ausdrucks. Sie geschehen automatisch, unbewusst und sind unmittelbar mit unserer Persönlichkeit verbunden. Meist wissen wir selber gar nicht, wie wir uns in bestimmten Situationen bewegen, halten, wie wir schauen und welche Geräusche wir von uns geben. In der Deeskalation hat all das sofortige Wirkung. Auf einer unbewussten Ebene erkennt unser Gegenüber, ob wir ihm zugewandt sind, eine kritische oder ablehnende Haltung einnehmen.

Bis zu einem gewissen Grad lassen sich diese Elemente steuern. Indem wir eine empathische Haltung einnehmen, um die Ausstrahlung unserer Mimik und Gestik wissen, können wir unsere Körperimpulse gezielt einsetzen und in ihrer Deutlichkeit und Dauer beeinflussen.

Übung

Aktivieren Sie Ihre Mimik

Stellen Sie sich vor, Sie stimmen jemandem emotional in seinem Ärger zu und folgen mimisch seinem Schmerz: Dann kneifen Sie die Augen etwas zusammen, ziehen die Wangen nach oben, den Mund auseinander, die Oberlippe hoch, die Unterlippe herunter, saugen die Atemluft durch die geschlossenen Zähne, sodass ein scharfes »ssss« oder »ffff« entsteht. Dabei ziehen Sie Schultern leicht hoch. Stellen Sie sich als zweites vor, Sie nehmen jemanden in seiner Hilflosigkeit an. Pressen Sie die Lippen und die Zähne leicht aufeinander, nicken Sie ein wenig, ziehen Sie die Wangen leicht nach oben. Atmen Sie hörbar durch die Nase ein.

Anwendung eines Stressmodells

Welches günstige Verhalten und welche Möglichkeiten bieten sich für welchen Zeitabschnitt an?

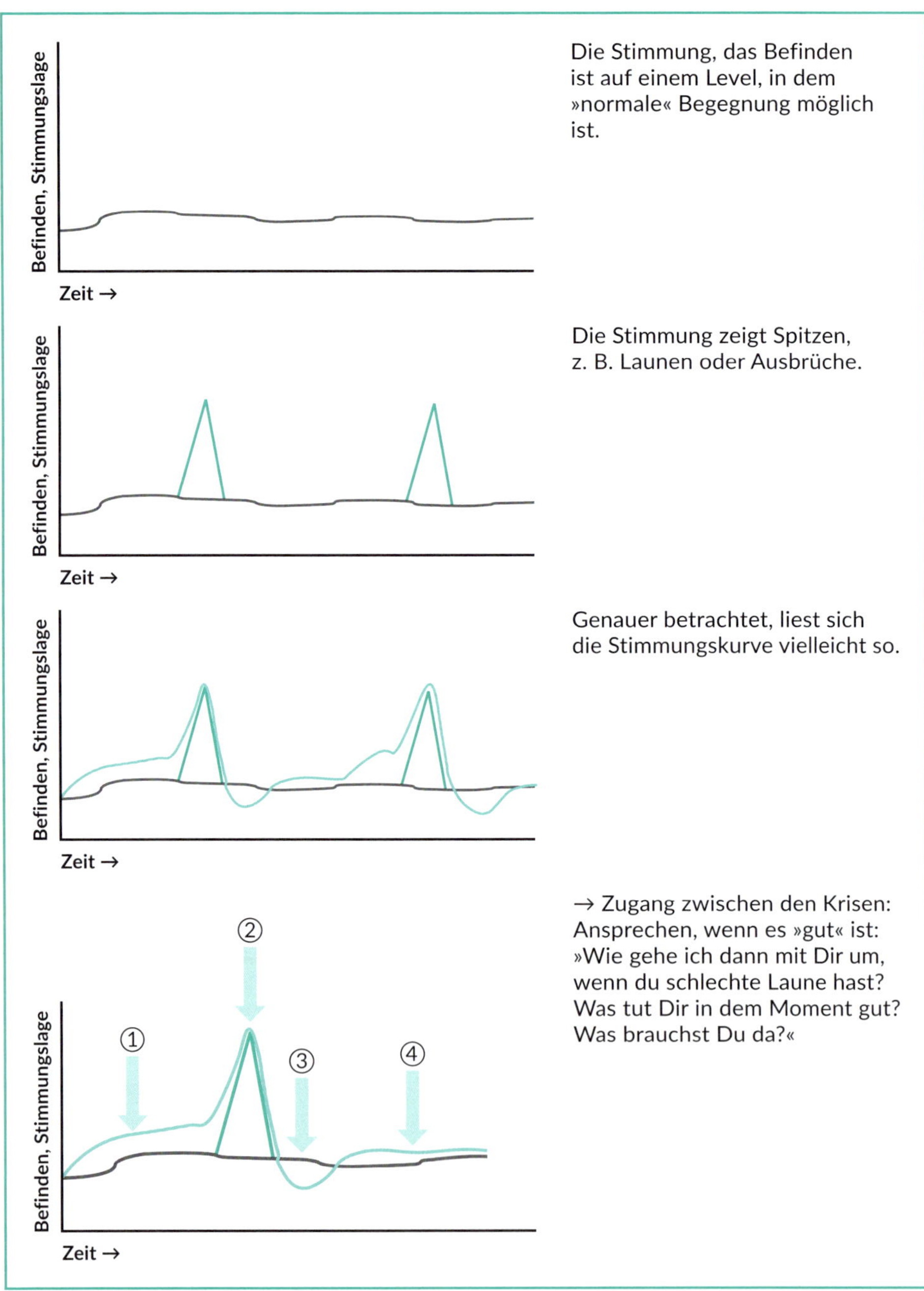

Abb. 16: Stress und Zeit.

Wenden wir die Ausführungen von Peer Friedenberg (▶ Kap. 6) in der Gewaltprävention auf das Stressmodell an: Herr Schneider, der dringend Geld für Tabak braucht. Die Mitarbeiterin, die es ihm verweigert (er solle mal weniger rauchen) und die Reaktion von Herr Schneider: Wut und Aggression gegen Dinge.

Herr Schneider kommt in einer Lage zu der Mitarbeiterin, die schon nicht mehr den Darstellungen in den ersten beiden Grafiken (▶ Abb. 16) entspricht. Er befindet sich bereits im ersten Anstieg (blaue Linie) zur Spitze in Grafik 3, denn er hat den dringenden Wunsch zu rauchen schon eine Weile aufgeschoben. Vermutlich hat er sich bereits eine Stunde zuvor im Kopf damit beschäftigt, vorhandene Hemmungen überwunden und sich zu der Mitarbeiterin begeben. Dass sein Bezugsmitarbeiter nicht da ist, verschlechtert seine Ausgangslage erheblich und der zuvor vorhandene Kummer gerät zur Verzweiflung. Die Mitarbeiterin findet zwar Erklärungen, doch erlebt Herr Schneider das weder verständnisvoll noch mitfühlend, sondern belehrend. Wenig später wird er zurechtgewiesen, was die Eskalation beschleunigt.

Die vierte Grafik zeigt uns Interventionspunkte in Bezug auf Herrn Schneiders Verhalten.

1. Punkt 1: **Anzeichen und Vorboten**, die Herr Schneider zeigt, sind vermutlich in der Einrichtung bekannt. Kennen die Mitarbeiter*innen diese? Werden sie kommuniziert? Gibt es einen Plan, wie dann verfahren wird? Ist dieser allen bekannt? Gibt es eine grundsätzliche Absprache, die von beiden Seiten, insbesondere von Herrn Schneider akzeptiert wurde? Gibt es benannte Handlungsspielräume für Mitarbeitende (Zigarettenkonsum von Herrn Schneider und Vertretungsregeln), wenn seine Stimmung kippt?
2. Punkt 2: **Intervention**. Die Eskalation geschieht.
   Gibt es für diesen Augenblick klare Handlungsketten? Sind Verhaltensweisen bekannt und einstudiert?
3. Punkt 3: **Zusammenbruch**. Unmittelbar nach dem Ausbruch kommt es zu Erschlaffung, Ermüdung und/oder auch Reue. Ist den Mitarbeitenden bekannt, dass weitere Interventionen jetzt wahrscheinlich zum Aufleben der Eskalation führen? Ist geklärt, wie für alle Beteiligten Schutzräume entstehen, sodass eine Normalisierung erreicht werden kann?
4. Punkt 4: **Normalisierung**. Mit zeitlichem Abstand sind die Emotionen abgekühlt. Hier bemühen die meisten Betroffenen sich um Abstand zueinander, man geht sich aus dem Weg. Herr Schneider meidet die Mitarbeiterin aus Schuld und Scham, er weiß, dass sein Verhalten ganz und gar nicht in Ordnung war. Gleichzeitig wüsste er aber auch nicht, was er anders hätte machen sollen.
   Die Mitarbeiterin meidet ihrerseits den Kontakt zu Herrn Schneider. Sie ist ganz froh, wenn er sie in Ruhe lässt. So wird die Chance zu Regulierung und Normalisierung verpasst. Es braucht einerseits Verzeihung, andererseits Klarheit für die Zukunft. Dies geschieht nur über die Reflexion der Situation.

Ist Herr Schneider kognitiv in der Lage, sich in einem Gespräch entsprechend zu beteiligen, könnten wir ergebnisorientierte Fragen stellen: »Herr Schneider, was hilft Ihnen in einer solchen Situation?« »Was können wir tun, damit Sie nicht aus der Fassung geraten?« Kann er dies nicht beantworten, können wir ihm Vorschläge unterbreiten, die er annehmen oder ablehnen kann. Ist auch das nicht möglich, werden wir unsere Ideen ausprobieren und unsere Erfahrungen engmaschig austauschen.

»Bienchendienste« – Ein Modell personenzentrierter anforderungsgelöster Zuwendung

Um ein grundsätzliches Konzept für die alltägliche Entlastung von Herrn Schneider ins Spiel zu bringen, schauen wir auf die »Bienchendienste« von Christian Müller-Hergl. Ursprünglich entwickelt für Menschen mit Demenz, geht es hier um geplante, regelmäßige, anforderungsgelöste Zuwendungen, die ein Mensch im Laufe des Tages immer wieder erfährt.

Sie dienen dem Mit-sich-selbst-in-Beziehung-Erleben, schaffen freudige Momente im Alltag und sorgen für mehr Wohlbefinden. Das kann eine geteilte Süßigkeit sein, ein gemeinsamer Blick auf ein Bild, etc.

Übernehmen Sie in Ihre Anamnese das Kriterium: Worüber sie*er sich besonders freut! Pflegende (es darf sich aber genauso die Haustechnik ebenso beteiligen wie die Wohnbereichs- oder Einrichtungsleitung) planen und teilen sich die »Bienchendienste«. Es sind Termine, nach denen sie »von Blüte zu Blüte« unterwegs sind und Zuwendung verteilen. Die Ernte ist süßer Honig. Gemeint ist eine Grundstimmung, die von Freude, Respekt und Gegenseitigkeit geprägt ist.

Das Modell der »Bienchendienste« (▶ Abb. 17) geht im Wesentlichen auf einen Workshop in Rottweil zurück, der von Christian Müller-Hergl geleitet wurde. Es geht dabei um *»das Gesehenwerden, das für psychisch kranke Menschen entscheidend ist. Oft werden sie nur behandelt, nicht aber gesehen. Die Briten nennen so etwas ›quality time‹.«*[37]

[37] Müller-Hergl 2020

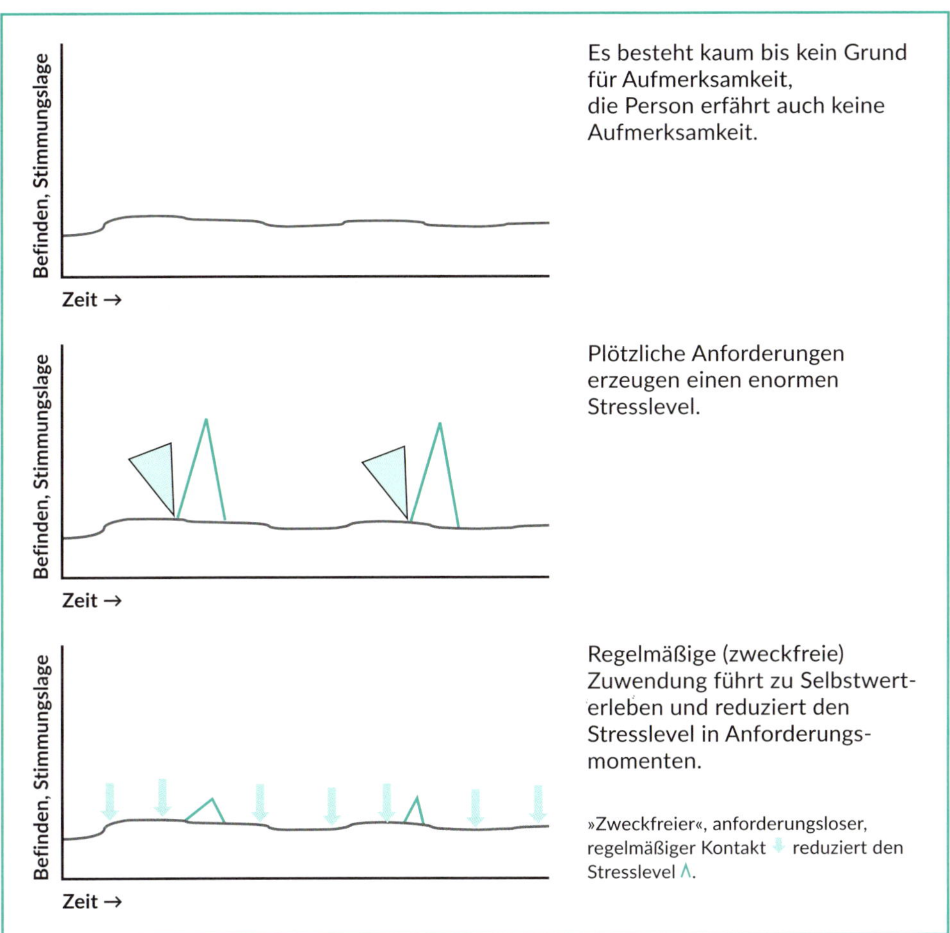

Abb. 17: Bienchendienste.

10

10.5.4 Person-Zentrierung!

»Person-Zentrierung« meint eine Ausrichtung in der Pflege und Betreuung von Menschen mit Demenz. Der Expertenstandard »Beziehungsgestaltung in der Pflege von Menschen mit Demenz« sagt: Über die Beziehung im Jetzt entsteht das Erleben Subjekt zu sein, jemand zu sein. Werde ich angesprochen, angesehen, angehört, stimmt mein Ich-Erleben mit dem, was um mich herum geschieht, überein. So kann die 87-jährige Martha Zacharias in einer Geburtstagsrunde stolz und voller Überzeugung sagen: »Und ich werde morgen 49.« Das lässt sich aufgreifen: »Was, da feiern wir morgen schon wieder einen Geburtstag? Ich glaube, wir kommen aus dem Feiern gar nicht mehr heraus!« Gemeinsam wird gelacht. Frau Zacharias wird von allen bewundert. Sie feiert Geburtstag. Was für ein wundervolles Ich-Erlebnis für Frau Zacharias. Das wird sie emotional bis zum Abend nicht vergessen, so hat sie sich gefreut!

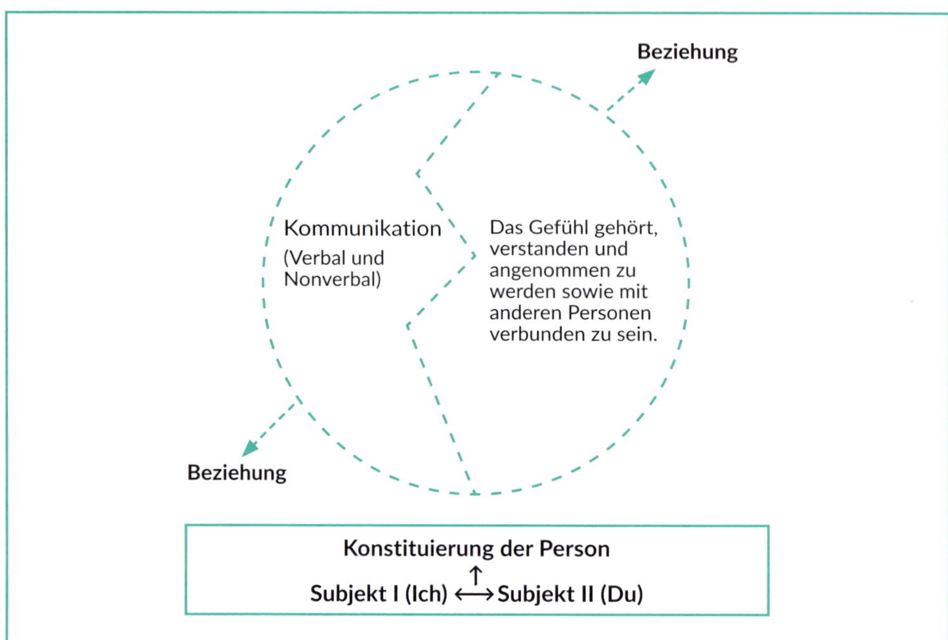

Abb. 18: Person-Zentrierung. DNQP, Expertenstandard »Beziehungsgestaltung in der Pflege von Menschen mit Demenz«, Osnabrück, 2018

Frau Zacharias hat ein echtes Beziehungserlebnis. Einen Moment der Zu-Wendung, der Zu-Neigung, des Angenommen-Seins, eine Erfahrung bedingungsloser Liebe (▸ Abb. 18). In der Begegnung von Subjekt zu Subjekt, von Person zu Person tankt ihr Ich auf. Sie ist glücklich. Das ist Gewaltprävention in der alltäglichen Arbeit.

Ist unser Alltag gefüllt von Beziehungserlebnissen, entsteht Bindung. Unabhängig von den kognitiven Fähigkeiten entsteht eine Grundatmosphäre von Zufriedenheit, Wohlbefinden und Vertrauen in einem Gefüge, in dem der Mensch kontinuierlich Erfahrungen des Gut-Aufgehoben-Seins, der Geborgenheit, des »Für-Den-Anderen-Von-Bedeutung-Seins« macht. Kleine Rituale, Überraschungen, Augen-Blicke, Lachen, Singen, das Aufgreifen eines spontanen Einfalls und das Erleben, dass mir nichts passieren kann, auch wenn etwas schief gegangen ist. Dauerhafte Begegnungen von ganzen »Ich's« und »Du's« bescheren mir das wiederholte Erleben, ein Subjekt zu sein. Auf dieser Basis entsteht Bindung.

Auf der anderen Seite stehen Person-**de**-zentrierende Konzepte:

1. Objektivierung von Personen

Das Konzept »Funktion vor Person« ist alt und gut eingeübt. Es ordnet die Bedürfnisse von Personen dem funktionierenden Ablauf und den Regeln der Organisation unter. »Der Betrieb muss laufen.« So wird die Milch schon in die Thermoskanne mit dem Kaffee gegeben, so gibt es für alle das gleiche Erdbeermarmeladenbrot mit abgeschrittener Kruste oder die Notklingel wird weggenommen.

2. Fehlende Subjektivierung der Klient*innen

Auf den ersten Blick könnte man meinen, es handele sich um das Gleiche, doch meint »fehlende Subjektivierung« das Versäumnis, die Gelegenheiten zu nutzen, einer Person wertschätzend zu begegnen.

Hätte Frau Zacharias gehört: »Also, erstens haben Sie morgen gar nicht Geburtstag und zweitens, schauen Sie mal, wir haben das Jahr 2021 und Sie sind 1924 geboren, wie können Sie da erst 49 sein?« Im Sinne der sachlichen Korrektheit wird sie vor allen anderen gemaßregelt. Dieses Vorgehen dient allein der Aufrechterhaltung einer Ordnung, die regelt, wer hier Bescheid weiß und wer nicht. Frau Zacharias wird zum Objekt. Korrigiert, gemaßregelt und beschämt.

10.6 Wählen Sie Ihre Worte mit Bedacht

Wenn wir sprechen, greifen wir auf den inneren Sprachreichtum zu, das hat Sandra Mantz[38] im Wörtlichnehmen des Begriffes »Wortschatz« gezeigt. In ihrem »Arbeitsbuch Kommunizieren in der Pflege« vermittelt sie die Erkenntnis, dass der bewusste Einsatz von Sprache heilsame Impulse setzt und so insgesamt zum Wohlbefinden, sogar zum Genesungsprozess, beiträgt (▶ Abb. 19: bitte lesen Sie in der Abbildung von unten nach oben): 10

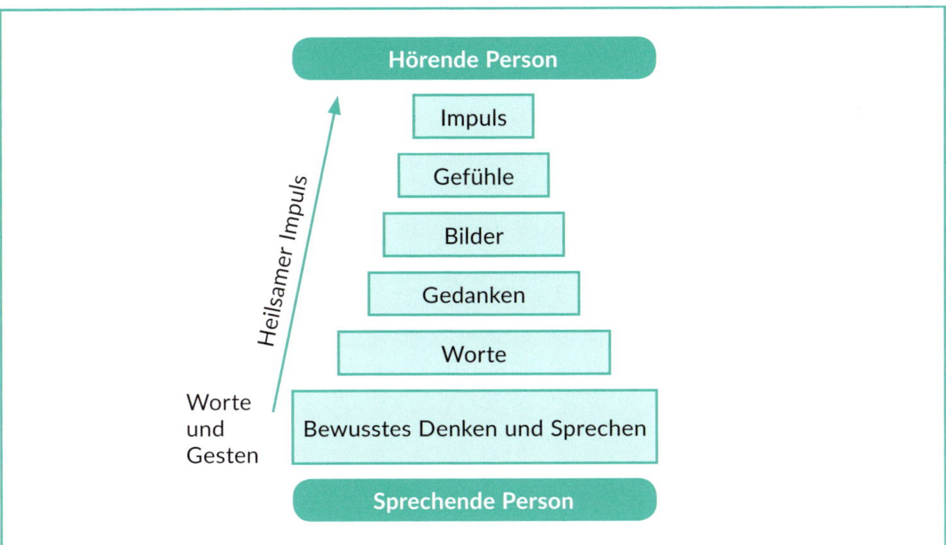

Abb. 19: Sprachgebrauch trägt zum Wohlbefinden bei.

[38] Mantz S (2016): Arbeitsbuch Kommunizieren in der Pflege. 2. Auflage. Kohlhammer, Stuttgart

Bewusst gewählte Worte und Sprache im Einvernehmen mit unserer Körpersprache erzeugen bei der hörenden Person entsprechende Gedanken. Diese lassen Bilder im Kopf entstehen, erzeugen somit Gefühle und kommen bei der hörenden Person als Impuls an, z. B. als Bewegungsanreiz, Bitte, Angebot, Motivation, eine Antwort zu geben…

Im folgenden Beispiel wird dieses Konzept anhand der Gegenüberstellung zweier Einleitungen für eine Körperpflege, von unten nach oben zu lesen (▶ Abb. 20), praktisch erörtert:

		Hörende Person	
Impuls	↑	freudig annehmen oder freundlich ablehnen	↑
Gefühle	↑	warm, wohlig, weich erfreut, fröhlich	↑
Bilder	↑	Omas Badewanne	↑
Gedanken	↑	schön, nett, wie bei Oma früher	↑
Worte	↑	»Wohlfühl« … »Pflege«	↑
Bewusstes Denken und Sprechen	↑	»Was halten Sie von einer Wohlfühlpflege?« *nonverbal:* Blickkontakt, Zeigen eines flauschigen Lappens in gelb	↑
		Sprechende Person	

Abb. 20: Das zugewandte Angebot.

Das Ergebnis lautet »freudig annehmen« oder »freundlich ablehnen« und soll zeigen, dass hier nicht ein Überreden, sondern die Übermittlung des Angebots angekommen ist, auch wenn die hörende Person dies jetzt nicht möchte.

Im Gegenbeispiel (▶ Abb. 21) lautet der Satz, den unser Gegenüber hört: »Ich muss Sie erst noch waschen.« Der Satz hat nichts Respektloses, er teilt in der Sache mit, was ansteht. Und doch – lassen wir ihn einen Moment wirken und hören genau hin: »Ich muss Sie erst noch waschen.« Es gibt keine Freude, keine Hinwendung, keine Idee, dass Pflege etwas Schönes sein kann:

		Hörende Person	
Impuls	↑	ablehnen, unterwerfen	↑
Gefühle	↑	kalt, ekelig, traurig, ängstlich	↑
Bilder	↑	Lappen, Waschmaschine	↑
Gedanken	↑	lästig, Pflicht, abhängig	↑
Worte	↑	»muss ... Sie ... waschen«	↑
Bewusstes Denken und Sprechen	↑	»Ich muss Sie erst noch waschen.« *nonverbal:* eiliges hin- und her, Geräusche, kaum Kontakt	↑
		Sprechende Person	

Abb. 21: Das funktionale Angebot.

Im Ergebnis erhalten wir möglicherweise Ablehnung oder Unterwerfung: Ablehnung nicht im Sinne eines ausgeschlagenen Angebots, sondern als Verteidigung gegen eine Bedrohung. Wenn auf mich etwas Kaltes und Ekliges zukommt, neige ich zu Reaktionen des Selbstschutzes.

Möglicherweise erhalten wir aber auch keine Gegenwehr. Nur leider nicht in Form einer Zustimmung in Freiwilligkeit, sondern in Gestalt von Unterwerfung. Ich gebe mich dem Waschakt hin.

Fazit **Das Wort bestimmt die Reaktion**

Wir befinden uns schon mit unserer Wortwahl in der Gewaltprävention, wenn wir gezielt Wert darauf legen, unsere Angebote so zu formulieren, dass sie für unser Gegenüber gut zu hören sind, weil sie positive Assoziationen wecken, angenehme Gefühle erzeugen und mit uns als Person in Verbindung bringt.

Mit anderen Worten: Wir können mit Worten verletzen, wir können mit ihnen aber auch gut tun und heilen.

10.7 Beraten ist nicht Überreden

Beratung fand in den 1990er Jahren Einzug in die Pflege, ist fester Bestandteil der Expertenstandards und seit geraumer Zeit unterscheidet man dort die Beratungskategorien Information, Schulung, Anleitung. Im »Leitfaden: Das neue Pflegeverständnis in der Praxis«[39] erfährt der Begriff eine erweiterte Dimension und gliedert sich in die Felder:

- Information und Auskunft: zur Verfügung-Stellen von Wissen,
- Aufklärung: Erzeugen eines Problemverständnisses,
- Schulung, Anleitung und Edukation: Vermitteln von Wissen, Fertigkeiten, Selbstmanagementkompetenzen,
- Beratung: Kurzzeitintervention, Strategien zu einer Problemlösung entwickeln.

Haben Sie schon mal gesagt: »Der ist beratungsresistent!« Dieser Satz sagt mehr über Sie aus, als über die beschriebene Person. Die verzweifelte Botschaft lautet: »Ich erreiche diese Person nicht.«

Beratung ist Bestandteil der Gewaltprävention, weil eine Person, die gut aufgeklärt und informiert ist, eher Verständnis zeigt als Ablehnung.

Die zwei Hauptfehler sind

1. Beratung wird mit Überreden verwechselt.
2. Die emotionale Komponente wird nicht berücksichtigt.

Überreden ruft nicht Zustimmung, sondern Widerstand oder Unterwerfung hervor. Ganz im Sinne des Beispiels der angebotenen Körperpflege treffen die Worte nicht auf Lern- und Wissbegier. Bei der Ablehnung wissen wir, woran wir sind. Wer sich uns hingegen wortlos unterwirft und gehorcht, dessen Aggressionsgrad können wir nur schwer einschätzen.

»Wen Du noch nicht in seinem Schmerz angetroffen hast, den berate nicht, denn er ist noch nicht bereit, sich mit dem Verstand auf Neuigkeiten einzulassen.« Reine Information kann nicht helfen, wenn es darum geht, einen Lebensschmerz zu verarbeiten, weil ein Mensch ein Körperteil, das Zuhause, eine Fähigkeit verloren hat, weil ein inneres Bild vom Leben in der Realität nicht (mehr) funktioniert, weil Wut und Trauer über vergebene Chancen im Leben bohren oder Angst vor dem Lebensende nagt. Im Gegenteil wird sie als besserwisserisch und belehrend erlebt. Wer sich von Ihnen nicht verstanden fühlt, will von Ihnen auch nichts wissen, geschweige denn beraten werden!

[39] IGES-Institut (2019): Wissenschaftliche Evaluation der Umstellung des Verfahrens zur Feststellung der Pflegebedürftigkeit (§ 18c Abs. 2 SGB XI) Leitfaden: Das neue Pflegeverständnis in der Praxis. Berlin, S. 28f.

10.8 Verhandeln

Beispiel **»Ich muss erst noch die Wäsche abnehmen«**

Ich betrete das Zimmer einer pflegebedürftigen Person: »Guten Tag, Frau Körn, ich komme zur Abendpflege.« »Was, schon so spät?«, sagt sie, »das passt mir jetzt gar nicht, ich habe gerade noch die Wäsche auf der Leine.« »Ach so. Was meinen Sie, wie lange Sie ungefähr brauchen?« »Na ja, so eine halbe Stunde?« »Ist das dann ok, wenn ich in einer halben Stunde wiederkomme?« »Ja, sicher. Gern.«

Das war eine Verhandlung. Wesentlich daran war das Respektieren des eigenen sowie des fremden Wollens. Frau Körn erlebt, unabhängig davon, ob sie tatsächlich Wäsche auf der Leine hat, eine Berücksichtigung ihres Vorhabens und geht gestärkt aus der Verhandlung hervor. Sie erlebt einen emotionalen Gewinn.

In der SIS® des Strukturmodells ist das Verhandeln der Schritt nach Feststellung der Anamnesedaten und Risikoermittlung. In diesem »Aushandlungsprozess« tauschen die Beteiligten ihre Anliegen aus, um einen für beide gangbaren Weg zu erreichen. Aus der Perspektive der Gewaltprävention betrachtet, ist dies eine Form der Einbeziehung und ein Aspekt der Personzentrierung. Es geht um das Verhandeln zur beiderseitigen Einigung auf die zu ergreifenden Maßnahmen.

Der Verhandlungsexperte Joshua N. Weiss nennt »Fünf Prinzipien der Verhandlung«[40]:

1. In die Vorbereitung investieren anstatt in einen Plan.
2. Handeln in einer Geisteshaltung, die Beziehung aufrecht zu erhalten.
3. Offen sein für kreative Problemlösungen.
4. Die emotionale Seite der Verhandlung einbeziehen.
5. Aufdecken verdeckter Dimensionen (Eisberg-Modell: nur die Spitze ist sichtbar):
   - kulturelle Voraussetzungen,
   - Bedürfnisse,
   - Gesichtswahrung/Wahrung der Integrität.

Weiss thematisiert vorrangig Verhandlungen in der Wirtschafts- und politischen Welt, doch lassen sich die Prinzipien auch als Konzept zur Verhandlung mit hilfsbedürftigen Personen heranziehen. (▶ Tab. 21).

[40] Weiss JN (2020): The Book of Real-World Negotiations. Wiley, Hoboken, New Jersey, S. 18–23

Tab. 21: Verhandlung mit hilfsbedürftigen Personen

Schritt	Maßnahme	Inhalt
1	In die Vorbereitung investieren anstatt in den einen Plan.	Wir haben uns mit den zur Verfügung stehenden Fakten vertraut gemacht. Wir wissen, worum es uns geht und sind nicht fixiert auf die eine Lösung, die wir als Profis im Blick haben.
2	Handeln in einer Geisteshaltung, die Beziehung aufrecht zu erhalten.	Wir gehen so in den Kontakt, dass bei aller Verschiedenheit die Beziehung zueinander bestehen bleiben kann. Wir können uns weiter in die Augen sehen.
3	Offen sein für kreative Problemlösungen.	Wir wissen, dass sich die Lösungen erst zeigen, wenn wir auf dem Weg sind und beziehen gleichermaßen die Ansätze der Klient*innen, unsere eigenen und die weiterer Personen mit ein. Wir rechnen mit Überraschungen.
4	Die emotionale Seite der Verhandlung einbeziehen.	Wir nehmen auftretende Gefühle bei allen Beteiligten (auch unsere eigenen) ernst und lassen uns von ihnen zeigen, inwiefern Ansätze (schon) stimmig sind oder (noch) nicht.
5	Aufdecken verdeckter Dimensionen Kulturelle Voraussetzungen, Bedürfnisse, Gesichtswahrung/Wahrung der Integrität.	Wir halten es für wahrscheinlich, dass unter den genannten und offensichtlichen Problemen tiefer gehende Anliegen und Bedürfnisse schlummern.

10.9 Die gewaltfreie Kommunikation in der Deeskalation

10.9.1 Aufrichtiger Selbst-Ausdruck

Kontaktaufnahme

Beispiel **Der wütende Patient**

Ich höre, wie ein Patient meine Kollegin wütend anschreit. »Der hat sie ja wohl nicht alle, ist ja auch schon gestern mit schlechtem Benehmen aufgefallen,« schießt es mir durch den Kopf. Ich eile zur Hilfe.

Was ist Fakt? Ausgangspunkt der Situation ist das laute Schreien eines Menschen. Dieser Mensch ist hier seit gestern Patient. Von meiner Kollegin weiß ich, dass sie zu ihm gehen wollte. Das Schreien erschreckt und ängstigt mich, ich brauche Klarheit, was da los ist und Gewissheit, dass nichts eskaliert. Außerdem benötige ich zum Eigenschutz eine körperliche Anspannung, die mich angemessen agieren lässt. Ich atme tief ein, spanne an, lasse locker und betrete den Raum. »Kann ich helfen?«, frage ich beim Eintreten.

Damit habe ich verbal die Schritte der Schilderung von Beobachtung, Gefühl und Bedürfnis übersprungen, um die Kontaktaufnahme abzukürzen. Später wird Zeit dafür sein. Vielleicht kann ich zu einem anderen Zeitpunkt für Versachlichung sorgen: »Es macht mir Sorgen, wenn ich höre, dass jemand schreit. Dann muss ich wissen, was da los ist. Worum geht's denn?«

Verständnis erzeugen

In den vier Schritten der gewaltfreien Kommunikation gesprochen wäre es möglicherweise folgender Satz: »Ich habe von Ihnen gehört, dass es für Sie sehr dringend ist. Gleichzeitig stecke ich in der Bredouille, dass hier zehn weitere Menschen warten, bei denen es genauso dringend ist. Bitte warten Sie fünf Minuten, dann kann ich Ihnen genauer Bescheid geben. Ich komme auf Sie zu, ok?« Diese Anrede drückt offen aus, was mir wichtig ist und schließt ab mit einer Bitte.

Zur anderen Person gelangen

Möglicherweise ist aber mein Gegenüber nicht in der Verfassung zu hören, was ich von mir mitteile, weil er noch erheblich im eigenen Schmerz, z. B. in der Angst steckt. Dann braucht er zunächst Empathie, muss erst »empathisch abgeholt« werden.

10.9.2 Die Empathie in der Gewaltprävention

Empathie heißt sinnbildlich: »In den Schuhen des anderen gehen« ... und meint, sich so in die andere Person hineinzuversetzen, dass wir unsere eigenen Gedanken hinter uns lassen. Stattdessen liegt unsere Aufmerksamkeit bei den Gefühlen und Bedürfnissen unseres Gegenübers.

Das ist durchaus nicht leicht, denn sobald wir aufgrund von Art und Weise oder Inhalten der Schilderung des Anderen mit unseren eigenen Urteilen konfrontiert werden, wird es schwierig mit der Empathie. Wir erleben, wie wir einem inneren Reiz, zu korrigieren, erliegen, oder umgekehrt: ihm zustimmen. Vielleicht möchten wir noch eins drauf setzen und unsere eigenen Erfahrungen hinzugeben. Es mag sein, dass sich beide Beteiligten damit gut fühlen, doch das ist keine Empathie.

Empathie sucht innere Distanz zu unseren eigenen Bewertungen, Urteilen und Moralvorstellungen. Das meint weder Zustimmen noch Recht geben, sondern Annahme der Person, auch wenn wir persönlich mit einem klaren »Nein« zum Verhalten stehen. Sich in eine empathische Haltung begeben, verlangt als Form psychischer Arbeit einen Akt des Hineinversetzens, ein bewusstes Sich-Einlassen mit der Absicht, unser Gegenüber bei der Selbstklärung zu unterstützen.

Die empathische Vermutung kann so klingen: »Und wenn Sie so wütend sind, fällt Ihnen nur noch ein, alles kaputtschlagen zu wollen?« – »Das bringt Sie so auf die Palme, weil Sie einfach nur mal gehört werden möchten?«

Signale empathischen Zuhörens

Empathische »Techniken« bestehen vorrangig darin, die Gefühle und Bedürfnisse des anderen verbal/nonverbal aufzunehmen und unser Verständnis zu übermitteln: durch Blickkontakt, Töne und Worte. Dabei werden Gefühle und Bedürfnisse vermutet und als Fragesatz formuliert.

Der Begründer der klient*innenzentrierten Gesprächsführung, Carl Rogers, sagt über Empathie: *»Wenn (...) Dir jemand wirklich zuhört, ohne Dich zu verurteilen, ohne dass er den Versuch macht, die Verantwortung für Dich zu übernehmen oder Dich nach seinem Muster zu formen – dann fühlt sich das verdammt gut an. (...) Es ist erstaunlich, wie scheinbar unlösbare Dinge doch zu bewältigen sind, wenn jemand zuhört. Wie sich scheinbar unentwirrbare Verstrickungen in relativ klare, fließende Bewegungen verwandeln, sobald man gehört wird.«*[41]

Aus der Empathie zu sich zurück

Gerade in schwierigen Gesprächen, in denen unser Gegenüber sehr aufgewühlt ist, ist es hilfreich, einen bewussten Weg zu uns zurück zu finden, um wieder klar zu erkennen, dass dieses Gegenüber seine – und wir unsere Gefühle haben.

Wie oft haben wir schon gut gemeinte Ratschläge gehört, wir dürfen nichts mit nach Hause nehmen, wir sollten Berufliches von Privatem trennen..., die Erklärung indes, wie das zu bewerkstelligen sei, blieb aus. Besonders in helfenden Berufen ist für unsere Gesunderhaltung wichtig, wieder bei sich zu sein. Der Weg dahin gelingt über Rituale wie bewusstes Atmen und Anhalten, festes Aufstellen der Füße, ein inneres Lied, einen Handschmeichler in der Tasche..., finden Sie etwas, das für Sie passt. Vielleicht ist es auch ein kurzes Sich-Selbst-Umarmen oder, weniger romantisch, die Händedesinfektion.

Definition **Der Ausdruck**

Die Art und Weise des sprachlichen Ausdrucks erhält unsere volle Aufmerksamkeit! Geben wir uns Mühe, insbesondere wenn die Situation aufgeladen, prekär oder von Unsicherheiten geprägt ist, denn Unser »Aus-Druck« ist das, was den anderen von uns direkt ereilt. Machen wir es der anderen Person so einfach wie möglich, das haben wir beide verdient.

---

[41] Rosenberg 2013, S. 133

10.9.3 Techniken in der verbalen Deeskalation

Nah genug und ausreichend weit weg

Gefühle nur indirekt ansprechen

Zwar sind wir empathisch und lassen erkennen, dass wir die Gefühlslage der anderen Person erkannt haben, bleiben aber durch unsere Sprache in relativer Distanz: »Ich habe den Eindruck, Ihnen geht es nicht gut«, bleibt allgemein und indirekt. Dennoch ist für die andere Person erlebbar, dass wir ihren Zustand anerkennen. Demgegenüber wäre »Ich habe den Eindruck, das ärgert Sie«, deutlich direkter, da wir das Gefühl »Ärger« direkt ausgedrückt haben.

Unpersönlich formulieren

Die themenzentrierte Interaktion lehrt: »Sprich per ›Ich‹, nicht per ›man‹, triff Deine Aussagen für Dich als Person und aus Deiner Verantwortung heraus.« In der verbalen Deeskalation kann uns aber dieses »man« helfen, eine persönliche Anrede in eine für die andere Person annehmbare Distanz zu bringen.

»Das macht Sie richtig wütend, ja?« ist zwar als empathische Vermutung gemeint, wird jedoch unter Umständen den aufkeimenden Ärger noch anstacheln. »Da muss man sich wirklich mal Luft machen, oder?« – »Da kann man auch durchdrehen« oder: »So was kann einen wirklich sehr aufregen« transportieren sprachlich eher das Verstehen des Ärgers, als dass sie den Eindruck vermitteln, Sie wollten der anderen Person Recht geben.

Diese Techniken setzen darauf, Verbindung zum Gegenüber herzustellen. V. a. dann, wenn Gefahr droht und es uns in erster Linie darum geht, uns und andere zu schützen. Die Zielrichtung der Kommunikation ist nicht mehr primär, Verbindung herzustellen. Ab jetzt beherzigen wir die Regeln zur Intervention.

Formulierungen: Vom Urteilen und »Aber«-Sagen

Tab. 22: Das Wort »Finden« als Ausdruck von Urteilen

Aufrichtige Mitteilung	Urteil
Die aufrichtige Mitteilung stellt ausschließlich eine Verbindung zwischen Ursache und Wirkung her.	»Ich finde« leitet eine Beurteilung ein. Die hörende Person erlebt eine korrigierende Beurteilung ihres Verhaltens.
»Es ist für mich sehr anstrengend, den Faden wieder aufzunehmen, wenn Sie mich unterbrechen.«	»Ich finde es unmöglich, wenn Sie mich unterbrechen.«

Wir kennen auch die Variante, in der wir jemandem zuschreiben, was er*sie nicht »kann«:

Tab. 23: Das Wort »Können« als Ausdruck von Urteilen

Aufrichtige Mitteilung	Urteil
»Oh, ich bin irritiert, gestern sagten Sie doch, die Tür soll geschlossen bleiben, oder täusche ich mich?«	»Sie haben aber gestern gesagt, Sie möchten, dass die Tür geschlossen bleibt.« Und ggf. weiter: »Sie können doch nicht heute so und morgen wieder so sagen!«

Möglicherweise haben Sie sich auch schon mal in ein Gespräch verstrickt gesehen, in dem es schließlich nur noch darum ging, wer was gesagt hat. Diese Auseinandersetzung ist ebenso eskalationsträchtig wie müßig:

Tab. 24: Eskalation.

Aufrichtige Mitteilung	Urteil
»Ich hatte gestern verstanden, Sie möchten die Türe lieber geschlossen haben.«	»Sie haben aber gestern gesagt, Sie möchten, dass die Tür geschlossen bleibt.«

Tab. 25: Das Wort »Aber« als Ausdruck von Gegenrede und Ablehnung

Bezugnahme auf das Gesagte	»Ja, aber...«
»Mein Bett ist noch nicht bezogen.« »Das stimmt. Als ich vorhin bei Ihnen war, um es zu beziehen, haben Sie noch geschlafen.«	»Mein Bett ist noch nicht bezogen.« »Ja, aber als ich es beziehen wollte, haben sie noch geschlafen.«

Übung

Die Umformulierung

Formulieren Sie diesen Satz um: »Ja, aber Sie haben doch gesagt, Ihre Tochter besorgt die Medikamente noch heute!"

Sprachdisziplin probieren: Sagen Sie einen Tag lang nicht das Wort »aber«. Falls es Ihnen nicht gelingt, setzen Sie die Übung am nächsten Tag fort...

Wir dürfen uns sicher sein: Ein äußeres »Ja, aber...« trennt mich erstens von meinem eigentlichen Anliegen, z. B. davon etwas zu klären zu wollen. Zweitens trennt es mich von der anderen Person und ihrem Anliegen. Wir können der anderen Person auch aufzeigen, was wir von ihr gehört haben. Selbst wenn wir anderer Ansicht sind, wird klar, was wir verstanden haben. Unsere Antwort darauf wird nicht durch »ja, aber« zur

Entgegnung, sondern durch »... und gleichzeitig« zur Weiterführung von Gespräch und Verbindung:

Tab. 26: Gehörtes schildern und die eigene Sicht ergänzen

»... und gleichzeitig...«	»Ja, aber...«
»Ich will heute keinen mehr sehen.« »Sie sagen, Sie wollen heute keinen mehr sehen, gleichzeitig haben Sie gerade nach mir gerufen.«	»Ich will heute keinen mehr sehen.« »Ja, aber warum rufen Sie dann nach mir?«

Die Technik besteht darin, das soeben Gehörte zurückzugeben und die eigene Sicht hinzuzustellen. Dies wird mit dem Wort »gleichzeitig« eingeleitet. Als Synonyme für »gleichzeitig« dienen auch »gleichermaßen«, »ebenso«, »ebenfalls« oder »zugleich«.

Tab. 27: Aufforderungen

Aufforderung als Bitte	Aufforderung als Befehl
»Lassen Sie uns bitte in einem höflichen Ton bleiben.«	»Jetzt werden Sie mal nicht unverschämt!«

In eine konkrete Bitte gewandelt wird klar, welches Verhalten gewünscht ist. Demgegenüber verurteilt der Befehl das Verhalten und bildet ein Machtgefälle zwischen sprechender und hörender Person.

10.10 Über-fragt

Fragen dienen der Informationsbeschaffung. Daher gilt die Empfehlung, **genau** danach zu fragen, was Sie wissen wollen.

Tab. 28: Genau/ungenau ungefragt

Klar gefragt	Ungenau gefragt
Klare Fragen erhöhen die Chance auf Sachlichkeit	Ungenaue Fragen erzeugen Unklarheit und ggf. sogar Misstrauen
»Sie sagen, man hätte gestern gesagt, die Hälfte würde auch reichen, ich bin ganz irritiert. Können Sie mir sagen, wer das war? Ich würde gerne Rücksprache halten.«	»Wer sagt denn so was?«
»Ich habe Ihren Vorschlag so verstanden, dass Sie Ihre Medikamente nicht mehr einnehmen möchten. Würden Sie mir sagen, was Sie dazu veranlasst?«	»Wie stellen Sie sich das denn vor?«

10.10.1 Die tückischen »Warum«-Fragen

Wir haben ein Anliegen. Wir möchten etwas mitteilen. Wir möchten eine Rückmeldung geben. Wenn wir dazu die »Warum-Frage« verwenden, hat unser Gegenüber die Aufgabe, für sich zu übersetzen, was wir meinen, denn eine Warum-Frage enthält einen unausgesprochenen Vorwurf.

Beispiel **»Warum?«**

Die Auszubildende hat erstmals selbstständig ein Tablett für Infusion und Medikament gerichtet. Sie ist etwas nervös und wartet auf Ihre Reaktion.
Sie haben sich gewünscht, dass die Infusion schon am Ständer hängt, wenn das System angeschlossen wird, zeigen aufs Tablett und sagen: »Warum stellst Du denn alles da drauf?«
Gemeint haben Sie eigentlich: »Bitte hänge die Infusion doch an den Ständer, dann schließen wir sie an.«

Tab. 29: Die Warum-Frage greift zu kurz

Beobachtung und Frage zur Information	»Warum«-Frage
»Sie haben bisher die halbe Portion gegessen und sagen, ich soll es abräumen, sind Sie vielleicht schon satt? Schmeckt es Ihnen nicht oder hat es ganz andere Gründe?«	»Warum essen Sie eigentlich nicht alles auf?«

10.10.2 Fragen wir nach einer Meinung, bekommen wir auch eine zu hören

Erinnern wir uns an die Unterscheidung von Gefühlen und Gedanken (▶ Kap. 10.1.2). Wagen wir die Frage nach dem Befinden, nicht nach dem Urteil.

Tab. 30: Befinden oder Meinung

Fragen nach dem Befinden/Gefühlen	Fragen nach Meinung/Denken
»Wie geht es Ihnen, wenn Sie diesen Vorschlag hören?«	»Was denken Sie über diesen Vorschlag?«

10.10.3 Manchmal ist die Frage gar nicht als Frage gemeint

Die aufrichtige Mitteilung sucht die Verbindung zur anderen Person. In den folgenden Fragen hören wir einen Ausdruck des Bedauerns, wohingegen die rhetorische Frage vermutlich als Vorwurf ankommt. Rhetorische Fragen haben im Feld der Deeskalation nahezu keinen Raum, außer gegebenenfalls in der paradoxen Intervention.

Tab. 31: Rhetorische Frage

Aufrichtig mitgeteilt	Rhetorisch gefragt
»Es ist schade, dass Sie erst jetzt Bescheid sagen, nun kann ich dort niemanden mehr erreichen.«	»Warum sagen Sie auch erst so spät Bescheid?«

10.11 Praxisfall: Wenn zwei sich streiten, braucht es manchmal einen Dritten

Beispiel **Die beiden Streithähne**

Herr Heinrich und Frau Schlesinger, Bewohner*innen in einer Einrichtung des Betreuten Wohnens, streiten häufig. Heute geht es um die Sitzplätze im Gemeinschaftsraum. Eine Bewohnerin ist gestern neu eingezogen und Herr Heinrich hat an anderer Stelle Platz genommen als üblich. Frau Schlesinger sagt, sie fände es unmöglich, dass er sich das als Einziger herausnehmen darf.
Wenn Herr Heinrich von Frau Schlesinger spricht, nennt er sie gern »Feldwebel«, vor allem dann, wenn sie noch in Hörweite ist. Dafür revanchiert sie sich und Herr Heinrich muss manchmal feststellen, dass die Armlehnen an seinem Stuhl klebrig sind, oder dass bestimmte Utensilien an seinem Tisch fehlen.

Die Mitarbeitenden in der Einrichtung gehen unterschiedlich damit um, wenn Herr Heinrich und Frau Schlesinger sich mal wieder anschreien oder beleidigen.

- Betreuungskraft Marita sagt: »Die beiden sind schließlich erwachsen und können das allein regeln.« »Jetzt vertragen sie sich mal wieder«, sag sie dann zu den beiden.
- Für Heimleiter Frank Moltau ist offensichtlich, dass ab und an ein Machtwort gesprochen werden muss. »Die beiden gefährden das friedliche Zusammenleben im Haus und stören andere Mitbewohner*innen massiv. Frau Ehrlich weint jedes Mal, wenn es zwischen den beiden lauter wird und Herr Ugur nimmt schon gar nicht mehr an Zusammenkünften teil.
- Eine Angehörige, die ab und zu bei Gemeinschaftsaktivitäten hilft, und die Unruhe daher regelmäßig mitbekommt, hat sich schon öfter geäußert: »Ich meine, Sie müssen gleichermaßen mal ihm und mal ihr Recht geben.«

Was Marita nicht klar ist: Herr Heinrich und Frau Schlesinger sind in der Eskalation ihres Konflikts schon deutlich über ein Stadium hinaus, in dem eine Klärung ohne neutrale, besser: unparteiische Unterstützung, kaum möglich ist. Im Gegenteil: Beide sind davon überzeugt, der jeweils andere wolle ihm*ihr eins auswischen. Die Eskalation ist nach oben hin offen.

Heimleiter Moltau entgeht, dass die beiden Streitenden längst nicht mehr am Allgemeinwohl interessiert sind. Er glaubt, wenn er das »Machtwort« spricht, sorgt er für Recht und Ordnung. Das stellt die beiden Streithähne zwar kurzzeitig ruhig, keinesfalls aber zufrieden. Sie haben nicht erhalten, was ihnen wichtig war. Der Konflikt wird zukünftig im Geheimen fortgesetzt.

Auch die Angehörige hat ein ehrenhaftes Motiv. Sie wünscht sich Gerechtigkeit. Ihr fehlt allerdings die angemessene Strategie, diese herzustellen. Wie viele andere Menschen teilt sie den Glauben daran, dass Rechtsprechung für Gerechtigkeit sorgt. Tatsächlich sorgt Rechtsprechung für ein Urteil. Vielleicht hat sie aber auch einen Kompromiss im Blick: Mal bekommt er Recht, mal sie. So müssten ja beide zufrieden sein, »dann können die beiden nicht sagen, sie werden ungerecht behandelt«. Können sie doch! Nämlich jedes Mal, wenn sie nicht Recht bekommen. Ein Wesenszug des Kompromisses ist leider, dass er dadurch zustande kommt, dass alle beteiligten Parteien auf etwas verzichten.

Unterschiedliche Konfliktstufen erfordern unterschiedliche Vorgehensweisen.

10.11.1 Stufe 1: Verhandlung zwischen den Konfliktparteien anregen

Bei einer ersten Auseinandersetzung der beiden Streitenden ist der Ansatz von Marita durchaus stimmig, beide sind ja erwachsen. Also sagt Marita: »Frau Schlesinger, Herr Heinrich, ich merke, dass Sie sich gerade nicht einig werden können. Meinen Sie, Sie können das miteinander klären?« Nach einer Stunde fragt sie bei beiden noch mal nach. Konnten sie den Streit ohne fremde Unterstützung klären? Und, tatsächlich, es hat geklappt. »Gut, dass Sie uns das gesagt haben, wir hätten uns wahrscheinlich noch bis abends nicht beruhigt«, sagt Frau Schlesinger. Und Herr Heinrich ergänzt: »Ach, eigentlich hatte sie ja nur gute Absichten.«

Jetzt weiß Marita: Ihre Intervention, einfach nur ein Gespräch zu initiieren, war ausreichend.

10.11.2 Stufe 2: Anliegen in jeweiligen Gesprächen ermitteln; Begleiten

Vielleicht sagt aber auch Frau Schlesinger: »Schließlich habe ich gedacht: ›Der Klügere gibt nach‹.« Jetzt weiß Marita, es hat mindestens einen Verlierer gegeben. Die nächste Stufe des Konfliktmanagements ist angezeigt.

Sie bietet beiden an, ihre jeweiligen Positionen zu schildern. In den Gesprächen ermittelt sie, dass Frau Schlesinger gern mitbestimmt hätte und auch, dass ihr Anerkennung für ihre Unterstützung bei der Ordnung wichtig ist. Mit Herrn Heinrich ergibt sich, dass er von neu ankommenden Damen gern gesehen werden möchte. Außerdem liebt er die Abwechslung und möchte sich nicht immer nach der gleichen Ordnung richten.

Wenn Marita den beiden zutraut, mit der neu gewonnenen Klarheit über ihre Bedürfnisse miteinander ins Gespräch zu kommen, ist das eine Möglichkeit. Eine andere wäre es, das Gespräch zu begleiten und so für Sachlichkeit und Lösungsorientierung zu sorgen.

10.11.3 Stufe 3: Konsens im gemeinsamen Gespräch erzielen; Mediation

Beide willigen ein, ein gemeinsames Gespräch mit Marita zu führen. Sie hat einen ruhigen Raum vorbereitet, vor sich einen Tisch, links und rechts davor, ihr jeweils zugewandt, einen Stuhl. Es gelingt, herauszuarbeiten, worum es den beiden jeweils geht.

Sie findet mit den beiden den Titel des Problems: »Nutzen des Gemeinschaftsraums«. Nach einem kurzen Hin und Her, wer anfängt, beginnt sie mit der Erörterung des Problems: »Wenn Sie an die ›Nutzung des Gemeinschaftsraums‹ denken, was ist Ihnen da wichtig?« könnte eine Anfangsformulierung sein, die sie nacheinander an beide richtet. Ihre Rolle ist dabei zunächst die Herausarbeitung der Facetten, die die Beteiligten mit dem Thema verbinden.

In der vorliegenden Situation findet sie mit den Beteiligten heraus, dass sie über die Sitzordnung und den Umgang miteinander sprechen möchten.

Tab. 32: Auf dem Weg zum Konsens

Person	Dialog	Bemerkungen
Hr. H.	»Ich dachte, das hätte ich schon gesagt, die soll nicht versuchen, mich herumzukommandieren.«	In diesem nächsten Schritt geht es darum, die hinter den Themen und Inhalten liegenden Anliegen, Interessen und Bedürfnisse herauszuarbeiten. Was ist das hinter den Themen Wichtige für Sie?
Marita	»Sie möchten, dass Sie sich gleichberechtigt begegnen?«	
Hr. H.	»Ja klar, ich bin ja kein kleines Kind.«	

Person	Dialog	Bemerkungen
Marita	»Frau Schlesinger, können Sie das nachvollziehen?«	Bezüge herstellen, Verständnis erzeugen und sicher gehen, dass verstanden wird, was gemeint ist.
Fr. S.	»Er tut jetzt so, als ob ich immer bestimmen will, wo er sich hinsetzen darf.«	
Marita	»Er hat gesagt, dass er gleichberechtigt behandelt werden möchte. Haben Sie das auch gehört?«	
Fr. S.	»Ja, das hat er auch gesagt, Gleichberechtigung.«	
Marita	»Herr Heinrich, ist es das, was Sie meinen?«	Bestätigung für das Verstandene einholen
Hr. H.	»Ja, ich möchte, dass wir uns dazu einigen.«	
Marita	»Das hört sich an, als wenn Sie nach einer gemeinsamen Lösung Ausschau halten wollen. Frau Schlesinger?«	Aufgreifen eines weiteren Anliegens: Gemeinsame Lösung
Fr. S.	»Das hört sich gut an.«	Gefühl ansprechen: Erleichterung
Marita	»Sie wirken ein bisschen erleichtert.«	
Fr. S.	»Ja, das stimmt, schon mal ein Anfang.«	Einigung in diesem Punkt betonen
Marita	»Da freue ich mich, dass Sie sich in einem Punkt so schnell einigen konnten!«	

Unter Umständen braucht es etwas länger, Verständnis zu erzeugen und sicher zu gehen, dass verstanden wird, was gemeint ist.

Marita	»Frau Schlesinger, als wir im Vorfeld gesprochen haben, sagten Sie, Sie möchten nicht, dass Herr Heinrich ›so Sachen‹ sagt. Was meinten Sie da?«	Auch für die andere Person Verständnis erzeugen und sicher gehen, dass verstanden wird, was gemeint ist.
Fr. S.	»Na, er sagt ›Feldwebel‹ oder ›Chefin‹ und dann grinst er so.«	
Marita	»Wie möchten Sie denn angeredet werden?«	Klären, hinführen zum Bedürfnis
Fr. S.	»Mit meinem Namen. Das nennt man wohl ›Respekt‹. Dann kann man sich auch einig werden.«	
Marita	»Ah, Sie sagen, Sie hätten gern eine Einigung? Gab es denn bis jetzt eine?«	Bestätigung Weiterführen
Fr. S.	»Hm, ich glaube nicht.«	
Hr. H.	»Also, wenn ich jetzt doch mal wieder etwas sagen darf, eigentlich haben wir uns darüber noch nie unterhalten.«	Unvermittelt gehen die beiden Personen MITeinander ins Gespräch.
Marita	»Verstehe ich das richtig? Sie sind sich nicht einig, weil es bisher noch nie ein Gespräch darüber gegeben hat, wie die Sitzplatzregelung aussieht?«	Verstärken und
Fr. S.	»Das ist mir noch nie aufgefallen.«	Einleiten von Vorschlägen für Lösungen
Marita	»Ja, vielleicht wäre ja hier und jetzt die Gelegenheit, sich über eine Einigung zu unterhalten.«	
Hr. H.	»Gut, machen wir das.«	
Fr. S.	»Ja.«	
Marita	»Hat einer von Ihnen einen Vorschlag?«	

Person	Dialog	Bemerkungen
	Im weiteren Gesprächsverlauf machen beide Personen Ihre Vorschläge, Marita schreibt mit. Im Brainstorming verzichtet sie auf nichts; verrückte Ideen führen manchmal zu den besten Lösungen oder leiten einen nächsten Schritt ein. In unserem Gespräch kommt es zu einer überraschenden Wendung:	
Hr. H.	»Ich habe gern ein bisschen Abwechslung.«	Persönliche Aussagen zulassen
Fr. S.	»Für mich wäre das nichts, davon hatte ich in meinem Leben wahrlich genug.«	
Marita	»Es tut auch mal gut, wenn es so bleibt, wie es ist?«	
Fr. S.	»Ja. Wissen Sie, ich hab ja wirklich niemanden mehr... Und letztes Jahr ist dann auch noch mein Sohn gestorben, ich brauche keine Überraschungen...«	
Hr. H.	»Ach, das tut mir leid für Sie, Frau Schlesinger, das wusste ich gar nicht.«	Mitgefühl beim Konfliktpartner aufgreifen
Fr. S.	»Na ja, eigentlich wissen wir hier ja auch gar nicht so viel voneinander.«	und Austausch geschehen lassen
Hr. H.	»Das stimmt.«	
	Nach einer kurzen Stille greift Marita den Faden noch einmal auf.	Gefundenen Lösungsansatz aussprechen und konkretisieren
Marita	»Wäre das für Sie beide ein Anliegen, dass man hier mehr voneinander weiß?«	
Fr. S.	»Ja, das kann ich mir vorstellen, dann lernt man sich besser kennen, wo man doch schon zusammen wohnt.«	
Marita	»Gibt es eine Idee, wie Sie beide das unterstützen könnten?«	Umsetzung einleiten, Selbstverantwortung
	Konstruktive Gesprächsmomente zwischen den Parteien werden zugelassen. In diesem Fall verabreden die beiden, mit der zuständigen Bereichsleitung über die Einführung von Gesprächsabenden zu sprechen.	
Marita	»Ich bin sehr froh und möchte Sie zu dieser Vereinbarung beglückwünschen. Das haben Sie richtig gut hingekriegt. Wie geht es Ihnen jetzt?«	Gesprächsende einleiten, Befinden erfragen
Fr. S.	»Ich hätte nicht gedacht, dass wir uns einigen können.«	
Marita	»Sind Sie froh?«	
Fr. S.	»Hm, ja tatsächlich... das war schon eine Last.«	
Marita	»Und Sie, Herr Heinrich?«	
Hr. H.	»Genauso. Ich muss sagen, ich bin sehr überrascht.«	

Dieses Mediationsgespräch ist sehr komprimiert dargestellt. Zudem konnten die beteiligten Personen die Konzentration behalten und dem Gesprächsverlauf folgen. Übertragen auf andere Situationen, in denen die kognitiven Fähigkeiten von streitenden Menschen weniger stark oder auch unterschiedlich ausgeprägt sind, können aber sicherlich Elemente daraus Verwendung finden. Möglicherweise findet zuerst eine Stärkung und Klärung in Einzelgesprächen statt, bevor dann die Bezugnahme zueinander und die Suche nach Lösungen gemeinsam vor sich gehen kann.

10.11.4 Stufe 4: Kompromisse ermöglichen

Vorstellbar ist auch, dass es nicht zu einer positiven Wendung kommt, wie sie oben dargestellt wurde. Ein Vorschlag von Herrn Heinrich, dass er immer dann den Platz wechseln darf, wenn es freie Plätze gibt, ging in diese Richtung. Tückisch an einer solchen Vereinbarung ist, dass sie eher das Gefühl des Verlustes hinterlässt. Immer dann, wenn Herr Heinrich sich nicht auf einen freien Platz setzen kann, fühlt es sich nach Niederlage an. Zudem hat sein (geheimes) Motiv, von neu ankommenden Damen gesehen zu werden, noch gar keine Berücksichtigung gefunden. Vermutlich wird er nach Ablauf einer gewissen Zeit versuchen, die Vereinbarung zu unterwandern. Für Frau Schlesinger verhält es sich ähnlich. Immer dann, wenn Herr Heinrich sich außerhalb der »korrekten« Sitzordnung verhält, erlebt sie ein Gefühl des Kontrollverlustes. Den aufkommenden Ärger wird sie eine Zeitlang schlucken, doch es ist absehbar, dass es dabei nicht bleiben wird.

10.11.5 Stufe 5: Weitere Eskalation vermeiden; Entscheidung von außen

Denkbar ist also, dass beide Parteien sich nicht an die Regeln des Kompromisses halten. Auch Versuche, die Vereinbarung zu unterstützen, reichen nicht aus. Um das Ganze nicht zu gefährden, werden von außen, z. B. durch die Hausleitung Entscheidungen gefällt, die den Konflikt regeln. Noch immer gibt es in Einrichtungen eine gewisse Befangenheit, zur Konfliktklärung externe Unterstützung einzubeziehen.

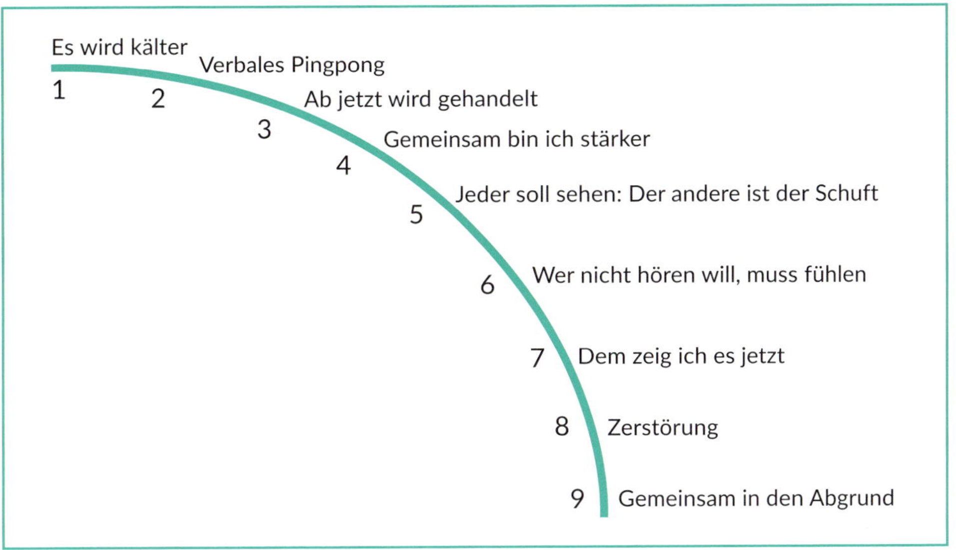

Abb. 22: Die Stadien der Konfliktlösung.*

* Jiranek H, Edmüller A (2015): Konfliktmanagement: Konflikten vorbeugen, sie erkennen und lösen. 4. Aufl., Haufe, Freiburg im Breisgau, S. 50

Die Abbildung (▶ Abb. 22) orientiert sich am Modell der neun Konfliktstufen von Friedrich Glasl. Ohne das Modell in Gänze schildern zu wollen, sollen drei Aspekte hervorgehoben werden:

Auf Stufe 1 und 2 sind die beteiligten Personen noch für die Sachebene zugänglich. Sie setzen sich mit dem Inhalt des Konfliktes auseinander und können eine Einigung selber herstellen.

Ab Stufe 3 gerät der Konflikt auf die Beziehungsebene. Schuldvorwürfe kennzeichnen den Schlagabtausch. Ohne Hilfe von außen ist ab Stufe 4 kein Erfolg in Sicht.

Spätestens ab Stufe 7 gerät der Konflikt auf die Dingebene. Recht haben ist nun oberste Priorität. Die andere Person oder Partei wird objektiviert, sie verliert ihr Menschsein und es wird zunehmend egal, wie es ausgeht. Hier ist die Entscheiderrolle von außen gefragt, um Eskalationen von schlimmem Ausmaß zu verhindern.

11 Gewaltprävention: Was Pflege- und Betreuungskonzepte schon enthalten

Thomas Hecker

11.1 Konzepte

Im Laufe der letzten 30 Jahre wurden in die Pflegetätigkeit Konzepte implementiert, die, ohne ausdrücklich darauf ausgerichtet zu sein, wichtige Anteile der Gewaltprävention beinhalten, die Basale Stimulaiton® und die Kinästhetik® sowie die Konzepte zur Validation und Mäeutik oder der Werdenfelser Weg.

11.1.1 Die Basale Stimulation®

Die Basale Stimulation® wurde von Andreas Fröhlich für Menschen mit schwerst und mehrfachen Behinderungen entwickelt und von Christel Bienstein[42] in die Arbeit der Pflegenden transportiert. So bereichert uns dieses Konzept um die Beachtung des Erlebens von Menschen auf den frühesten und ursprünglichen Ebenen der Wahrnehmung. Höchste Sensibilität im Einsatz der Hände und Achtsamkeit in der Beobachtung für feinste Reaktionen ist ganz auf die Wahrnehmungsindividualität der Person ausgerichtet. Somit ermöglicht dieses Konzept in seiner Personzentrierung eine unverzichtbare fachliche Flankierung der Gewaltprävention.

11.1.2 Die Kinästhetik®

Lenny Maietta, Frank Hatch und Susanne Schmidt führten 1991 in Deutschland das Konzept der Kinästhetik®[43] ein. Es geht um »Interaktion, Berührung und Bewegung in der Krankenpflege«. Das Konzept eröffnet Pflegenden völlig neue Optionen, Bewegungsabläufe mit den Patient*innen zu ermöglichen. Das geschieht

---

[42] Bienstein C, Fröhlich A. (2021): Basale Stimulation in der Pflege. 9. Aufl. Hogrefe, Bern

[43] Hatch F, Maietta L, et al. (2005). Kinästhetik. 5. Auflage, DBfK, Eschborn, S. 1

- im bewussten, gezielten körperlichen Miteinander,
- unter Berücksichtigung der Bewegungsindividualität der beteiligten Personen,
- unter Einbeziehung aller zur Verfügung stehenden Ressourcen.

Wer kinästhetisch arbeitet, vermeidet Schmerzen, Ruckeln, unbewusstes Anfassen, Ziehen und jegliches grobe Zerren am Körper des Anderen. Insofern steht Helfenden auch dieses Konzept in der Gewaltprävention zur Seite.

11.1.3 Konzepte für die Pflege von Menschen mit Demenz

Ob nun in der Validation nach Naomi Feil oder in der Integrativen Validation® nach Nicole Richard, die Wertschätzung der anderen Person steht im Vordergrund. Für die Pflege von Menschen mit Demenz orientieren sich maßgebliche Werke an Tom Kitwood, dessen Aussagen zur Personzentrierung die Pflegeeinrichtungen nun auch bindend über den Expertenstandard »Beziehungsgestaltung in der Pflege von Menschen mit Demenz« erreicht. Dr. Cora van der Kooij greift in ihrem mäeutischen Pflegekonzept wesentlich auf die Erfahrungswelt der Pflegenden und Betreuenden zurück. *»Hier wird aufgezeigt, wie man mithilfe der mäeutischen Methodik Pflegende ermutigen kann, von ihrer eigenen, ganz einzigartigen Erfahrenswelt zu berichten. (...) Es geht also um Pflege, die mit den Intentionen der Pflegenden übereinstimmt. (...) Betreuung nach dem mäeutischen Modell bedeutet auch, dass die Menschen, die von Versorgung abhängig sind, mehr Lust auf den Tag und das Leben haben, wenn sie wissen dass sie es mit kompetenten und freundlichen Pflegenden zu tun haben.«*[44]

11

Alle Projekte des Werdenfelser Weges richten ihr Augenmerk auf Selbstbestimmtheit und die Wahrung von Freiheitsrechten. Den Initiatoren geht es darum, *»vermeidbare Freiheitsbeschränkungen konsequent zu unterbinden (...) verbleibende Risiken gemeinsam abzuschätzen und gemeinsam verantwortungsvolle Einzelfallentscheidungen zu fördern. (...) Der Werdenfelser Weg hat das Ziel, die Entscheidungsprozesse über die Notwendigkeit freiheitsentziehender Maßnahmen wie Bauchgurte, Bettgitter, Vorsatztische zu verbessern und Fixierungen in stationären Einrichtungen der Altenpflege und für Menschen mit Behinderungen, sowie in somatischen und psychiatrischen Krankenhäusern auf ein unumgängliches Minimum zu reduzieren.«*[45]

[44] Van der Kooij C, Sowinski C et al. (2012): Ein Lächeln im Vorübergehen. 2. Aufl., Huber, Bern. S. 14
[45] https://www.werdenfelser-weg-original.de/idee/

11.2 Das Fallgespräch

Fallgespräche dienen der Vereinbarung von Maßnahmen, die Veränderungen zum Ziel haben. Die Struktur von Fallgesprächen entspricht dem ersten Schritt des Qualitätsmanagements bzw. den ersten Abschnitten des Pflegeprozesses:

- **IST-Analyse**
  - Faktendarstellung, einschl. Zusammentragen verschiedener subjektiver Erlebnisse und Wahrnehmungen
  - Problembenennung
  - Berücksichtigung von zur Verfügung stehenden Ressourcen
- **Planung**
  - Zielformulierung
  - Maßnahmen erörtern, abwägen, entscheiden
  - Verantwortlichkeiten, Zeiten festlegen

Die Teilnehmerzahl ist nicht festgelegt. Abhängig vom Sachverhalt ist die Teilnahme der betreffenden Person und/oder der Zugehörigen empfehlenswert, unerlässlich, kontraindiziert oder nicht möglich.

Info
Fallgespräche, die viele Beteiligte einbeziehen, z. B. auch Fachexperten, werden heute eher als **Fallkonferenz** bezeichnet.

Verschiedene Instrumente, die in diesem Buch vorgestellt werden, können in der Fallbesprechung zur Analyse oder zur Findung von Maßnahmen verwendet werden:

- **Fallmeldung:** Anwendung des Verfahrens aus dem Ganzheitlichen Gewaltschutzkonzept bei Meldung eines Übergriffs bzw. eines Gewaltereignisses.
- **13 Stufen der Verhaltenskategorisierung:** Verschafft ein möglichst objektives Bild der Aggressivität, die Sie in einem Verhalten einer Person erkennen.
- **Gefährdungsbeurteilung:** Dient der Eingrenzung und Definition der Problematik, um ihrem Gefährdungspotential bewusst zu werden, auf verschiedenen Ebenen in Handlungsfähigkeit zu gelangen und diese konkret zu verabreden.
- **Modell: »Ursachen, Auslöser, Motive«:** Analysiert die tendenziell Aggression auslösenden Momente und Reize sowie die nach Erfüllung rufenden Bedürfnisse. Damit geraten sie in Lösungs-, Handlungsorientierung und Machbarkeit.
- **Wortschatz-Modell:** Zur Verwendung heilsamer Impulse durch Sprache.
- **Die vier Schritte der gewaltfreien Kommunikation:** Zur Vergegenwärtigung der eigenen sowie der fremden Gefühle und Bedürfnisse als tragende Haltung im Kontakt und dem Vorbereiten eines bewussten Einsatzes von Sprache.

11.3 Tabus

Eine Form von Gewalt innerhalb der Organisation sind unterdrückte Themen oder Sachverhalte. »Leichen im Keller«, Verbote in Glaubenssätzen, Ängste oder andere Verhinderungsmechanismen verbieten die Besprechung eines Themas. Zum Wesen des Tabus gehört, dass es sich versteckt hält, nicht offensichtlich ist, nur »zwischen den Zeilen« zu finden ist. Wer Tabus entdecken will, benötigt aufmerksame Betrachtung und die Fähigkeit, sich zu wundern.

Beispiel **Tabuthemen brauchen einen geschützten Rahmen**

Dass ein Kollege Patient*innen quält, darf aus Gründen des Korpsgeistes* heraus nicht gesagt werden. So geraten andere Kolleg*innen in Mittäterschaft. Wenn die Leitung ein Gespräch über Fehler nicht zulässt, ändert das nichts am Vorhandensein, zudem bahnt sich kein Weg an, um die Gewalthandlungen abzustellen. Tabuthemen sind Themen, für deren Öffnung es einen besonders geschützten Rahmen braucht. Gibt es diesen nicht, bleiben sie im Dunkeln, als Folge entsteht implodierende oder explodierende Gewalt.

* Korpsgeist: Von Korpsgeist spricht man nach heutiger Definition, wenn eine emotionale Gemeinschaft innerhalb einer objektiv abgrenzbaren Gesellschaftsgruppe entsteht, die nach außen hin einheitlich auftritt und untereinander solidarisch handelt und dadurch persönliche Bindungen über das rein gesellschaftliche Maß hinaus fördert. https://de.wikipedia.org/wiki/Korpsgeist zitiert Behr R (2006): Polizeikultur. Routinen – Rituale – Reflexionen. Bausteine zu einer Theorie der Praxis der Polizei. VS Verlag für Sozialwissenschaften, Wiesbaden.

11

Schauen wir auf ein Beispiel, in dem die Leitung einer Abteilung den Gedanken nicht zulässt, dass Mitarbeiter*innen Gewalt ausüben.

Beispiel **Das Tabu wird nicht gebrochen**

Ein Mitarbeiter sagt zur Leitung: »Kollegin X hat Frau Y in jedem Spätdienst der letzten Woche abends mit Gewalt ins Bett gedrückt und dabei laut geschrien: ›Und Du bleibst jetzt liegen!‹« Die Leitung antwortet: »Das kann ich mir gar nicht vorstellen. Das passt überhaupt nicht zu Kollegin X. Ich möchte nicht, dass Du noch einmal solche Dinge verbreitest.«
Vermutlich reagiert die Leitung aus einem Angstimpuls heraus. Gewalt in ihrer Abteilung darf nicht sein. Es fällt auf sie zurück. Der Anschuldigung nachzugehen, führt zu Unfrieden und gefährdet die Harmonie. Denkbar ist auch, dass sie aus Scham, die Anzeichen nicht selber erkannt zu haben, in einen Sog von Selbstanklagen gerät oder sich in Gedanken Versäumnisvorwürfen gegenübergestellt sieht.

11.3.1 Taburaum Sexualität

In der Pflegesprache heißt es »Gesicht waschen«, »Mundpflege«, »Waschen Sie sich bitte den Oberkörper«, »Ich wasche Ihnen die Füße« und: »Ich wasche Sie jetzt unten rum«. Die Worte »Penis«, »Vulva«, »Scheide« werden nicht verwendet. Sie sind schambesetzt. Auch die pflegerische Anamnese, die sich heute überwiegend nach der Begutachtung der Pflegebedürftigkeit richtet, entspricht diesem Bild. Zum vorderen Oberkörper zählen »die Hände, das Gesicht, der Hals, die Arme, die Achselhöhlen und der vordere Brustbereich«[46]. Kopf und Zähne werden noch erwähnt. Die Pflege der Geschlechtsteile versteckt sich hinter der Formulierung »Waschen des Intimbereichs« und wird näher bezeichnet mit »Den Intimbereich waschen und abtrocknen«[47].

In den vergangenen Jahren wurde das Thema Sexualität zwar offener behandelt, die Fachpresse berichtet über das Thema in Einrichtungen der stationären Altenpflege, Servicedienstleistungen, die auf die Befriedigung von sexuellen Bedürfnissen ausgerichtet sind, haben zugenommen. Nichtsdestotrotz zählt Sexualität in vielerlei Hinsicht zu den Tabuthemen. Erst recht das Thema »sexualisierte Gewalt«.

Wie wird in Einrichtungen über Sexualität gesprochen? Und, wenn ja, warum? Darf eine Person, die gepflegt wird, Sexualität haben? Darf ich darüber sprechen, wenn sie diese Bedürfnisse äußert? Können die Mitarbeitenden selber darüber sprechen? Oder schauen Mitarbeitende beim Wort »Penis« oder »Vulva« verschämt weg, weil man eben eher »untenrum« sagt oder andere verklärende Begriffe für Geschlechtsteile nutzt.

Ob wir es hören wollen oder nicht: In Einrichtungen der Altenhilfe, Behindertenhilfe, Jugendhilfe, ob ambulant, teilstationär oder stationär, sind sexuelle Übergriffe und Gewaltakte einschließlich Vergewaltigungen längst ungute Realität. Ob von Mitarbeitenden zu Pflegebedürftigen oder umgekehrt, von Mitarbeitenden untereinander, innerhalb der Hierarchie, von Pflegebedürftigen untereinander oder auch von engen Angehörigen – es ist niemand ausgenommen. Da diese Form der Gewalt tabuisiert ist, ist es nochmal schwerer, sie aufzudecken.

---

[46] Medizinischer Dienst des Spitzenverbandes Bund der Krankenkassen e.V. (MDS) (2019): Richtlinien des GKV-Spitzenverbandes zur Feststellung der Pflegebedürftigkeit nach dem XI. Buch des Sozialgesetzbuches. 3. Auflage, S. 52

[47] Ebd., S. 34

Beispiel **Sexualität war nie Thema**

Der junge Altenpfleger Patrick wurde von den Mädchen bisher nicht sehr beachtet und seine Erfahrungen im Umgang mit Sexualität beschränken sich auf die Masturbation. In einer Arbeitssituation sucht er dringend Hilfe bei einem Kollegen. In seiner Not klopft er nicht an, als er das Zimmer einer pflegebedürftigen Frau betritt, in dem er seinen Kollegen weiß. Der Anblick schockiert ihn.
Der Kollege hat die Beine der Bewohnerin gespreizt und fotografiert mit seinem Handy ihre Vulva. Mit hochrotem Kopf erklärt er, dass er bei der Intimpflege Veränderungen an der Scheide gesehen hätte, die er nun zu diagnostischen Zwecken fotografieren wollte.
Patrick wird heiß und kalt. Es ist ihm unsagbar peinlich, er fühlt sich schuldig. In der nächsten Nacht schläft er schlecht und nimmt sich vor, am nächsten Tag das Gespräch zu suchen. Aber der Kollege hat Kuchen mitgebracht, alle sind im lustigen Gespräch. Patrick will die Stimmung nicht stören, es bleibt ja noch der nächste Tag. Doch nach und nach versandet das Thema und Patrick denkt sich, der Kollege wisse ja nun, dass er das mitbekommen hat und wird es in Zukunft lassen.

Damit Tabus öffentlich werden, ist höchste Aufmerksamkeit von Seiten der Leitung gefordert. Dabei gilt einerseits das Prinzip, niemanden allein aufgrund einer Anschuldigung zum Täter/zur Täterin zu erklären, andererseits unbedingter Schutz (potenzieller) Opfer. Der Antwortsatz darf daher folgendermaßen beginnen: »Ich bin schockiert. Es ist wichtig, dass wir hierzu Klarheit erlangen. …«

Fazit **Ein Schutzkonzept hilft**

Führungskräfte sind also gut beraten, Informationen, die ihnen »im Vertrauen«, »unter dem Deckmantel des Schweigens« überbracht werden, in mehrfacher Hinsicht zu prüfen.

Wenn ein funktionierendes Maßnahmenpaket (▶ Kap. 13) existiert, erleben Sie statt Betroffenheit Handlungsfähigkeit, weil Instrumente, Wissen und handelnde Personen bekannt sind.

11.3.2 Whistleblowing

Wird in einer Einrichtung eine solche Handlungsfähigkeit nicht erarbeitet oder sogar im verhindert, möchten wir an dieser Stelle darauf hinweisen, dass das Abdriften ins Informelle wahrscheinlich wird. Daher ist es ratsam, auch das Whistleblowing als Element der Fallmeldung ins ganzheitliche Schutzkonzept einzubringen (▶ Kap. 13).

11.4 Verortung der Gewaltprävention in der generalistischen Pflegeausbildung

Im Rahmenlehrplan der generalistischen Pflegeausbildung (Einsatz in der Psychiatrie sowie Vertiefungseinsatz im letzten Ausbildungsjahr) beinhaltet das Kapitel »Kommunikation und Beratung personen- und situationsorientiert gestalten«[48] unter dem Aspekt »Kommunikation und Interaktion mit Menschen aller Altersstufen und ihren Bezugspersonen personen- und situationsbezogen gestalten und eine angemessene Information sicherstellen«[49] Bestandteile der Gewaltprävention auf personeller Ebene:

- *»Situations- und Fallbesprechungen unter Einbeziehung der zu pflegenden Menschen und/oder ihrer Bezugspersonen (...) partizipativ gestalten (z. B. auch im Rahmen von Pflegevisiten oder regelmäßigen Bed-Side-Übergaben).*
- *Bewusste und gezielte Kontaktaufnahme und Interaktion mit Menschen, deren Wahrnehmung und Erleben nicht immer dem eigenen Verständnis von Realität entspricht und Reflexion der Erfahrungen und gefundenen Lösungsansätze für eine tragfähige und belastbare Arbeitsbeziehung im Dia- bzw. Trialog.*
- *Herausforderungen und Konflikte in der Beziehungsgestaltung reflektieren, um ihnen professionell begegnen zu können (...).*
- *In Pflegeprozessen gegenüber den zu pflegenden Menschen eine personenzentrierte Haltung einnehmen und/oder körper-leiborientierte Momente der Interaktionsgestaltung integrieren, um darüber Anerkennung der zu pflegenden Menschen mit ihren Gefühlen, ihrem Erleben, ihren Bedürfnissen sowie zwischenmenschliche Verbundenheit zu realisieren.*
- *Auf Menschen, die einem pflegerischen Versorgungsangebot eher skeptisch, ablehnend oder abwehrend gegenüberstehen, zugehen, Ansatzpunkte für einen Beziehungsaufbau suchen und Aushandlungsprozesse gestalten. Die gefundenen Lösungen unter Berücksichtigung der eigenen Machtpotenziale evaluieren und reflektieren.*
- *In auftretenden Konfliktsituationen Ansätze zur Deeskalation umsetzen und im Anschluss die Konfliktentstehung und die gefundenen Lösungsansätze reflektieren.*

---

48 Bundesinstitut für Berufsbildung (2020): Rahmenpläne der Fachkommission nach § 53 PflBG. Rahmenlehrpläne für den theoretischen und praktischen Unterricht, Rahmenausbildungspläne für die praktische Ausbildung, 1. August 2019, 2., überarbeitete Auflage, S. 245

49 Ebd.

- *Sich beispielsweise in Verbindung mit auftretenden Konfliktsituationen oder Momenten empathischer Traumatisierung eigene Deutungs- und Handlungsmuster in der pflegerischen Interaktion bewusst machen, diese im Rahmen von kollegialer Beratung und Supervision reflektieren und so Wege zu mehr Selbstachtsamkeit und Selbstfürsorge finden (...).«*[50]

11.5 Macht

Macht ist per se da. Im Rahmen der Gewaltprävention stehen wir vor vielen Fragen:

- Inwiefern finden Machtverhältnisse in unserer Bewertung von Verhaltensweisen und Entscheidungsfindung Berücksichtigung?
- Was benötigen wir, um Machtmissbrauch vorzubeugen und bereits existierende Formen des Machtmissbrauchs aufzudecken?
- Wie finden wir zu menschenwürdigen Formen des Macht-»ge«-brauchs? Und, wenn wir machtmissbräuchliches Handeln identifiziert haben, wie wandeln wir es in menschenwürdiges Handeln, ohne gleich ein ganzes Register an Strafmaßnahmen aufzufahren?

Machen wir uns klar: In den Einrichtungen der Alten-, Krankenpflege und der Eingliederungshilfe gibt es zwei Anforderungsebenen. Jene, die die Klientel seitlich, außerhalb der Organisation als anfordernde und leistungsempfangende Größenordnung zeigt: Kunden geben Qualitätskriterien vor und beurteilen die empfangene Leistung. Ob wir von der Beurteilung erfahren (wie etwa durch systematisches Befragen oder Beschwerdemanagement), steht auf einem anderen Blatt. Das Anspruchsverhalten der betreuten Menschen hat sich in Bezug auf Service oder technische Ausstattung im Laufe der letzten 30 Jahre deutlich verändert. 11

Die zweite Anforderungsebene wird sichtbar, wo hohe bis höchste Abhängigkeit vom Hilfegebenden existiert und Kontrolle kaum bis gar nicht vorhanden ist. An solcher Stelle »hängt« die Achtsamkeit und Sensibilität im Umgang mit dem anvertrauten Menschen an der individuellen Kompetenz und dem Wohlwollen des einzelnen Mitarbeitenden. Hier zeigt sich, wie hoch das Maß an Achtsamkeit auch im Raum größter Verletzlichkeit und außerhalb äußerer Kontrolle ist.

Mit anderen Worten: Wie viel helle Seite der Macht ist wirklich lebendig? Wie viel von der »dunklen Seite der Macht« existiert, ohne dass Kenntnisse darüber geteilt werden?

---

[50] Ebd.

11.5.1 Schlüsselunterscheidungen der »Macht«

Marshall B. Rosenberg arbeitete in seinen Ausführungen zur gewaltfreien Kommunikation mit sogenannten Schlüsselunterscheidungen: der Gegenüberstellung von Beobachtung und Bewertung, Gefühl und Gedanke, Bedürfnis und Strategie sowie Bitte und Forderung (siehe ab ▶ S. 134, Tab. 20).

Die GFK-Trainerin und Buchautorin Liv Larsson vertiefte weitere Schlüsselunterscheidungen aus Rosenbergs Werk, einige davon die Macht betreffend. So unterscheidet sie z. B. zwischen der »Macht mit Menschen« gegenüber der »Macht über Menschen« oder »Beschützender und strafender Macht«. In den nächsten Abschnitten werden solche anhand von Sprachbeispielen vor- und einander gegenübergestellt.

Macht mit Menschen gegenüber Macht über Menschen

»Macht mit Menschen« bedeutet Einbeziehung, Teilhabe, Mitbestimmung und Raum für Alleinbestimmung. Das Wort »Alleinbestimmung« ist neu und meint wirkliche Autonomiefelder, in denen die Person ganz allein bestimmen kann. Das setzt voraus, dass es von organisatorischer Seite den Raum dafür gibt und, dass wir uns Gedanken über solche Felder für eine Person oder eine Gruppe machen. Ist der mögliche Selbstbestimmungsraum für eine Person nur sehr klein, wird die Bedeutung dieses Raums entsprechend groß.

Tab. 33: Macht über/Macht mit Menschen

Macht über Menschen	Macht mit Menschen
In Gespräch mit pflegebedürftigen Menschen:	
»Sie haben nicht Bescheid gesagt, dass Sie später kommen, jetzt gibt es kein Essen mehr.«	»Sie haben gar nicht Bescheid gesagt, dass Sie später kommen. Die Küche ist jetzt geschlossen. Ich werde sehen, was wir noch da haben.«
Vor den Festtagen dekorieren.	»Wie hätten Sie gern die Dekoration?«
»So früh können wir Ihnen die Thrombosestrümpfe nicht anziehen, da ist noch niemand auf Tour.«	»Ich würde gern mit Ihnen gemeinsam eine Lösung finden, dass Sie ungefährdet früh aufstehen können.«
Im Miteinander von Leitung und Mitarbeitenden: Die Leitung möchte die Übergabe für mehr Austausch nutzen.	
»Die Übergabezeit wird um eine Viertelstunde verlängert, damit Sie mehr Raum für den Austausch haben.«	»Ich möchte gern die Übergabezeit verlängern, damit es mehr Raum für den inhaltlichen Austausch gibt. Wie wirkt das auf Sie?«

Strafende Macht gegenüber Beschützender Macht

Tab. 34: Strafende/beschützende Macht

Strafende Macht	Beschützende Macht
Im Gespräch mit streitenden Patient*innen:	
»Wenn ich so etwas noch einmal höre, müssen Sie leider die Station verlassen.«	»Ich höre gerade, dass es hier laut wird, das ist nicht der Ton, wie wir ihn hier haben möchten, ich komme dazu, um Sie im Gespräch zu unterstützen.«
Im Miteinander von Beschäftigten mit Auszubildenden: Ein/e Auszubildende*r setzt sich über die Kompetenzen hinweg und vertauscht dabei Infusionen:	
»Das gibt einen Eintrag in die Beurteilung und eine Meldung an die Schule.«	»Wir werden jetzt erst sehen, was zu tun ist, die Patientin und den Arzt informieren, um rechtzeitig Symptome zu erfahren und um Handlungsbedarf abzuklären. Danach sprechen wir miteinander über die Situation.«

Schwäche gegenüber Verletzlichkeit

Tab. 35: Schwäche/Verletzlichkeit

Schwäche	Verletzlichkeit
Im Gespräch mit einer pflegebedürftigen Person, die es schwer hat, sie leidet seit mehreren Jahren an einem Ulcus cruris (Unterschenkelgeschwür):	
»Sie müssen das irgendwann mal akzeptieren.«	Das ist kaum auszuhalten, oder?
Im Gespräch mit einer Auszubildenden, ein Patient ist unter schweren Kämpfen gestorben.	
»Da musst Du Dich dran gewöhnen.«	»Ja, das ist schwer zu ertragen, da steht es manchmal auf der Kippe, ob man den Beruf überhaupt wirklich ausüben will.«

11

Abhängigkeit gegenüber Wahlfreiheit

Tab. 36: Abhängigkeit/Wahlfreiheit

Abhängigkeit	Wahlfreiheit
Im Gespräch mit einer Person, die eine Wunde am Gesäß entwickelt hat.	
»Ich muss Ihre Wunde fotografieren.«	»Auch wenn es Ihnen unangenehm ist: Darf ich die Wunde fotografieren? Wir können die Heilung dann besser beurteilen.«
Im Miteinander von Beschäftigten:	
»Wenn Du nicht mit mir tauschst, tausche ich auch nicht mehr mit Dir.«	»Wenn Du am Wochenende mit mir tauschst, wann hättest Du gern, dass ich für Dich arbeite?«

Angst vor Autorität gegenüber Respekt vor Autorität

Tab. 37: Angst/Respekt vor Autorität

Angst vor Autorität	Respekt vor Autorität
Im Gespräch mit einer zu betreuenden Person.	
»Wenn gleich der Arzt kommt und erfährt, dass Sie…, dann…«	»Ich möchte Sie bitten, den ärztlichen Rat wirklich ernst zu nehmen.«
Im Miteinander von Beschäftigten:	
»Achtung! Der Patient ist der Vater vom Chef!« »Wenn ich … nicht bis Freitag bearbeite, gibt es wieder eine Ermahnung.«	»Wenn unsere PDL so sehr darauf besteht, muss es wirklich wichtige Gründe geben.«

Lob gegenüber Wertschätzung

Tab. 38: Lob/Wertschätzung

Lob	Wertschätzung
Im Gespräch mit einer zu betreuenden Person,	
»Das machen Sie ganz toll!«	»Wenn ich sehe, wie Sie trotz der Schmerzen jeden Morgen aufstehen, bin ich sehr beeindruckt.«
Im Miteinander von Beschäftigten, z. B. zu einer/m Auszubildenden:	
»Du kannst schon richtig gut lagern.«	»Mich freut das sehr, welche Details Du beim Positionswechsel schon berücksichtigst.«

Dominanzorientiertes vs. bedürfnisorientiertes System

Sie sind uns gut bekannt, die Sätze, die uns zur bedingungslosen Akzeptanz eines Systems verleiten sollen: »Kinder, die was wollen, kriegen was auf die Bollen.« – »Lehrjahre sind keine Herrenjahre.« – »Da könnte ja jeder kommen!«

Tab. 39: Dominanzorientiertes/Bedürfnisorientiertes System

Dominanzorientiert	Bedürfnisorientiert
Im Gespräch über/mit eine/r Person, die neue Anforderungen an uns richtet:	
»Das ist von oben so vorgegeben. Da haben wir unsere klaren Vorgaben.«	»Das ist das erste Mal, dass wir einen Menschen aus Japan versorgen. Bitte lassen Sie uns gemeinsam schauen, was am Wichtigsten zu berücksichtigen ist.«
Im Miteinander von Leitung und Beschäftigten:	
Anordnungen, Er- und Abmahnungen, TOP-Down-Strategien	Befragung, Dialog, in Besprechungen taucht viel häufiger die Frage auf: »Worum geht es dabei?« als »Ist es machbar?«

12 Gewaltprävention als Aufgabe aller Mitarbeitenden

Thomas Hecker

Widmen wir uns nun der ganz persönlichen Auseinandersetzung mit eigenen Unsicherheiten, Ängsten, Aggressionen und Verhaltensweisen.

12.1 Resilienz

Über Resilienz zu verfügen bedeutet, Widerstandskräfte und Techniken zu besitzen, die Ihnen helfen, psychisch gesund zu bleiben (oder es zu werden). Resilienz kommt nicht von außen. Nicht selten erarbeiten sich Menschen ihre Resilienz aus tiefen Krisen heraus.

Gabriele Koslowski formuliert dazu *»Die acht Zauberstäbe in meinem Leben:*

1. *Optimismus (...)*
2. *Akzeptanz & Achtsamkeit (...)*
3. *Lösungsorientierung & Kreativität (...)*
4. *Selbstfürsorge (...)*
5. *Selbstwert & Selbstwirksamkeit (...)*
6. *Netzwerke (...)*
7. *Zukunftsgestaltung (...)*
8. *Improvisationsvermögen & Lernbereitschaft (...)«.*[51]

Wenn ich auf meinen beruflichen und persönlichen Werdegang zurückblicke, sehe ich mich in (für mich) schwierigen Situationen immer dann als resilient, wenn ich mich und mein Verhalten stimmig mit meinen Werten erlebt habe. Diese Stimmigkeit bedeutete dabei weniger, die »richtigen« Antworten zu haben, als die Fragen zu formulieren und mich nicht mit unzureichenden Antworten geschlagen zu geben.

---

[51] Koslowski G (2019): Resilienz in der Pflege. Schlütersche, Hannover, S. 139ff.

Friedemann Schulz von Thun formuliert die
»Übereinstimmung
- *›zwischen unserem inneren Zumutesein und äußerem Gebaren (...)‹ und*
- *›übergreifend auch (...) mit den Anliegen meiner Existenz (...)‹ sowie*
- *›(...) mit dem Charakter der Situation.‹«*[52]

zu dem Begriff der Stimmigkeit.

Stimmigkeitserleben erhält hier eine zentrale Funktion im Leben von Menschen: Unsere Handlungen und Worte passen zu unserem inneren Erleben, stimmen zutiefst überein mit dem, was uns wirklich wichtig ist und sind passgenau zur aktuellen Situation.

Ich bin sicher, dass wir Resilienz erleben, wenn wir für solche Stimmigkeit sorgen. Um Resilienz zu bewirken und Stimmigkeit zu erleben, benötigen wir zurück- wie vorausschauend die Selbstreflexion.

12.1.1 Selbstreflexion

Selbstreflexion geschieht im Jetzt. Schauen wir zurück, können wir unser Verhalten, Beweggründe und Folgen erkennen. Schauen wir voraus, können wir für zukünftiges Handeln schlussfolgern. In der Gewaltprävention ist die Selbstreflexion unerlässlich. Sie kann rückwirkend Erklärungen liefern, vorausschauend helfen, vorbeugend hilfreiche Maßnahmen zu finden (lesen Sie hierzu die Ausführungen in den Kapiteln 3, 6–11). Ich möchte hier den Moment der Handlungsentscheidung in schwierigen Momenten hervorheben.

Wir alle kennen diesen Augenblick: Wir erleben uns gereizt und verspüren unmittelbar einen Handlungsimpuls. Manche Eltern kennen den Tipp: »Zähl innerlich 21–22–23!« Das ist klug. Denn das bedeutet »Take your time«, inneres Anhalten und somit einen kurzen Moment der Unterbrechung vor einem automatisierten, also unreflektierten Handeln. Hier nenne ich es »Soforthilfe **vor** Grenzverletzung«.

Es ist der Gedanke: »Das, was ich jetzt vorhabe, sollte ich nicht tun.« Wenn es Ihnen gelingt, sich in diesem Moment anzuhalten, haben Sie schon fast gewonnen. Sie können die Situation verlassen, für Hilfe sorgen, Abstand gewinnen. Vielleicht ist es aber auch schon passiert. Sie haben die Grenzverletzung bereits hinter sich. Sie denken: »Oh, das hätte ich nicht sagen...«, »...das hätte ich nicht tun dürfen.« Hier ist das Anhalten schwieriger. Wir sagen zwar richtigerweise: »Worte, die man gesagt hat, kann man nicht zurücknehmen«, jedoch können wir zu ihnen stehen und um Verzeihung bitten.

---

[52] Schulz von Thun F (1999): Miteinander reden 1. Störungen und Klärungen. Hamburg, S. 122

Leider wird diese Reaktion oft in doppelter Hinsicht blockiert: Zum einen ist da der aufwallende Ärger, zum anderen die Scham, etwas getan zu haben, das nicht in Ordnung ist. Scham wollen wir auf keinen Fall zeigen. Jetzt gilt die »Soforthilfe **bei** Grenzverletzung«: »Oh Entschuldigung, das ist nicht das, was ich wirklich sagen wollte.«

Weil sich Mitarbeitende mit der Institution im Rücken in machtvoller Position gegenüber den Anvertrauten befinden, möchte ich jetzt zu einer Reflexion anleiten, die allein oder (lieber) kollegial tiefere Einblicke in die Geschehnisse, die eigene Betroffenheit, die Perspektive der anderen Person und Ausblicke auf Handlungsmöglichkeiten für die Zukunft anbietet.

12.2 GFK in der Kollegialen Beratung: Machtreflexion – Drei Stühle

Das Instrument zur Machtreflexion ist eine Abwandlung des »Drei-Stühle-Modells« von Kinyon und Lasater aus der »Mediate-Your-Life«-Reihe. Sie können das Modell allein anwenden, es ist aber mindestens genauso wertvoll in Form einer kollegialen Beratung.

Sollten Sie allein vorgehen, fallen alle hier auf verschiedene Personen verteilten Aufgaben Ihnen selbst zu.

Zu zweit gibt es die Rollen der erzählenden und der fragend-hörenden Person, zu dritt empfiehlt sich die zusätzliche Rolle eines Protokollierenden (in Schritt 1 und 2 vorrangig die Bedürfnisse, in Schritt 3 die Ideen. Für jeden Schritt wird ein eigenes Blatt verwendet und entsprechend der jeweils beschriebenen Anleitung verfahren.)

12.2.1 Praxisbeispiel: das Drei-Stühle-Modell

Erinnern Sie eine Situation mit einer zu betreuenden Person, in der es Ihnen schwer fiel, die Contenance zu bewahren, in der Sie Macht über die andere Person ausgeübt haben oder es wollten.

1. Stellen Sie drei Stühle zu einem Dreieck, zwei stehen sich mit den Sitzflächen gegenüber, der dritte mittig davor, mit der Sitzfläche den beiden anderen zugewandt.

- »Nimm Platz auf einem Stuhl ein. Dieser erste Stuhl ist Dein Stuhl. Atme mehrmals tief ein und aus, mache Dir Deinen Körper bewusst. Erfasse die ganze Situation und berichte davon, wer etwas wie tut: Höre noch einmal die Worte, wie sie klingen. Vielleicht spielen noch weitere Wahrnehmungen eine Rolle, z. B. Gerüche oder Berührungen. Beschreibe die Situation so, als würde sie in den Abendnachrichten verlesen: sachlich, neutral, ausschließlich faktenbasiert. Schaue möglichst genau hin.«

- »Wenn Du Deine Beschreibung abgeschlossen hast, schaue sie gedanklich an und spüre in Deinen Körper: Was fühlst Du? Welche Empfindungen und Gefühle tauchen auf? Lass Dir Zeit. Fasse Deine Gefühle in Worte.«
- »Schaue nun darauf, was Du gebraucht hättest: Welche Bedürfnisse wollten in dieser Situation gern erfüllt sein?«

Die dritte Person fertigt Notizen, in denen stichpunktartig das Wesentliche dieser drei Schritte zusammengefasst wird.

2. Wechseln Sie nun auf den gegenüberliegenden Stuhl.

- »Nimm diesen Platz anstelle der betreuten Person ein. Atme mehrmals tief ein und aus, versuche, Dich in die Lage der anderen Person zu versetzen. Du kannst dabei deren Körperhaltung einnehmen und ihre Art, sich zu äußern, nachempfinden. Erfasse jetzt die Situation aus der Wahrnehmung der anderen Person heraus. Wer tut etwas wie? Höre, wie es sich für diese Person anhört, sieh hin, wie es diese Person sieht. Beschreibe Ihre Wahrnehmung.«
- »Spüre mit dem Blick auf diese Wahrnehmung (der anderen Person) wieder in Deinen Körper. Was fühlst Du? Welche Empfindungen und Gefühle tauchen auf? Lass Dir Zeit. Gib den Gefühlen Worte.«
- »Schaue nun darauf, was Du (als andere Person) vermutlich gebraucht hättest: Welche Bedürfnisse waren in dieser Situation nicht erfüllt?«

Die dritte Person fertigt auch hier Notizen, in denen stichpunktartig das Wesentliche dieser drei Schritte zusammengefasst wird.

3. Wechseln Sie nun auf den Stuhl, der mittig zu diesen beiden steht. Es ist der Mediator-Stuhl.

- »Du bist jetzt Mediator«. (Lesen Sie dazu: Mediator-Haltung*)
- »Atme mehrmals tief ein und aus, mache Dir erneut Deinen Körper in der aktuellen Position bewusst.«
- »Falls Notizen zur Verfügung stehen, werden diese auf die dazugehörigen Stühle gelegt oder dorthin gehängt. Betrachte nun die vorhergehenden Beschreibungen. Lass die Schilderungen, insbesondere die Bedürfnisse, auf Dich wirken.«
- »Geh nun über zu einem Brainstorming und lass Dir Strategien einfallen, die hilfreich sind, die beiderseitigen Bedürfnislagen zu berücksichtigen. Lass alles zu, was Dir einfällt, klammere nichts aus, beschränke Dich nicht.«

Die dritte Person scheibt diese Ideen in kurzen Notizen auf.

Definition **Mediator-Haltung**

Aus dieser Perspektive ist es wichtig, dass die Interessen und Bedürfnisse aller Beteiligten gleichermaßen Berücksichtigung finden. Selbst, wenn die Situation verfahren scheint, ist der Mediator fest davon überzeugt, dass sich Lösungen finden lassen. Dabei strebt er*sie v.a. den Konsens an, also eine Lösung, bei der alle gewinnen.

4. Verlassen Sie nun die »Sitzgruppe«.

- »Betrachte die Notizen des Brainstormings und sortiere die Ideen in eine Rangfolge. Hinterfrage dabei jede Idee einzeln:
  - Führt diese Strategie zum Ziel?
  - Ist sie mit meinen Werten konform?
  - Sind die Bedürfnisse aller Beteiligten gleichermaßen berücksichtigt?
- Mache Dir in Bezug auf die soeben durchgeführten Schritte klar: ›Was mache ich morgen früh um 8:00 Uhr?‹«

Dieser letzte Schritt ist der wahrscheinlichste Garant dafür, dass Sie bezüglich des Problems eine erste reale Handlung vornehmen.

12.2.2 Macht auf der Ebene der Institution

Thomas Hecker und Stefan Freck

»Der Einsatz von Macht [kann] dem Schutz, der Einbeziehung, der Wertschätzung und der Verbindung dienen …, andererseits der Trennung, der Unter- und Überordnung. Um im Sinne des Einsatzes von Macht in der Institution klar zu kriegen, wo und wie diese eingesetzt werden kann, braucht es der Betrachtung von zwei weitergehenden Aspekten:

*Dem Einsatz von Macht im Sinne von Macht***ge***brauch und dem Einsatz von Macht im Sinne von Macht***miss***brauch. Dabei ist es unerheblich, ob Gebrauch und Missbrauch von einzeln handelnden Personen oder von der Institution ausgeht, das Ergebnis ist in diesem Kontext das Gleiche. ›Macht ist im Alltag allgegenwärtig und ein Leben ohne Machtausübung nicht möglich.‹«*[53]

[53] Schulungsordner piag B 2018

12.2.3 Machtgebrauch im Sinne des Betreuungs-Auftrags

Mit Macht**ge**brauch ist der Einsatz von Macht zum Wohle der Klient*innen gemeint.
Damit meinen wir z. B.

- Gestaltungsmacht zu Tagesstrukturen, Zugang zu Informationen,
- den Pflegeauftrag nach dem jeweiligen Bedarf und der Bedürfnisabwägung angemessen umsetzen,
- fachliche, pflegerische oder pädagogische Vorgehensweisen z. B. zu sexuellen Bedürfnissen und individueller Selbstbestimmung,
- Schutzauftrag im Sinne des Anliegens, weshalb die Person von der Einrichtung betreut wird und abhängig ist von fremder Hilfe.

Macht**ge**brauch bedeutet aus dieser Perspektive daher den Einsatz von machtvollem Handeln des Einzelnen und der Institution, der sich aus dem fachlichen Auftrag speist, zu gestalten und in der Praxis umzusetzen.

Wer Macht hat, besitzt auch die Macht, anvertraute Personen vor Machtmissbrauch und Gewalt zu schützen!

Macht**miss**brauch in der Institution bedeutet das Ausnutzen des entgegengebrachten Vertrauens zum eigenen Vorteil durch eine Fachperson oder durch die Institution (strukturelle Gewalt). Ein Machtmissbrauch durch eine Fachperson ist in der Regel immer auf konkrete Situation bezogen.

Bei der Institution werden hingegen Strukturen und Kulturen geschaffen, die vorteilhaft für die Institution sind und Abläufe, Belange und Interessen dieser in den Vordergrund stellen. Das können Essenszeiten, Ruhezeiten, Dienstplangestaltungen, Verhinderung von sexueller Selbstbestimmung durch Mehrbettzimmer oder fehlende Mitsprachrechte sein.

Einsatz von Macht wird dann zu Macht**miss**brauch, wenn die vom Machteinsatz betroffene Person in ihrer subjektiven Wertung und Einschätzung der Verletzung ihrer Grenze nicht wahrgenommen und über diese weiterhin hinweg gegangen wird. Das bedeutet, dass fachlich Handelnde wider besseren Wissens ihre Macht entsprechend zum eigenen und nicht zum Vorteil des Klient*innen einsetzen.

12.2.4 Übung zur Reflexion von Machtstrategien

Sechs Machtstrategien lassen sich identifizieren

1. Beschämen, Beleidigen
2. Kritisieren, Analysieren
3. Bestrafen
4. Belohnen
5. Schuldgefühle erzeugen
6. Pflichterfüllung

Die folgende Übung soll Ihnen dazu dienen, Machtstrategien anhand tatsächlicher Beobachtungen zu identifizieren, indem Sie im ersten Schritt Handlungen und Worte/ Sätze aufschreiben: Was wird getan und/oder gesagt?

Im zweiten Schritt schauen Sie dahinter: Was beabsichtigt die Person eigentlich? Welche Absichten, Anliegen, Motive und Bedürfnisse hat sie? Danach betrachten Sie die Wirkung bei der empfangenden Person: Welcher Art ist die emotionale Reaktion, also das Gefühl bei der Person, die mit dieser Handlung konfrontiert ist?

Schließlich lassen Sie sich möglichst viele Alternativen einfallen, die die Werte und Bedürfnisse aller Beteiligten respektieren.

Wechseln Sie die Perspektive, indem Sie Strategien von Mitarbeitenden – vielleicht sogar Ihre eigenen – und die von Ihnen anvertrauten Personen wählen. Wenn Sie die Perspektive der betreuten Person einnehmen, variieren Sie Schritt 4: Schauen Sie, ob Sie Alternativen anbieten können, die es der Person erleichtern, eine andere Verhaltensweise zu wählen.

Tab. 40: Reflexion von Machtmissbrauch

	Anvertraute Person → Pflegekraft	Pflegekraft → Anvertraute Person
Handlung/Worte:		
Was wird beabsichtigt?		
Erzeugt beim anderen:		
Idee für eine Alternative?		

Tab. 41: Übung am Beispiel Beschämen

Handlung/Worte:	In der Vorleserunde: »Frau Müller, wieso müssen Sie eigentlich immer stören?«
Was wird beabsichtigt:	Die Vorlesende wollte den Menschen eine interessante Runde bieten. Sie braucht Konzentration und Aufmerksamkeit.
erzeugt beim anderen:	Scham, wütende oder Rückzugsreaktion.
Idee für eine Alternative?	Nach der Runde mit Frau Müller sprechen. Herausfinden, was sie braucht, was sie sich wünscht. Überlegen, wie sie anders einbezogen werden kann. Perspektive des Vorlesenden aufzeigen. Eine Vereinbarung finden.

12.2.5 Machtgefälle

Thomas Hecker und Stefan Freck

Einrichtungen, die, ambulant oder stationär, in der Pflege, Betreuung und Begleitung hilfsbedürftiger Menschen tätig sind, verfügen über eine Machtposition und Machtpotenzial gegenüber den ihnen anvertrauten Menschen. Diese Machtposition bedingt ein Machtgefälle gegenüber den zu Pflegenden. Dieses Machtgefälle möchten wir auf zwei Ebenen beleuchten und dies mit einem Bild in Anlehnung an eine Arbeitsfolie von Ansgar Kesting (Präventionsbeauftragter Malteser Deutschland) verdeutlichen (▶ Abb. 23). Die erste Ebene des Machtgefälles besteht unmittelbar zwischen der Einrichtung und der anvertrauten Person. Es ist mehr oder weniger deutlich sichtbar und zeigt sich allein in der Möglichkeit, Strukturen zu errichten, die Einhaltung der Regeln anzumahnen oder die »Hausordnung« durchzusetzen.

In der Praxis sind Mitarbeitende beauftragt, diese Machtposition zum Wohle der Klient*innen zu nutzen und in ihr fachliches Handeln einfließen zu lassen. Machtausübung und -gestaltung zur Umsetzung guter Pflege oder Betreuung sind mit der Übernahme einer besonderen Verantwortung gekennzeichnet. Dieser besonderen Verantwortung wird im Ganzheitlichen Gewaltschutzkonzept Rechnung getragen.

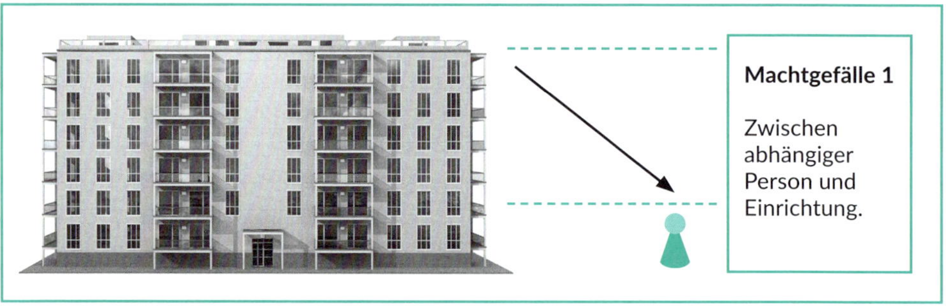

Abb. 23: Das Machtgefälle I.

Das gilt unabhängig davon, ob die Macht zum Wohle der Schutzbefohlenen eingesetzt wird oder nicht. Das Machtgefälle ist grundsätzlich vorhanden. Sogar die 18-jährige Mitarbeiterin im Freiwilligen Sozialen Dienst profitiert im Sinne des Machtpotenzials davon. Sie kann der 89-jährigen Frau Gerski sagen: »Nein, Frau Gerski, da dürfen Sie nicht lang.« Die Verhältnisse sind schnell geklärt. Mitarbeitende haben von vornherein einen strukturellen, aber auch auf Handlungen ausgerichteten Vorteil. Sie sind die Handelnden und sicher auch Entscheidungsträger der jeweiligen Situation.

Jede Einrichtung, jede Institution besitzt gleichwohl einen ganz ursprünglichen Träger-Auftrag. So resultiert z. B. der Grundauftrag der Caritas aus ihrer religiösen Grundhaltung der Mildtätigkeit und Nächstenliebe.

Unmittelbar und ohne bewusst wahrgenommen zu werden, berührt ein solcher ursprünglicher Trägerauftrag innere Werte von Menschen. So werden Sie zur »besseren

Pflegekraft«, wenn Sie sagen können: »Als ich in Berlin wohnte, habe ich drei Jahre an der Charité gearbeitet«. Sie erben den Nimbus von Dr. Sauerbruch, egal, was Sie da gemacht haben.

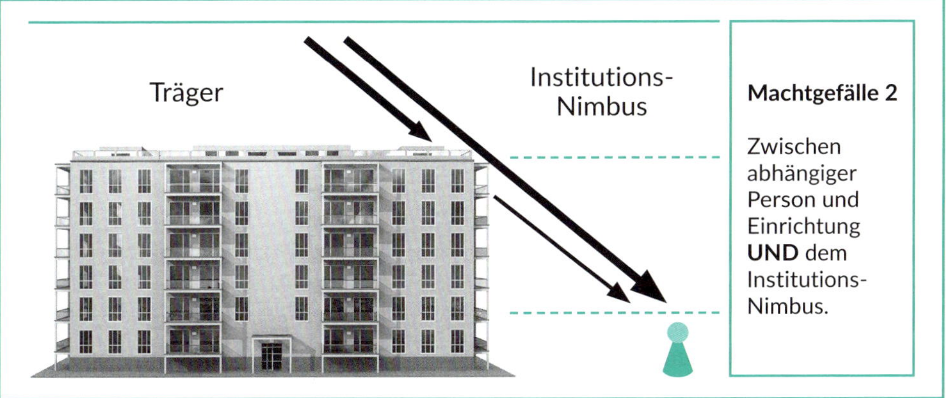

Abb. 24: Das Machtgefälle II. © sveta – stock.adobe.com

Im Schutzkonzept sind zwei Ebenen des Machtgefälles zu bedenken:

1. Das zwischen der Einrichtung und der anvertrauten Person sowie dieses **plus**
2. der sich aus dem Institutionsnimbus ergebenden erweiterten Machtdifferenz.

12

Folglich sorgt der Institutionsnimbus in der Wahrnehmung der Institutionszugehörigen, der Anvertrauten wie auch der Öffentlichkeit dafür, dass der Institution aufgrund ihres guten Rufs keine Gewaltprozesse zugetraut werden: Gewalt findet dort schlicht nicht statt. Somit wird selbst vorhandene Gewalt nicht gesehen.

Füllt die Institution das Machtgefälle mit Maßnahmen, Strukturen, Regelkommunikationen, Vorbildern und lebendigen Leitlinien zur Gewaltprävention und dem Umgang mit Gewaltvorfällen, wird sie in diesem Sinne handlungsfähig, übt legitimen Machtgebrauch im Sinne ihres Pflegeauftrages aus.

Die Füllung des Machtgefälles ist also der Handlungsrahmen der Institution.

Der Handlungsrahmen ist der Spielraum, in dem Gewaltprävention und die Intervention von Gewaltvorfällen stattfindet. Ist dieser Handlungsrahmen klar definiert, existiert ein Verständnis dafür, was gewollt/ungewollt ist, was erlaubt und was unerlaubt ist, kann sich handlungsfähiges, qualifiziertes Personal auf sicherem Terrain bewegen und Gewaltschutz entsprechend umsetzen.

Macht**ge**brauch ist der Einsatz von Macht zum Wohle der Klient*innen, der Einsatz von machtvollem Handeln, der sich aus dem fachlichen Auftrag speist: Gestaltungsmacht, Pflegeauftrag, pädagogische Vorgehensweise, Schutzauftrag. Wer Macht hat, der hat auch die Macht, schutz- oder hilfebedürftige Personen vor Machtmissbrauch und Gewalt zu schützen!

Scheuen wir allerdings den Blick auf das Machtgefälle, die Auseinandersetzung mit dem Gewollten/Ungewollten, dem Erlaubten/Unerlaubten, machen wir es unmöglich, Anzeichen von Gewalt zu erkennen, sie überhaupt zu entdecken und zu verhindern. Wir fördern dadurch ihre potenzielle Eskalation und betreiben institutionellen Macht**miss**brauch.

Übernimmt die Institution die Verantwortung für das Machtgefälle, bringt es immer wieder ins Gespräch, in Reflexion und Diskussion, wird sie ein funktionierendes Gewaltschutzkonzept ins Leben rufen und am Leben halten können.

Das Gewaltschutzkonzept ist die organisatorische Grundlage der Institution zur Handlungssicherheit der Mitarbeitenden für

- professionell Handelnde im Auftrag der Institution
- Helfer und Angelernte
- Klient*innen als Bewohner*innen, zu Pflegende, Betreute im Umgang mit der Fachperson
- ehrenamtlich Tätige.

Ein Machtvakuum entsteht dort, wo niemand hinschaut, wo niemand glaubt, hinschauen zu müssen und wo zudem Mechanismen existieren, die es erschweren, sogar unmöglich machen, einen Verdacht oder Erlebnisse zu schildern. Es gibt Menschen, die für sich Geltungsmacht erlangen, indem sie sich Orte suchen, an denen ein Machtvakuum existiert. Diese nennen wir »Täter*innen«. Kümmert man sich nicht rechtzeitig und systematisch, können sie sich ausbreiten und verdrängen die »guten Kräfte«.

Auf die helle Seite der Macht gelangen

Den blinden Fleck beleuchten

Im Sprachgebrauch kennen wir das Bild vom »blinden Fleck«. Nehmen wir das Bild beim Wort, herrscht dort nichts außer Dunkelheit. Im blinden Fleck können wir nur etwas erkennen, wenn wir ihn beleuchten und uns ihm nähern.

So entdeckt die Führungskraft vielleicht, dass sie den Kollegen X. wegen der früheren langjährigen Freundschaft nicht auf sein Fehlverhalten gegenüber Anvertrauten ansprechen kann. Es geht also nicht nur darum, dass Verhalten einer anderen Person zu beleuchten, sondern auch die eigenen Anteile daran.

Jedes Geschehen-Lassen erzeugt ein größeres Machtvakuum und somit einen größeren Handlungsspielraum für Fehlverhalten. Überwindet die Führungskraft diese starke innere Hürde, gelingt es ihr, die dunklen Flecken zu erhellen. Strukturell wird das bedeuten, klar konzeptionell verankerte Haltungen, Strukturen und Werkzeuge parat zu haben, z. B.:

- Das Konzept der Personzentrierung konsequent auf alle Pflege- und Betreuungsbeziehungen anwenden und in die Pflegevisite einbeziehen,
- mit neuen Kolleg*innen und regelmäßig in Teamgesprächen (oder ähnlichen Konstellationen) über den strukturellen Vorteil der Mitarbeitenden sprechen
- Für schwierige Situationen ethische Fallbesprechungen implementieren
- Reflexionseinheit, Meta-Ebene einspeisen, z. B. als täglicher Bestandteil der Übergabe:
  - Inwiefern
    - hat es bemerkenswerte Verhaltensweisen von Anvertrauten gegeben?
    - ist es zu schwierigen Situationen, z. B. Überforderung, gekommen?
- Die vier Schritte der gewaltfreien Kommunikation nutzen
- Machtreflexion im Drei-Stühle-Modell

Strukturelle Hindernisse besprechen

Strukturelle Hindernisse müssen besprochen werden können: »Immer, wenn wir abends nur zu zweit sind, bleibt uns nichts anderes übrig, als die Leute früher ins Bett zu bringen. Und da müssen wir auch schon mal Zwang anwenden«, klagt Annika gegenüber ihrer Wohnbereichsleitung. Diese hört den Angriff: »… **nur** zu zweit«.

Da war es wieder. Und sie kennt es aus der Zeit, in der sie noch nicht als WBL arbeitete. Im Stich gelassen. Man muss es irgendwie schaffen… Das hatte sie doch längst hinter sich gelassen. Sie antwortet: »Ich kann mir eben auch keine neuen Mitarbeitenden aus den Rippen schneiden!« Gespräch beendet, Thema erledigt, Chance vertan.

Ausgeklammert hat sie das Erleben der Bewohner*innen, an denen Zwang ausgeübt wird. Abgeschmettert hat sie auch den Gewissenskonflikt der Kollegin. Verdrängt, das unerträgliche Gefühl, das Falsche zu tun und zu glauben, keine Wahl zu haben.

Auf die helle Seite der Macht kommt sie, indem sie sich ihre Hilflosigkeit und die der Kolleg*innen vor Augen führt, sowie die Situationen, in denen Zwang gegenüber den anvertrauten Personen ausgeübt wird, für den sie letztlich verantwortlich ist. Da kann ihr eigentlich nur übel werden. Möglicherweise gelingt ihr der Satz: »Danke, dass Du damit zu mir gekommen bist. Ich denke, wir haben da ein Problem, das müssen wir uns zusammen angucken.«

Möglicherweise bietet die Einrichtung im weiteren Aufbau der Führungsorganisation ebenfalls die Möglichkeit, die Problematik zu schildern. Dann wird das, was nicht sein darf, zwischen den Ebenen der Einrichtung besprechbar. Das ist der erste Teil einer Lösung.

Weg mit dem Institutions-Nimbus

Aus dem alltäglichen Umgang im Arbeitsprozess wissen wir, dass Mitarbeitende, auch Führungskräfte, Dinge tun, die nicht in Ordnung sind. Dinge, die nicht in Übereinstimmung mit unseren Werten, bzw. den auch offiziell verlautbarten Werten stehen.

Vertrauen wir nicht blind unserem Institutions-Nimbus. Nur weil wir von jeher »gut« sind (im ursprünglichen Träger-Auftrag), sind wir nicht einfach so davor geschützt, dass in unseren vier Wänden Dinge geschehen, die nicht geschehen sollen. Wenn wir das Undenkbare mitdenken, also nicht für unmöglich halten, schätzen wir uns auch vor Erfahrungen wie dieser:

Beispiel **Der Horror, den Sie nicht erleben wollen**

In einer Senioreneinrichtung mit 80 Wohnplätzen sorgt einer der Wohnbereiche seit einigen Jahren immer mal wieder für Unmut: Hoher Krankenstand, hohe Fluktuation, häufigerer Leitungswechsel, viele Beschwerden von Angehörigen, viele Konflikte zwischen Mitarbeitenden.

Als sich zeigt, dass es einer neuen Mitarbeiterin gelingt, für mehr Ruhe und Ordnung zu sorgen, trifft die Einrichtungsleitung die Entscheidung, diese zur Leitung des Wohnbereichs auszubilden. Nach einiger Zeit kann auch eine freie Stelle mit einer Freundin von ihr besetzt werden. Diese klagt im Vorstellungsgespräch über Ärgernisse mit der vorhergehenden Arbeitsstelle. Sie wird eingestellt.

Nach ihrem ersten Jahr kandidiert sie für den Betriebsrat. In diesem Jahr hat sich auf dem Bereich etwas verändert. Es ist ruhig geworden, ordentlich und sauber und die Leitung ist erleichtert über diese Entwicklung. Auf dem Mitarbeiter*innenfest wird die neue Leitung für ihre Leistungen besonders gelobt.

Wovon die Verantwortlichen nichts ahnen, sind die Stilmittel der neuen Leitung, denn sie agiert nach außen offen charmant, nach innen regiert sie autoritär, droht und schürt Ängste. Auch Bewohner*innen haben Angst vor ihr, denn ihr Anfassen ist grob, Widerspruch duldet sie nicht. Ihre Pflege ist schnell und – sie pflegt immer allein, bevorzugt hinter verschlossenen Türen. Was sie dort tut? Sie spricht verächtlich mit den Pflegebedürftigen, wendet sie bei Waschungen brutal auf die Seite, lässt sie nackt liegen und fügt absichtlich Schmerzen zu.

Wenn einmal Mitarbeiter*innen solche Handlungen erleben, wird offen gedroht: »Dir mache ich die Hölle heiß, wenn Du irgendwas sagst.« Indes hat sie in ihrer Freundin ein Komplizin, man tauscht sich privat über den empfundenen Ekel und über Taten aus.
Nach und nach verlassen Mitarbeitende das Haus. Da es sich um Personen handelt, die früher »Ärger gemacht haben«, deutet die Einrichtungsleitung dies als logische Folge des Leitungswechsels. Damit liegt sie auf gewisse Weise auch richtig. Was sie aber nicht weiß: Täter suchen sich ihre institutionellen Räume und sie sammeln sich, bewerben sich gerade dort, wo eine Einrichtung ein solches Potenzial bietet. »Die gucken da nicht so genau,« wissen Pflegende im Umkreis der Einrichtung. Und so bleiben die, die übergriffig handeln, während die, die etwas verändern wollten, gehen. Gleichzeitig wächst der Täterraum, die Handlungen weiten sich aus und werden gewalttätiger.
Für die Leitung der Einrichtung gibt es keinen Grund, hinzusehen, schließlich ist man für die Ruhe dankbar und das Interesse, die Institution zu schützen ist größer, als betroffene Einzelne. Anzeichen werden nicht wahrgenommen oder ausgeblendet. Man kann es sich eben nicht vorstellen. Deshalb entgegnet die Pflegedienstleitung, als eine Auszubildende sich ihr gegenüber öffnet: »So schlimm wird es schon nicht sein. Das besprichst Du am besten direkt mit der Wohnbereichsleitung.«
Eines Tages wendet sich ein Mitarbeiter nach Unterzeichnung eines Auflösungsvertrages an die Presse. Nach dem ersten Artikel melden sich weitere Ehemalige zu Wort. Der Skandal erregt bundesweit Aufsehen. Fernsehnachrichten, Strafverfahren, Zivilklagen und Kündigungen auf oberster Leitungsebene schließen sich an.
Ein Horror, den Sie sicherlich nicht erleben wollen…

13 Das ganzheitlich-innerbetriebliche Gewaltschutzkonzept

Stefan Freck

Bis hierher scheint Ihnen vermutlich schlüssig, was unter »Maßnahmen der Gewaltprävention« wirkt. Lassen wir uns jedoch nicht dazu verleiten, zu glauben, damit hätten wir es geschafft. Im Gegenteil: Hier beginnt erst die Wahrnehmung in der Einrichtung, dass es ein Gewaltproblem gibt.

Gewaltphänomene sind keine eindimensionalen Prozesse. Sie haben mit verschiedensten Beteiligten in der Institution und insbesondere der Institution selbst zu tun. Manches ist auf den ersten Blick auch nicht sichtbar.

Wir möchten Sie als Lesende gerne auf eine Reise mitnehmen, die Ihren Blickwinkel auf eine ganzheitliche Prävention in sozialen Einrichtungen verändert und eine neue Betrachtungsweise ermöglicht. Dazu möchten wir uns an die erfolgreiche Umsetzung im institutionellen Umgang mit Schutz vor sexueller Gewalt in Kinder- und Jugendeinrichtungen anlehnen.

Um sexuellen Missbrauch in Kinder- und Jugendhilfeeinrichtungen aufzuarbeiten und zukünftig zu verhindern, entstand die Idee, Handlungspakete im Kontext eines institutionellen Schutzkonzeptes bei den Trägern umzusetzen. Viele Kinder- und Jugendhilfeträger haben funktionierende Gewaltschutzkonzepte. Seit diese umgesetzt sind, sind Veränderungen messbar, funktionieren institutionelle Schutzkonzepte, werden zu Standardinstrumenten und sorgen für einen sicheren Rahmen sowohl für die Anvertrauten als auch für die Mitarbeitenden.

Mitarbeitende, Verantwortliche und zu Schützende sind sprach- und handlungsfähig, wenn es funktionierende Gewaltschutzkonzepte gibt.

Anfängliche Widerstände, Generalverdachtsdebatten verschwinden im Laufe einer ernsthaften Auseinandersetzung mit der Thematik. Da diese Erfahrungen übertragbar sind, ermutigen wir Sie an dieser Stelle, einen großen Schritt weiterzugehen und das Anliegen »Gewaltschutz« auf eine höhere Ebene zu heben.

13.1 Gewaltschutz als ganzheitliche institutionelle Verantwortung

Institutionsdynamik

In Betreuungseinrichtungen der Pflege – ob Behindertenhilfe, Alten- oder Krankenpflege – leben, arbeiten und begegnen sich Menschen aus verschiedensten Kulturen, Generationen, Religionen mit einer Vielfalt an Hilfsbedarf und Schutzbedürftigkeit. Dieses gelebte Miteinander von anvertrauten Menschen und fachlich professionell Handelnden lebt davon, dass der Raum, in dem die Menschen sich bewegen, möglichst frei ist von Gewalt. Dazu braucht es ein Grundvertrauen in die Einrichtung, positiv gestaltete Beziehungen und fachlich qualifiziertes Handeln. So können sich die Anvertrauten mit gutem Gefühl in eine für sie sichere Einrichtung begeben. So finden Mitarbeitende einen weitestgehend gewaltarmen Arbeitsplatz vor und können mit Aggression und Gewalt professionell umgehen. Beide Seiten brauchen dazu eine gut strukturierte Institution, die für Gewalt im Unternehmen klare Vorgehensweisen und professionelle Abläufe zur Verfügung stellt:

- Für die **Anvertrauten,** die sich in der Einrichtung mit ihren Wünschen und Bedürfnissen, Lebens- und Gewalterfahrungen, Kompetenzen und Abhängigkeiten zum Personal befinden und fast immer einen relevanten Grund haben, weshalb sie sich in der Pflegeeinrichtung befinden,
- für **die Mitarbeitenden**, die mit diesen Menschen arbeiten, sich professionell im Umgang verhalten und einen guten Job zum Wohl der Klient*innen machen wollen und sollen.

Gewalt im Unternehmen ist kein Naturgesetz, ein unveränderliches schon gar nicht. Sie lässt sich durch gute Instrumente, eine klare Haltung zur Prävention von und dem Umgang mit Gewalt sowie guter Unternehmensentscheidungen im Sinne der Gewaltprävention händeln. Pflege- bzw. schutzbedürftige Menschen begeben sich oft nicht freiwillig in eine Einrichtung. Ihre Handlungsautonomie ist bereits aufgrund ihrer Pflegebedürftigkeit eingeschränkt und mit dem Umzug geben sie Handlungskompetenz und -macht an die Institution ab. Aber sie begeben sich in die guten Hände professionell handelnder Menschen. So kann man durchaus behaupten: **Schutz- oder hilfebedürftige Menschen in der Pflege brauchen starken Schutz.**

Dazu steht sozialen, pflegerischen oder heilenden Unternehmen ein Maßnahmenpaket zur Verfügung, dass jede Einrichtung individuell für sich zum Umgang mit dem Thema Gewalt nutzen kann.

13.1.1 Das ganzheitlich-innerbetriebliche Schutzkonzept zur Prävention von und dem Umgang mit Gewalt

Ein solches Schutzkonzept beschäftigt sich damit, wie ein Träger seine institutionelle Verantwortung für den Umgang mit Gewaltprozessen in seinen Einrichtungen professionell handhabt und Gewaltpräventionsmaßnahmen mit unterschiedlichen Paketen aktiv in seine unternehmerischen Prozesse einbaut.

An erster Stelle steht die Aufgabe, Gewaltprozesse als realistischen Teil des Alltags im Unternehmen wahrzunehmen und ernsthaft zu betrachten. Die Leitung des Unternehmens sorgt dafür, dass Gewalt sowohl besprechbar gemacht als auch zur Sprache gebracht wird. Es wird eine »Erlaubnis« erteilt, sich das Vorhandensein von Gewalt in unterschiedlichen Kontexten im Alltag vorstellen zu dürfen.

Das erste Signal der Unternehmensleitung sollte sein, darüber reden zu dürfen, dass anvertraute Menschen möglicherweise Gewalt durch Fachpersonal erleiden und ebenfalls die Anvertrauten übergriffig gegenüber Mitarbeitenden sein können.

Wozu eigentlich ein ganzheitlich-innerbetriebliches Schutzkonzept?

In der Praxis hören wir bei den Beratungsprozessen immer wieder die Frage: »Wozu brauchen wir eigentlich ein Gewaltschutzkonzept? Wir haben doch schon alles und außerdem stellt man uns hier unter Generalverdacht, die Bewohner*innen zu missbrauchen!« Damit Sie verstehen, wie selbstverständlich Strukturen und Aktivitäten eines ganzheitlich-innerbetrieblichen Gewaltschutzkonzeptes sein werden, lassen Sie uns einen kleinen Ausflug in den begrenzten Bereich der Gewaltprävention zum Thema »Diebstahl« machen.

Das Thema Diebstahl ist in vielen Einrichtungen der Pflege und Betreuung relativ gut geregelt, auch die strafrechtlichen Vorgaben sorgen für Klarheit. In Leitbildern oder Kodizes taucht diese Frage auf. Diebstahl in Betreuungseinrichtungen ist geächtet und die Wertschätzung des persönlichen Besitzes ist oft im Leitbild verankert. Das schließt die Nennung der Sanktionen, die im Falle der Überführung ergriffen werden, ein. So existiert u. a. ein Verfahren zur Geldverwaltung. Die Möglichkeit, über sein Geld zu verfügen, u. a. auch als Bestandteil der eigenen Autonomie, wird in der Praxis durchaus unterschiedlich unterstützt.

So holen etwa in einer Einrichtung der stationären Altenpflege Bewohner*innen ihr Geld im Sekretariat ab. Über die meisten Werktage des Jahres ist gesichert, dass man zwischen 9:00 und 16:00 Uhr Geld abholen kann. Gerade zu Monatsbeginn ergeben sich Schlangen von vielen Personen. Bewohner*innen, die nach einer Woche erneut um Geld bitten, kennen Fragen wie: »Wie viel Geld wollen Sie denn diesmal?« oder »Wofür brauchen Sie denn so viel Geld?« So gut sie auch gemeint sind, diese Fragen sind Ausdruck eines Machtgefälles.

Ließe sich das auch anders regeln? Vielleicht über eine kombinierte Vorgehensweise, die größtmögliche Autonomie, Einbeziehung, Flexibilität und Sicherheit verbindet. Dabei unterhalten wir uns über folgende Schlagwörter:

- Aufklärung und Transparenz,
- sichere Unterbringung von Wertgegenständen und Geld,
- Versicherung von Diebstahlschäden,
- Zugänglichmachen von Wertgegenständen und Geld an ihren Eigentümer,
- in Kenntnis setzen jedes Mitarbeitenden über Konsequenzen einer Diebstahlhandlung im Einarbeitungskonzept,
- Stärkung von Bewohner*innen im Umgang mit Misstrauen, diesbezüglichen Ängsten und Vorfällen,
- Schutz der Mitarbeiter*innen vor falschen Anschuldigungen.

Vielleicht führen Sie ein Verfahren »Meldung eines Diebstahls« ein. Die Meldung führt zur Aufnahme des Tatbestandes, ein interner Meldevorgang läuft ab, die Einbeziehung Dritter wie etwa Strafverfolgungsbehörden findet statt und möglicherweise kommt es zur Begleitung und Nachbetreuung des Opfers. Auf jeden Fall werden die Vorgänge dokumentiert. Möglicherweise wird das Verfahren Teil des QM, in Schulungen oder Dienstbesprechungen entsprechend mitgeteilt. Beim Diebstahl kämen wir im Schutzkonzept schnell voran. Die Regeln sind klar, und angemessene Handlungsweisen bekannt.

Stellen Sie sich aber nun vor, es ginge nicht um Diebstahl, sondern um einen Vorfall von Grenzverletzung: »Jemand hat mich angefasst«, klagt etwa eine Bewohnerin. Was nun fehlt, sind klare Regeln, Verfahren und Konzepte.

Beginnen Sie damit, indem Sie die oben aufgeführten Aspekte beim Diebstahl als »Blaupause« verwenden.

Dieser kleine Abstecher sollte verdeutlichen, dass Gewalthandlungen im Prinzip nichts anderes sind als (strafbares) Fehlverhalten, die mit gleicher Konsequenz Strukturen und Verfahrensweisen benötigen.

Die Institution und das Personal tragen Verantwortung für den fachlichen Umgang mit der Thematik von Gewaltprozessen in den Einrichtungen. Der Träger und seine Mitarbeitenden verfügen über die Gestaltungsmacht in der Institution, wie mit dem Auftrag und den Vorgaben zur Umsetzung von Pflege oder Betreuung umzugehen ist. Die Klient*innen sind abhängig von der Pflege oder Betreuung und der Art und Weise, wie mit ihnen umgegangen wird. Der Träger steht dafür, dass die Pflegebedürftigen vor Schäden durch Gewalt geschützt werden. Diese gesetzlich verfasste Garantenpflicht sollte als Grundhaltung für die Arbeit mit allen schutz- oder hilfebedürftigen Menschen verstanden werden.

Auch Pflegende und Betreuende berichten immer wieder von übergriffigen Situationen mit Klient*innen und den Grenzen ihrer eigenen Handlungsfähigkeit. Gut zu wissen ist, dass auch die Betreuten und zu Pflegenden ihre Gewalterfahrungen, Muster zum Umgang damit sowie Ängste und Aggressionen mit in die Einrichtung bringen. Und vor allem: Nicht nur Betroffene werden betreut, gepflegt und behandelt, auch Täter*innen werden alt, krank, hilfsbedürftig. Wenn nun Mitarbeitende mit eigenen unverarbeiteten Gewalterfahrungen auf die Biografie der Bewohner*innen treffen, kann das zu möglichen ungewollten Affekten führen. Das bedeutet: Je besser das Personal geschult ist, umso besser kann es sich abgrenzen, eingreifen und handeln.

Es gibt weitere gute Argumente für ein funktionierendes ganzheitlich-innerbetriebliches Schutzkonzept und auch dafür, sich die Zeit, Investition und Energie dafür zu nehmen. Wir denken, dass diese Konzepte zukünftig Teil qualitativer Standards in der Pflege sein werden. Ähnlich wie die Dekubitusprophylaxe, die sich qualitativ als Standardprozess im Pflegeablauf wiederfindet, wird ganzheitlicher Gewaltschutz auf mittlere Sicht nicht mehr verzichtbar sein. Ein ganzheitlich-innerbetriebliches Gewaltschutzkonzept wird zum Qualitätskriterium für eine gute Einrichtung:

- Den anvertrauten schutz- und hilfebedürftigen Menschen wird bestmöglicher Schutz vor Gewalt gewährleistet – **Klient*innenschutz**,
- Mitarbeitende erhalten Sicherheit im Umgang mit Gewaltprozessen und Machtmissbrauch – **Mitarbeiter*innenschutz**,
- Attraktivität des Arbeitsplatzes, Mitarbeitergesundheit – **Mitarbeiter*innengewinnung**,
- transparente Informationen, Verhaltensweisen und Beschwerdewege – verbesserte **Handlungssicherheit für Mitarbeitende, Anvertraute und Angehörige**,
- positiver Kulturwandel in der Pflegeeinrichtung,
- Vermeidung von Gewalt bedeutet die Vermeidung von zivil-/arbeits-/strafrechtlichen Folgen
- Stärkung des eigenen Images – **Gewaltschutz** als wichtiges Qualitätsmerkmal
- ganzheitlich-innerbetriebliche Schutzkonzepte erfüllen notwendige Grundlagen für rechtliche Vorgaben zum Gewaltschutz (z. B. durch aufsichtsführende Behörden).

Gewalt, Pflegewalt oder sexualisierte Gewalt in sozialen, betreuenden und pflegenden Einrichtungen sind kein Zufall. Bei Gewalt an Klient*innen durch Mitarbeitende ist fachliches Fehlverhalten oder strukturelles Versagen im Spiel. Gewalt, Aggressionen und herausforderndes Verhalten von Anvertrauten sind eine Realität, mit der umgegangen werden muss.

»Die Idee eines institutionellen Schutzkonzeptes ist, ein Strukturmodell in der Institution umzusetzen, das zu einem integralen Bestandteil der alltäglichen Arbeit wird. Es befasst sich mit der strukturellen Bündelung von Bemühungen des Trägers zur Prävention von Gewalt. Institutionelle Schutzkonzepte sind ein ganzheitlicher Ansatz in der Organisation. Präventionsmaßnahmen stehen daher nicht isoliert für sich, sondern in einem Gesamtzusammenhang.«[54]

[54] Freck 2017

Info

Ein ganzheitlich-innerbetriebliches Gewaltschutzkonzept ist theoretisch fundiert und Teil des Alltags in den Einrichtungen. Es besteht aus einem Handlungspaket mit unterschiedlichen Maßnahmen, die in der Einrichtung umgesetzt werden.

13.1.2 Das Schutzkonzept: theoretisch, fachlich fundiert – In die Praxisabläufe eingebunden

Ein ganzheitlich-innerbetriebliches Schutzkonzept versteht sich als ein aktives, lebendiges, praktisch anwendbares, konkret beschriebenes Maßnahmenpaket zum Schutz vor Gewalt an Anvertrauten in Institutionen, für die professionell handelndes Personal Verantwortung trägt.

Ein solches Schutzkonzept sorgt auch für professionelle Umgangsweisen mit möglichen Übergriffen auf das Fachpersonal und ist ein Teil der Maßnahmen für Gewaltfreiheit am Arbeitsplatz. Beide Adressatenkreise werden zwingend ausführlich und individuell betrachtet.

Als wandelbares Praxiskonzept, das je nach Veränderung der Institution und der in ihr befindlichen Beteiligten angepasst werden kann, braucht das Schutzkonzept einen offenen Rahmen, in dem die Maßnahmen professionell »in Frage gestellt« werden. Diese Form von Schutz funktioniert durch tägliches Training, miteinander ins Gespräch zu kommen und stets zu überlegen: **»Tun wir das Richtige mit den richtigen Menschen am richtigen Ort und zur richtigen Zeit?«**

Die Idee eines Schutzkonzeptes gibt eine strukturelle Orientierung und Rahmenvorgaben in den Bausteinen vor und ist **individuell** sowie **passgenau** auf die Trägerbereiche zu füllen. Jede Einrichtung unterscheidet sich in der Zusammensetzung ihrer Klient*innen und des Handlungsauftrages.

Die Haltung der Leitung und ein konsequentes Bekenntnis zum Gewaltschutz sind entscheidend. Gewaltschutz ist Führungsverantwortung!

Die Verantwortung für den Gewaltschutz liegt bei der Leitung des jeweiligen Trägers. Macht die Leitung deutlich, wie wichtig das Thema für sie ist, ist auch mit Zustimmung im Unternehmen zu rechnen. Zustimmung zu den zu erwartenden Maßnahmen herzustellen, hängt maßgeblich davon ab, wie ernsthaft von Seiten der Führung an das Thema herangegangen wird.

Ein ganzheitlich-innerbetriebliches Gewaltschutzkonzept ...

- ... standardisiert Vorgehensweisen, konkretisiert den Umgang mit Gewalt und deren Vermeidung. Es sorgt für Sprachfähigkeit bei Mitarbeiter*innen und Anvertrauten, verortet Verantwortung und personelle Zuständigkeiten für das Thema im Unternehmen und stärkt die Handlungsfähigkeit aller.
- ... wird selbstverständlicher Teil präventiver Einrichtungskultur, der Abläufe und Strukturen in der Institution sowie des qualitativen Handelns, unabhängig von individuellen, wohlgesonnenen Personen oder für den Gewaltschutz bereits sensibilisierten Teilstrukturen. Es gehört schlicht und ergreifend dazu, unabhängig davon, wer gerade im System Verantwortung trägt.
- ... arbeitet mit Personal, das sowohl für das Thema »Gewaltschutz« als auch für notwendiges Handeln im Unternehmen Verantwortung zeichnet und mit entsprechenden Kompetenzen ausgestattet wird.

»Schutzkonzepte zur Prävention und Intervention sind ein Zusammenspiel aus Analyse, strukturellen Veränderungen, Vereinbarungen und Absprachen sowie Haltung und Kultur einer Organisation.«
Johannes-Wilhelm Rörig

Die Bausteine des ganzheitlich-innerbetrieblichen Schutzkonzepts

- **Partizipation/Beteiligungsorientierung:** Das Einbinden unterschiedlicher in den Einrichtungen befindlicher Beteiligter und ein partizipatives Vorgehen in Erstellung und Umsetzung,
- **Organisationsanalyse/Betrachtung von Schutz- und Risikofaktoren in der Einrichtung:** Eine ausführliche Unternehmensanalyse zu Gefährdungspotenzialen, Risiken und bestehenden Schutzfaktoren.

Die Bausteine als aktiv wirkende Maßnahmenpakete:

- **Personalmanagement**/Personalverantwortung und professionell handelndes Personal sicherstellen,
- **Aus- und Fortbildung**/Qualifikation: Wissen – Kompetenzen – Handlungsfähigkeit zur Prävention von und dem Umgang mit Gewalt vermitteln,
- **Der Verhaltenskodex**/Regeln zum Umgang mit Nähe und Distanz,
- **Beschwerdemanagement**/Beschwerdeverfahren und Beratungsinstanzen definieren,
- **Verfahrensplan**/Innerbetriebliche Strukturen zu Fallmeldungen bei Vermutung, Verdacht und Kenntnis von Gewaltvorfällen,
- **Empowerment und Konzepte**/Stärkung von Menschen und Konzeptarbeit.

Das ganzheitlich-innerbetriebliche Gewaltschutzkonzept ist ein in sich greifendes, aufeinander aufbauendes und nur im Zusammenspiel funktionierendes Maßnahmenpaket (▶ Abb. 25).

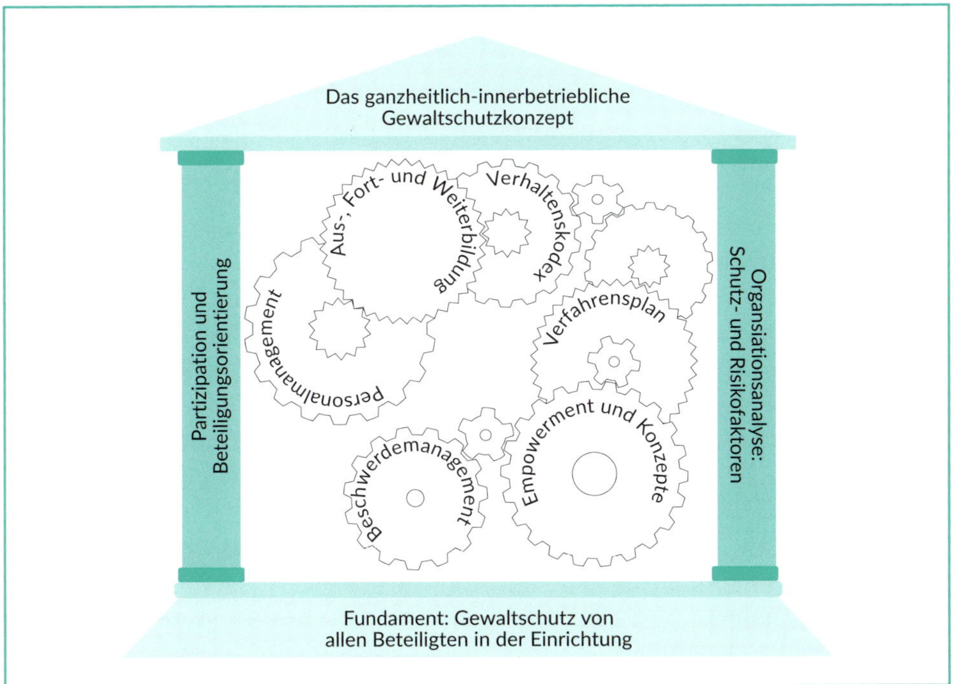

Abb. 25: Das Maßnahmenpaket: ein in sich greifendes Räderwerk.

13

Die Idee und Grundlage jeglichen Schutzes vor Gewalt richtet sich an

- den Träger: Er verfügt über die Gestaltungsmacht in den Einrichtungen und ist verantwortlich für die Umsetzung des Konzeptes,
- die Mitarbeitenden: Sie werden für die Umsetzung der Schutzmaßnahmen qualifiziert und fortgebildet,
- die anvertrauten Menschen in der Pflegeeinrichtung: Sie werden vor möglicher Gewalt geschützt.

13.1.3 Die Handlungsschritte

Entscheidungs- und Planungsphase

1. Der Träger trifft die Entscheidung zur Erstellung des ganzheitlich-innerbetrieblichen Gewaltschutzkonzeptes. Er initiiert und koordiniert den Prozess.
2. Eine qualifizierte Fachperson (Fachkraft zur innerbetrieblichen Gewaltprävention) wird benannt und ausgebildet. Sie plant und steuert den Prozess.
3. Der Träger benennt eine Projektgruppe zur Planung des Prozesses (Mitarbeitende des Unternehmens).
4. Die Projektgruppe erstellt einen möglichen Projektplan für die Erstellung des Konzeptes. Sie empfiehlt die beteiligten Personen für einen partizipativen Erstellungsprozess, stellt den Zeitrahmen und die Bedingungen für einen erfolgreichen Arbeitsprozess dar.
5. Der Träger entscheidet über die Empfehlungen und sichert die notwendige Vermittlung von Fachwissen sowie Ressourcen und gewährleistet die Umsetzung des Prozesses.
6. Der Träger sorgt für notwendige Vorbereitungsmaßnahmen und Kommunikation zum gewünschten Prozess.
7. Im Rahmen eines »Start-Workshops« werden die notwendigen Wissensgrundlagen und Kompetenzen mit allen am Prozess Beteiligten vermittelt. Gleichzeitig werden der Erstellungsprozess und erste Schritte vereinbart.

Erstellungsprozess zum ganzheitlich-innerbetrieblichen Schutzkonzept

1. Durchführung einer Organisationsanalyse zu Risiken und Ressourcen sowie Organisationsstrukturen. Die Ergebnisse werden für den weiteren Erstellungsprozess ausgewertet, bewertet und der Leitung des Trägers zur Verfügung gestellt.
2. Trägerübergreifende oder arbeitsfeldspezifische Teile (Wohnen, Pflege, ambulante Pflege, ...) des ganzheitlich-innerbetrieblichen Gewaltschutzkonzeptes werden überprüft. Entscheidungen zur Erarbeitung entsprechender Teile werden getroffen.

3. Die partizipative Arbeitsgruppe erarbeitet alle Gewaltschutzkonzept-Bausteine. Diese werden ausführlich diskutiert, abgewogen und durchdacht. Notwendige Rückbindungsschleifen zu allen Trägerbereichen, die an der Umsetzung des Schutzes mittragen, sind vorzusehen. Erforderliche innerbetriebliche Beteiligungsprozesse werden berücksichtigt.
4. Während des Prozesses können gewünschte Zwischenauswertungen oder Workshops für die Vertiefung einzelner Bausteine durchgeführt werden.
5. Das Konzept wird dem Träger übergeben. Dieser setzt es in Kraft und sorgt für eine planungssichere Umsetzung, Evaluation, Veröffentlichung sowie entsprechende Modifizierung im Falle gravierender Vorfälle.

Zeitraster

Die Erstellung eines ganzheitlich-innerbetrieblichen Gewaltschutzkonzeptes ist ein organisationsverändernder Prozess. Planen Sie mit realistischen Zeitfenstern, nehmen Sie sich zu Beginn entsprechend Zeit für detaillierte Planung.

1. Entscheidung und Initiierung durch Träger. Planung und Vorbereitung des Prozesses,
2. Start-Workshop mit allen Beteiligten,
3. Organisationsanalyse: ca. drei Monate,
4. Bausteinerstellung: ca. sechs Monate,
5. Umsetzung der konkret beschriebenen Schutzmaßnahmen in der Praxis nach Inkraftsetzung,
   Spätestens nach den im Konzept festgelegten Zeitraum:
6. Evaluation der Maßnahmen und mögliche Überarbeitung.[55]

13

Rechnen Sie mit Widerständen, Emotionen und Sorgen. Der Erstellungsprozess und das ganzheitlich-innerbetriebliche Gewaltschutzkonzept verändern die Organisation, ihre Kommunikation und innerbetriebliche Machtkonstellationen. Einer der wichtigsten Kernpunkte des Erstellungsprozesses ist ein ausführlicher Diskurs mit (allen) Beteiligten über die Maßnahmen.

Fazit **»Wenn du keine Zeit hast, nimm dir zu Beginn viel davon!«**

Ein gut durchdachtes, durchdiskutiertes und für die jeweiligen Praxisbereiche durchgespieltes Gewaltschutzkonzept sorgt für hohe Zustimmung und eine reibungsreduzierte Umsetzung der Maßnahmen.

[55] Vgl. Erzbistum Köln, 2016

Die Fundamente eines guten ganzheitlich-innerbetrieblichen Gewaltschutzkonzeptes

Es gibt zwei wichtige Fundamente, die den Aufbau eines funktionierenden Gewaltschutzkonzeptes vorbereiten und eine Basis für die Bausteine schaffen.

Der erste Fundamentteil ist die Partizipation von Mitarbeitenden und der Klient*innen im Erstellungsprozess

Die Umsetzung von konsequenten ganzheitlichen Gewaltschutzmaßnahmen erfordert Anpassungsleistungen aller Beteiligten an veränderte Abläufe, Strukturen und gewohntes Arbeiten in den Einrichtungen und der Institution. Dafür ist beteiligungsorientiertes Vorgehen sowohl bei der Durchführung der Risikoanalyse als auch bei der Erstellung des Schutz-Konzeptes empfehlenswert. Das sorgt für ein hohes Maß an Zustimmung für die geplanten Maßnahmen. Vorrangig ist an dieser Stelle das Einbinden unterschiedlicher in den Einrichtungen befindlicher Beteiligter und ein partizipatives Vorgehen in Erstellung und Umsetzung der geplanten Maßnahmen. Dabei erstellt die Projektplanungsgruppe vor Beginn des Entwicklungsprozesses einen Vorschlag über die an der partizipativen Projektgruppe zu beteiligenden Bereiche und Mitarbeitenden des Träger, zu Formen und Methoden möglicher Beteiligung von Anvertrauten, deren Gremien oder Angehörigen bei der Entwicklung des Konzeptes.

Sensibilisierungsmaßnahmen

Es bietet sich an, Sensibilisierungsmaßnahmen und Kommunikation zum gewünschten Prozess im Unternehmen zu führen. Dies sichert eine möglichst breit angelegte Zustimmung, produktives Mitarbeiten und Mitdenken im Sinne des Schutzauftrages. Informationsveranstaltungen, Tagesordnungspunkte bei Dienstbesprechungen oder Mitarbeiter*innenversammlungen sind Möglichkeiten dazu. Auch Workshops wie Worldcafé oder OpenSpace durch externe Unterstützung könnten dazu angeboten werden.

Es geht um partizipative Dialoge in lernenden Organisationen, die Schutzkonzepte als organisationale Bildungsprozesse für sich nutzen.[56]

Organisationsanalyse: Betrachtung von Schutz- und Risikofaktoren in der Einrichtung

Der erste Schritt im Erstellungsprozess ist, sich mit dem partizipativen Arbeitskreis Zeit zu nehmen, eine ausführliche Betrachtung der Institution mit all ihren Schutz- und Risikofaktoren sowie innerbetrieblichen Strukturen in die Wege zu leiten.

Bereits hier beginnt die erste Veränderung der Arbeit. Alle Beteiligten des Unternehmens starten in einen Dialog über ihre Einrichtung, mögliche Gefährdungssituationen aber auch vorhandene Leitlinien und Unternehmenskulturen. Ein erster Schritt, deutlich zu machen, dass Gewaltprozesse in der Organisation nicht geduldet werden und diese zukünftig verhindert werden sollen, ist getan.

---

[56] Vgl. Wolff et al. 2017

Die Organisationsanalyse ist die Voraussetzung für die Erstellung der Bausteine zum ganzheitlich-innerbetrieblichen Gewaltschutzkonzept. Sie legt offen, wo in der Organisation verletzliche Stellen liegen, die Gewaltprozesse ermöglichen können und beleuchtet bereits vorhandene Schutzmechanismen. Gewalt an Klient*innen ist als fachliches Fehlverhalten von Mitarbeitenden zu beschreiben, die Duldung oder das Nichthandeln bei Gewalterfahrungen an Mitarbeitenden als unternehmerisches Fehlverhalten oder auch strukturelle Gewalt. Hier geht es um unerwünschtes, nicht gewolltes und zu sanktionierendes Verhalten an Anvertrauten, aber auch um fachliche Unklarheiten im Umgang mit Gewalthandlungen durch Klient*innen.

In der Organisationsanalyse werden insbesondere Macht- und Abhängigkeitsverhältnisse in den Blick genommen, z. B. Unterschiede in der Hilfs- und Schutzbedürftigkeit, körperliche und kognitive Einschränkungen, Sprachfähigkeiten und -unfähigkeiten, hierarchische Strukturen, Rollen, Zuständigkeiten, soziale Abhängigkeiten, besondere Vertrauensverhältnisse und ähnliches. Je vulnerabler und von Hilfe abhängiger die Menschen in der Einrichtung sind, desto höher ist das Risiko für alle Formen des Machtmissbrauchs. Variierende Zielgruppen bedürfen einer besonderen Aufmerksamkeit in der Planung und Durchführung der Analyse.

Alle Erkenntnisse, die aus der Organisationsanalyse gezogen werden, bedürfen in der Folge einer ausführlichen Aus- und vor allem Bewertung:
- Was liegt hier vor?
- Was sehen wir?
- Wie werden die vorliegenden Erkenntnisse bewertet?
- Was bedeutet das für die Anvertrauten?
- Was bedeutet das für die Mitarbeitenden?
- Was bedeutet das für die Organisation?

13

Dabei sollte möglichst aus verschiedenen Blickwinkeln betrachtet werden. Aus der Brille der Anvertrauten, der Mitarbeitenden, der Verantwortlichen und möglicherweise auch aus der Brille von potenziellen Täter*innen. Durch diese Aus- und Bewertung der vorliegenden Erkenntnisse können Maßnahmen zum Gewaltschutz erstellt werden und wirkungsvolle Maßnahmen zum Schutz vor innerbetrieblicher Gewalt greifen.

Die praktische Umsetzung der Organisationsanalyse orientiert sich an den Gegebenheiten der Organisation.
- Sollen Fragebögen erstellt werden? Sollen Interviews geführt werden?
- Sollen andere Formen der Befragung gewählt werden?
- Wer soll befragt werden? Wie viele Personen sollen befragt werden?
- Anonymität?
- Wie kommt der Arbeitskreis an Erkenntnisse vulnerabler Zielgruppen, die nicht selbst Auskunft geben können?
- Umfang der Analyse

Tab. 42: Überblick über mögliche Bereiche, die abgefragt werden können

Verantwortungen und Strukturen der Organisation	Zielgruppen der Klient*innen	Strukturen der Einrichtungen in ihren Tagesabläufen	Personalauswahl und -einstellung
Konzepte, Leitbilder, QM	Personal, Fachpersonal, externes Personal	Risiko: Orte, Situationen, Zeiten	Schutzfaktoren: Orte, Situationen, Zeiten
Umgang mit Sexualität und sexueller Selbstbestimmung	Umgang mit Bedürfnissen der Klient*innen	Regeln	Unternehmenskulturen und Haltungen der Mitarbeitenden
Qualifizierung und Fortbildung zur Thematik	Krisenmanagement	Umgang mit irritierten Systemen	Umgang mit Meldungen, Vermutungen von Gewaltvorfällen
Selbsthilfekompetenzen	Pflege- und Fachkompetenzen	Sprachfähigkeit	Baulicher Rahmen

Die bewerteten Ergebnisse werden für die jeweilige Bausteinerstellung aufbereitet und entsprechend zur Verfügung gestellt. Jeder Baustein orientiert sich im Erstellungsprozess an den Aussagen aus der Organisationsanalyse.

13.2 Die Maßnahmenpakete: Bausteine zum ganzheitlich-innerbetrieblichen Gewaltschutz

Die Maßnahmen bauen aufeinander auf, sind aufeinander angewiesen, funktionieren an bestimmten Stellen immer wieder mit Verknüpfungen zu anderen Teilen des Schutzkonzeptes. Alle Bausteine zusammen sorgen dafür, dass das Konzept in sich greifend handhabbar wird und als Aktivposten im Einrichtungsalltag präsent ist.

13.2.1 Personalmanagement/Personalverantwortung und professionell handelndes Personal sicherstellen

Die beste Gewaltprävention ist eine hohe professionelle Pflegequalität und qualifiziertes Personal. Der Träger sorgt für die Strukturen und Abläufe, die es dem Personal ermöglichen in einer möglichst gewaltarmen Einrichtung tätig zu sein. Bei möglicher Aggression und Gewalt durch Anvertraute oder durch fachliches Fehlverhalten stehen entsprechende Hilfsinstrumente zur Verfügung. Ziel ist, dass möglichst alle Mitarbeitenden gelernt haben, mit der Thematik umzugehen und einen Schutzraum vor Gewalt herzustellen.

In diesem Baustein findet eine intensive Auseinandersetzung mit den Strukturen des Trägers statt, diskutieren Sie hart, fair, sachlich, ohne Zeitdruck und möglichst tabulos. Für die Umsetzung des Bausteines Personalmanagement darf vieles in Frage gestellt, neues gedacht, bestätigt, verworfen oder wiedereingeführt werden. Es geht um mehr als verwaltungstechnische Abläufe, mindestens um die Klärung von Haltung und dem Setzen von gewollter Trägerkultur im Umgang mit Mitarbeitenden und Anvertrauten. Zu erwähnen ist, dass Mitarbeitende, die in Einrichtungen und Diensten der Pflege Gewalt ausüben, oftmals gezielt Institutionen als Arbeitsfeld aussuchen, die ihnen einen Raum für ihre Übergriffigkeiten bieten. Werner Tschan spricht hier von sogenannten »Täterfachleuten«. Pflege und Betreuungsberufe sind vielfach Berührungsberufe, die Nähe zum Pflegebedürftigen ist im Arbeitsauftrag enthalten. Die notwendige hohe Nähe, der Körperkontakt zum Anvertrauten, die Beziehungsarbeit und vielfältige Situationen, in denen Mitarbeitende mit den schutz- oder hilfebedürftigen Menschen allein sind, bieten Täter*innen das ideale Umfeld, um unbemerkt zu agieren. Die Maßnahmen zum Personalmanagement sollen sicherstellen, dass nur geeignetes Personal im Sinne des Gewaltschutzes beschäftigt wird.

Dabei stehen in der Prüfung sowohl die fachliche Kompetenz als auch die persönliche Eignung, mit Aggressionen der Anvertrauten umzugehen und diese adäquat vor Grenzverletzungen, Übergriffen und Misshandlungen in der Einrichtung zu schützen, im Vordergrund. Es ist daher unumgänglich, professionelle Arbeitsstrukturen zu schaffen und sinnvolle Instrumente der Personalauswahl und -entwicklung einzusetzen, die Kriterien für den Gewaltschutz sicherstellen.

Im Baustein »Personalmanagement« werden die Maßnahmen des ganzheitlichen Gewaltschutzes im Personalwesen des Trägers verankert. Die Personalabteilung, Personalentwicklung und Personalführung (Dienstvorgesetzte) setzen in einem abgestimmten Verfahren nachhaltig, nachvollziehbar und kontrolliert die entscheidenden Gewaltschutzvorgänge um. Sinnvollerweise übernimmt eine Fachkraft in der Personalabteilung die Aufgabe, sich fachlich gut zu dem Thema aufzustellen und sicherzustellen, dass die Maßnahmen auch im Arbeitsalltag umgesetzt werden.

Info

Folgende Fragen dazu können leitend sein:

- Welche Mitarbeiter wollen und braucht der Träger in seinen Einrichtungen und Diensten, um den Gewaltschutz zu gewährleisten und eine gewaltarme Einrichtung zu betreiben?
- Sind diese Mitarbeiter in der Lage, den Gewaltschutzauftrag zu ihrer Alltagsaufgabe zu machen?
- Welche Qualifikationen im Sinne des Gewaltschutzauftrages sie dafür?
- Welche Haltung zum Umgang mit den anvertrauten Menschen erwartet der Träger von den Beschäftigten?
- Was sollen zukünftige Mitarbeitende können?

Im Umgang mit dem Personal können hier folgende Aspekte formuliert werden:
Personalgewinnung:
1. Stellenausschreibung
2. Bewerbungsunterlagen
3. Bewerbungsgespräche
4. Hospitationen
5. Formelles Einstellungsverfahren – Erweitertes Führungszeugnis
6. Einarbeitungsphase

In der Personalentwicklung:
1. professionelle Arbeitsstrukturen
2. regelmäßige Mitarbeitenden-Gespräche
3. Aus- und Fortbildungen
4. persönliche und professionelle Weiterentwicklung
5. personalrechtliche Fragestellungen

Stellenausschreibung

Bereits in der Ausschreibung der Stelle formuliert der Träger, dass ein Gewaltschutzkonzept existiert und vom möglichen Bewerber entsprechende Kompetenzen, Haltung und Bereitschaft zum Gewaltschutz erwartet wird.

Bewerbungsunterlagen

Die Unterlagen werden mit besonderer Sensibilität gesichtet. Bestehen Lücken im beruflichen Werdegang, regelmäßige Wechsel von Arbeitgebern, sind »Brüche«, Unplausibilitäten zu erkennen oder finden sich auffällige Aussagen zum Verhalten in Bezug auf Nähe, Distanz und Empathie. Einschätzung über fachliche Kompetenz und persönliche Eignung wird getroffen, Arbeitszeugnisse sensibel gelesen.

Bewerbungsgespräche

Das Bewerbungsgespräch bietet den Rahmen, neben formalen und fachlichen Voraussetzungen Fragen zur Werteorientierung zu thematisieren. Hier können Aspekte wie angemessener Umgang mit dem Thema sexualisierte Gewalt sowie Nähe und Distanz, der Verhaltenskodex des Trägers, der Umgang mit fachlichem Fehlverhalten und den dazugehörigen Verfahrenswegen oder der Umgang mit Konflikten im Team thematisiert werden.

Hospitationen

Möglicherweise gibt es eine Kultur der Hospitation, die es sowohl dem Bewerber als auch dem zukünftigen Arbeitgeber ermöglicht, einander näher kennen zu lernen und sich ein Bild voneinander zu machen.

Formelles Einstellungsverfahren – Erweitertes Führungszeugnis

Im Formellen Einstellungsverfahren wird dezidiert beschrieben, was es braucht, um Mitarbeiter im Sinne des Gewaltschutzes einzustellen. Die Personalabteilung braucht gute Kenntnisse über den ganzheitlich-innerbetrieblichen Gewaltschutz und welche Kriterien hierfür geklärt werden müssen. Dies sind z. B. die Aushändigung des Verhaltenskodex, das Einholen von (möglicherweise verpflichtenden) Führungszeugnissen, die Sicherstellung von Kompetenzen zum Gewaltschutz durch die betrieblich verpflichtenden Schulungsmaßnahmen zur Gewaltprävention.

Info

Das Instrument von Führungszeugnissen allein kann einen wirksamen Schutz vor übergriffigen Täterfachleuten nicht sicherstellen. Dies liegt darin begründet, dass hier nur Erkenntnisse über strafrechtliche relevante, möglicherweise erfolgreich verurteilte und noch nicht gelöschte Tatbestände zu gewinnen sind. Wer sich mit der speziellen Dynamik, dem Dunkelfeld insbesondere von sexualisierter Gewalt und dem Weg einer gestellten Strafanzeige bis zum Richterspruch auskennt, weiß, dass viele sexuelle Übergriffe erst gar nicht zu einer Strafverfolgung, geschweige denn zu einer Verurteilung führen.

Viele Betroffene gehen den Weg zu einem strafrechtlichen Prozess mit aus ihrer Perspektive guten Gründe oft nicht. Dieses Instrument sichert vorrangig, dass verurteilte Straftäter*innen möglichst nicht mehr in der Arbeit mit schutz- oder hilfebedürftigen Menschen eingesetzt werden.

Einarbeitungsphase

Die Einarbeitungsphase sollte dafür genutzt werden, dass neue Mitarbeiter in der Lage sind, die Gewaltschutzmaßnahmen des Unternehmens umzusetzen. Vor Ablauf der Probezeit ist daher ein entsprechendes Personalgespräch sinnvoll.

Professionelle Arbeitsstrukturen

Mitarbeitende finden einen klaren Rahmen vor, in dem Sie mitgeteilt bekommen, was von Ihnen erwartet wird. Gut beschriebene Aufgaben, Zuständigkeiten, Ansprechpartner und das nötige Arbeitsmaterial. Transparente Arbeitsprozesse, verantwortungsvolle Personalschlüssel und gut zusammengestellte Arbeitsgruppen/Teams bilden die Grundlage für professionelles Handeln und eine gesunde Identifikation mit der Einrichtung. Je besser und transparenter die Arbeitsstrukturen diskutiert und vereinbart werden, desto einfacher wird auch die professionelle Herangehensweise im Umgang mit den Pflegebedürftigen.

Regelmäßige Mitarbeitenden-Gespräche

Es ist zu empfehlen, Mitarbeitenden-Gespräche um Aspekte wie angemessenes Verhältnis von Nähe und Distanz zu den Anvertrauten, individuelle Unter- oder Überforderungssituationen, Handeln in Grenz- und Gefahrensituationen und Fortbildungsbedarf zum Gewaltschutz zu ergänzen. Mitarbeitende erhalten eine Rückmeldung zu ihrem professionellen Handeln, kritische Aspekte werden angesprochen. Gleichzeitig wird die Möglichkeit gegeben, die Einrichtungen und das Leitungspersonal entsprechend fachlich in Frage stellen zu dürfen, eigene Wahrnehmungen zu platzieren.

Aus- und Fortbildungen

Alle Mitarbeitenden werden nach Maßgabe des ganzheitlich-innerbetrieblichen Gewaltschutzkonzeptes zur Prävention von und dem Umgang mit Gewalt geschult. Sprach- und Handlungsfähigkeit werden hergestellt, Mitarbeitende erhalten konkrete Kompetenzen für den ganzheitlichen Gewaltschutz (Klientenschutz/Mitarbeiterschutz).

Persönliche und professionelle Weiterentwicklung

Überforderung, Unterforderung, Unzufriedenheit, mangelnde Anerkennung sowie fehlende berufliche Perspektiven können Mitarbeitende zu Täter*innen machen! Ein Blick in den Spiegelartikel »Mein erster Mord!« aus dem Februar 2018 beschreibt dies erschreckend ausführlich. Die persönliche Weiterentwicklung von Mitarbeitenden, das Dulden oder Einschreiten bei übergriffig Handelnden und die professionelle Weiterbildung von Mitarbeitenden liegen mit in der Verantwortung des Trägers. Gute Personalentwicklung bedeutet, Mitarbeitende mit ihren Stärken, Schwächen und Wachstumspotenzialen im Blick zu haben und diese für das Wohlergehen aller Beteiligten in der Einrichtung nutzbar zu machen.

Personalrechtliche Fragestellungen

Alles rund um die Fragen, was tun bei Klärung von Beschuldigungen zu fachlichem Fehlverhalten, Ermahnung, Abmahnung und Kündigung. Auch die Sicherung der Vertraulichkeit bei möglichen Beschuldigungen zum Schutz vor Vorverurteilungen, Wiedereingliederung und Aufarbeitung von unberechtigt beschuldigten Mitarbeitern sollte hier geklärt werden.

13.2.2 Aus- und Fortbildung/Qualifikation: Wissen – Kompetenzen – Handlungsfähigkeit verankern

Gewaltprävention braucht Wissen, aber auch Kompetenzen mit diesem Wissen umzugehen und dies in die Schaffung von Handlungsfähigkeit einfließen zu lassen. Handlungsfähigkeit fällt nicht vom Himmel, und wenn doch, dann sollte man sie aufheben, in die Hand nehmen, formen und zu einem guten Ganzen führen. Um Gewalt bestmöglich zu verhindern, sie möglichst frühzeitig zu erkennen und zielgerichtet dagegen vorzugehen, werden Mitarbeitende mit fachlichen Kenntnissen und Kompetenzen zum Themenkomplex versorgt.

Dazu werden in diesem Baustein die notwendigen Qualifizierungsformate, sowohl für beschäftigte Fachkräfte, Ehrenamtliche aber auch möglichen Kooperationspartnern oder externen Dienstleistern, formuliert. Das sind z. B. regelmäßig wiederkehrende Fortbildungen, gezielte Weiterbildungen oder die fachliche Verankerung von Wissensvermittlung in Alltagsprozessen wie Teambesprechungen.

Der Baustein »Aus- und Fortbildung« ist mit einer der bedeutendsten des ganzheitlich-innerbetrieblichen Gewaltschutzkonzeptes: Ausnahmslos alle Mitarbeitenden des Unternehmens müssen zur Gewaltprävention, zu den Spezifika von Gewalt und sexualisierter Gewalt geschult sein.

Es sollte somit ein entsprechendes System zur verbindlichen Umsetzung von Seminaren und Schulungen erstellt werden, das dafür Sorge trägt, dass alle Mitarbeitenden mit ihrer jeweiligen Nähe zum oder Verantwortung für die Klient*innen qualifiziert werden. Alle Mitarbeitenden, von der Pforte über den Hausmeister, der Pflegefachkraft bis zur Leitungsebene müssen das eigene ganzheitlich-innerbetriebliche Gewaltschutzkonzept kennen und über die Maßnahmen beim Träger Auskunft geben können. 13

Tab. 43: Unterschiedlicher Umfang von Gewaltpräventionsseminaren

Hohe Nähe	Mittlere Nähe	Geringe Nähe
• häufiger und/oder direkter Kontakt zu Klient*innen • hohe Verantwortung für Klient*innen und Entscheidungsprozesse	• wiederkehrender oder indirekter Kontakt zu Klient*innen • mittlere Verantwortung für Klient*innen und Entscheidungsprozesse	• seltener oder geringer Kontakt zu Klient*innen • keine Verantwortung für Klient*innen und Entscheidungsprozesse
Intensivschulung mit einem hohen Umfang zu den notwendigen Schulungsinhalten	Grundlagenschulung mit ausführlichen Inhalten zu Gewaltprozessen und dem Schutzkonzept	Informationsveranstaltung mit grundlegenden Inhalten zur Thematik und dem Schutzkonzept
Wir empfehlen: Zweitägiges Seminar bzw. entsprechende Alternativen 16 Unterrichtsstunden	**Wir empfehlen:** Eintägiges Seminar bzw. entsprechende Alternativen 8 Unterrichtsstunden	**Wir empfehlen:** Halbtägiges Seminar bzw. entsprechende Alternativen 4 Unterrichtsstunden

Ziel der Aus- und Fortbildungsmaßnahmen ist, alle für den Träger haupt- oder ehrenamtlich Tätige umfangreich über Grundlagen, Strukturen und Spezifika von Gewalt, Gewaltprozessen und deren Auswirkungen fortzubilden. In den Qualifikationsmaßnahmen sollen sie für den jeweiligen Bereich mit entsprechenden Handlungskompetenzen ausgestattet und sensibilisiert werden für die Reflexion eigenen professionellen Handelns gegenüber den Klient*innen.

Info

Eine Untersuchung der Universität Münster legt nahe, dass die Zustimmung zu den Schutzmaßnahmen und den innerbetrieblichen Handlungspaketen entsprechend der Beschäftigung mit dem Thema und der Beschulung zur jeweiligen Beteiligten im Unternehmen steigt: Je besser und umfangreicher geschult, desto handlungssicherer und positiv gestimmt empfinden sich die Mitarbeiter*innen in der Thematik.*

* Nach einer Folie von Wazlawick M (2017): Schulung zum Schulungsreferenten zur Prävention sexualisierter Gewalt in der Altenhilfe, Schwerte

Die Qualifizierungsmaßnahmen beinhalten Themen zu

- Gewaltprozessen an Klient*innen/Gewaltprozessen durch Anvertraute,
- Gewaltformen und Gewaltspezifika/sexualisierter Gewalt,
- angemessenem Nähe- und Distanzverhältnis,
- Strategien von Täter*innen,
- Psychodynamiken und Traumatisierung von Betroffenen,
- innerbetrieblichen Dynamiken in Institutionen/begünstigenden institutionellen Strukturen,
- Straftatbeständen und weiteren einschlägigen rechtlichen Bestimmungen,
- eigener emotionaler und sozialer Kompetenz,
- Kommunikations- und Konfliktfähigkeit,
- Verfahrenswegen bei Kenntnis oder Vermutung von Gewaltvorfällen,
- Information zu notwendigen und angemessenen Hilfen für von sexualisierter Gewalt Betroffenen, ihre Angehörigen und die betroffenen Institutionen.

13.2.3 Der Verhaltenskodex – Regeln zum fachlichen Umgang mit Klient*innen

Der Verhaltenskodex ist eines der Herzstücke des ganzheitlich-innerbetrieblichen Gewaltschutzkonzeptes. Es geht um die Vereinbarung von Kriterien im Umgang mit anvertrauten Menschen.

Regeln, die Klarheit verschaffen, was zu Pflegende von den Mitarbeitenden erwarten dürfen. Regeln, an denen sich Mitarbeitende orientieren können, was von ihnen im Umgang mit den Anvertrauten erwartet wird. Er sorgt auch für Klarheit, wie sich Mitarbeitende im Falle von übergriffigem Verhalten durch Bewohner*innen oder zu Pflegende verhalten sollen. Ein anwendbarer Rahmen wird geschaffen, der Grenzverletzungen, sexuelle Übergriffe und Gewalt in der Arbeit verhindern hilft. Im Mittelpunkt steht dabei professionelles Pflegeverhalten, somit der Umgang mit den anvertrauten Menschen und deren Wohlergehen.

Gleichwohl geht es um mehr als eine Vereinbarung von Verhaltensweisen. Denn der Verhaltenskodex ist viel mehr als ein reines Kontrollinstrument. Mehr als ein Instrument des Arbeitsrechtes, das fachliches Fehlverhalten greifbar machen und entsprechende Handlungssicherheit im Umgang mit übergriffigen Mitarbeitenden schaffen kann. Er dient insbesondere dazu eine Auseinandersetzung mit den grundlegenden Haltungen gegenüber den zu pflegenden Menschen und der notwendigen Professionalität im Umgang mit ihnen zu setzen. Ganz besonders in der Erstellungsphase.

Eine ausführliche Diskussion zu den Erwartungshaltungen, Kulturen, Sichtweisen und Haltungen ist fast wichtiger als der erarbeitete Verhaltenskodex selbst. Denn in diesem Diskussionsprozess kommen die »heißen Eisen« auf den Tisch, werden möglichst kontrovers diskutiert und verändern bereits dort die Organisation und ihre Machtstrukturen. Ein guter Verhaltenskodex entsteht in konstruktiver, kritischer und offener Abwägung von allgemein beschriebenen Formulierungen bis hin zu konkret dezidierten Handlungsanweisungen und erfüllt zwei wesentliche Aspekte:

1. Er ermutigt Mitarbeitende individuell zu eigenverantwortlichem Handeln und gibt eine Orientierung für angemessenes Verhalten gegenüber anvertrauten Menschen.
2. Er sorgt für einen klaren, innerbetrieblichen Rahmen und Prinzipien für das Handeln der Organisation im Sinne des Umgangs mit und der Prävention von Gewalt.[57]

Im Erstellungsprozess werden verbindliche Verhaltensregeln erarbeitet, die ein fachlich angemessenes Nähe-Distanz-Verhältnis, einen respektvollen Umgang und eine offene Kommunikationskultur gegenüber den anvertrauten Menschen sicherstellen.

Haltung lässt sich nicht anweisen, Verhalten schon!

Der Verhaltenskodex ist die arbeitsrechtliche Grundlage im Rahmen des Dienstverhältnisses, der dafür sorgt, dass fachliches Fehlverhalten nicht toleriert wird und mögliche Sanktionen bei Nichteinhaltung sicherstellt. Täterfachleute haben kein Interesse, in einer Institution zu arbeiten, die ihr Fehlverhalten greifbar, messbar und sanktionierbar machen und sie suchen sich eher Einrichtungen aus, die nicht so genau hinschauen.

[57] Vgl. Freck 2017

Eine Auseinandersetzung mit der täglichen Pflege- und Betreuungspraxis und den dazu notwendigen Formulierungen im Verhaltenskodex bedeuten hier, ins »Eingemachte« einzusteigen:

- An welcher Stelle muss eine Formulierung umfassend, dezidiert und klein definiert werden?
- An welcher Stelle reicht eine weitere Formulierung aus und wo können allgemeine Formulierungen für Klarheit sorgen?
- Wie kann der Verhaltenskodex bei aller Verbindlichkeit als gemeinsame Wert- und Haltungsorientierung dienen?
- Wie können diese Vorgaben zum Wohle der Anvertrauten und wie zur Handlungssicherheit des Personals umgesetzt werden?
- Wie können Mitarbeitende in die Lage versetzt werden, die Kodexvorgaben umzusetzen?

Im Verhaltenskodex muss deutlich werden, wo allgemeine Maßnahmen und Regeln zu setzen sind und wo sehr konkrete. Es braucht Eindeutigkeit und klare Definitionen, damit er greifbare Handlungsanweisung für Mitarbeitende ist und Handlungssicherheit schafft. Zu bedenken sind die träger- und einrichtungspezifischen Strukturen und Abläufe, sowie mögliche Einrichtungskulturen. Diese sollten sich im Verhaltenskodex widerspiegeln, damit er passgenau von allen verantwortlich Handelnden angewendet werden kann.

Ein wichtiger Aspekt noch: Haben Sie den Verhaltenskodex erstellt, an alle Beteiligten im Unternehmen kommuniziert und möglicherweise sogar von den Mitarbeitenden unterschreiben lassen? Dann lassen Sie ihn nicht in der Schublade verschwinden, sondern diskutieren ihn regelmäßig im Unternehmen. Machen Sie ihn aktiv zur alltäglichen Reflexionsgrundlage, das übt professionelles in-Frage stellen fachlichen Handelns.

Unsere Empfehlung für Ihren Diskussionsprozess

- Nehmen Sie sich für den Baustein Verhaltenskodex entsprechend viel Zeit und Raum für umfassende Diskussionen.
- Wägen Sie ab, formulieren Sie scharf und unscharf, formulieren Sie konkret und unkonkret
- Übertragen Sie im Diskussionsprozess die Ideen für Formulierungen in Ihre Praxis und besprechen Sie die Umsetzbarkeit: Für, wider, sowohl als auch, weder noch …
- Nehmen Sie den Blickwinkel der Anvertrauten ein: Was bedeutet es für diese, wenn Sie so handeln?

- Nehmen Sie den Blickwinkel der Mitarbeitenden ein: Was bedeutet es für diese, wenn sie so handeln müssen?
- Nehmen Sie den Blickwinkel der Institution ein: Was bedeutet es für diese, wenn ihre Mitarbeiter*innen entsprechend verpflichtet werden und was bedeutet es für die Institution? Welche Abläufe, Kulturen, Kommunikationen bedürfen Veränderung, um eine entsprechende Regel umzusetzen, welche nicht?
- Wie wollen Sie den Umgang mit Konsequenzen und Sanktionen regeln?
- Prüfen Sie arbeitsrechtliche Fragen nach der Diskussion und Willensbildung, wie die Kodexformulierungen aussehen sollen[58]

Im Folgenden listen wir Ihnen die von uns empfohlenen Bereiche auf, die mit einer entsprechenden Formulierung im Verhaltenskodex beschrieben werden können:
- Gestaltung der Balance von Nähe und Distanz,
- Selbstbestimmung, sexuelle Selbstbestimmung, Hilfe zur Selbsthilfe,
- Angemessenheit von Sprache und Wortwahl,
- achtsamer Umgang mit und Nutzung von Medien und sozialen Netzwerken,
- Angemessenheit von Körperkontakten,
- Verpflichtung zum Einschreiten in Akutsituationen,
- Beachtung der Intimsphäre,
- angemessene Kleidung,
- Regeln über die Zulässigkeit von Geschenken,
- legitime Maßnahmen bei übergriffigem Verhalten durch Klient*innen,
- Verpflichtung zur Achtung der Rechte anvertrauter Menschen
- ...

13

Für eine Formulierungsidee beschreiben wir den ersten Bereich »Gestaltung der Balance von Nähe und Distanz« mit möglichen Mustersätzen:

In der Arbeit mit schutz- oder hilfebedürftigen Erwachsenen geht es darum, ein adäquates Verhältnis von Nähe und Distanz zu schaffen. Die Beziehungsgestaltung muss dem jeweiligen Auftrag entsprechen und stimmig sein, insbesondere dann, wenn dadurch emotionale Abhängigkeiten entstehen oder entstehen könnten.

[58] Entnommen aus einer Arbeitsfolie für Seminare von FJ-Prävention

Mögliche Verhaltensregeln

- Die persönliche Anrede hat dem jeweiligen Kontext angemessen zu sein. Klient*innen, Bewohner*innen oder Nutzer haben das Recht, gesiezt zu werden.
- Herausgehobene, intensive freundschaftliche Beziehungen zwischen Bezugspersonen und schutz- oder hilfebedürftigen Erwachsenen sind zu unterlassen wie z. B. gemeinsame Urlaube oder regelmäßige private Einladungen.
- Der Umgang mit den schutz- oder hilfebedürftigen Erwachsenen wird so gestaltet, dass Menschen keine Angst gemacht und keine Grenzen überschritten werden.
- Individuelle Grenzempfindungen sind ernst zu nehmen und zu achten und nicht abfällig zu kommentieren. Grenzverletzungen müssen thematisiert und dürfen nicht übergangen werden.

Für die weiteren elf aufgelisteten Verhaltensbereiche können ähnliche Formulierungen gefunden werden.

13.2.4 Drum prüfe, wer sich für das »Du« entscheidet – den Verhaltenskodex

Thomas Hecker

Im Verhaltenskodex einer Senioreneinrichtung steht: »Bewohner*innen unseres Hauses werden grundsätzlich gesiezt. Das Duzen bedarf erstens des ausdrücklichen Willens der Person und zweitens der Rücksprache unter Einbeziehung der zuständigen Bereichsleitung sowie der klaren Erörterung und Darlegung der Voraussetzungen im Pflege- und Betreuungsplan.«

Im Pflegeplan bei Frau Moor, die mit einer fortgeschrittenen Demenz lebt, finden wir zur Maßnahmenplanung der Beziehungsgestaltung folgenden Eintrag: »Frau Moor äußert sofort Unbehagen, wenn sie mit ihrem Nachnamen angesprochen wird. Sie reagiert sogar schimpfend und weinerlich: ›Aber ich bin doch Deine Maria!‹ Ihre Reaktionen auf die Anrede mit ›Sie‹ sind meist positiv. Gemeinsam mit dem Team, der WBL und den Angehörigen wurde beschlossen, dass Frau Moor beim Vornamen genannt und gesiezt wird.«

Im Plan für den ehemaligen Zechenkumpel Manfred Koltermann lautet es dazu anders: »Herr Koltermann bietet den meisten Menschen nach kurzer Zeit das ›Du‹ und die Anrede mit ›Manni‹ an. Lehnt man es ab, möchte er sich von dieser Person nicht mehr versorgen lassen. Im Fallgespräch wurde beschlossen, dass er grundsätzlich mit ›Manni‹ und ›Du‹ angesprochen wird, sofern er es selbst angeboten hat. Neue Mitarbeitende sagen den Nachnamen und ›Sie‹.«

Noch einmal anders verhält es sich bei Frau Prochazka. Sie ist in einem demenziellen Prozess sehr weit fortgeschritten. Auf die Ansprache mit ihrem Nachnamen und dem »Sie« zeigt sie keinerlei Unbehagen. Allerdings gibt es eine Ausnahme. Hierzu der Pflegeplan: »Frau Prochazka hat in unregelmäßigen Abständen unklare Bauchbeschwerden, sie kann aber ihre Schmerzen nicht direkt äußern, ist dann eher weinerlich und zurückgezogen. Auf die Frage ›Wo hast Du denn Aua?‹ deutet sie meist auf die Körperregion.«

Info
Die Ansprache der Person ist Bestandteil der Leistung, also auch Teil des fachlichen Auftrags. Ob mit »Du« oder »Sie« angeredet wird – und wer in welchen Situationen – ist eine pflegefachliche Entscheidung! Diese Entscheidung kann weder von vornherein vorweggenommen, noch unterbunden, sie muss geebnet werden.

Wenn unsere Anvertrauten uns das »Du« anbieten, ist es vielleicht ein Bedürfnis nach Freundschaft, Vertrauen und Verbindung, vielleicht aber auch oder zudem das Bedürfnis nach einer gleichen Ebene, nach Augenhöhe mit denen, die mir so nah kommen. Ein bisschen das Gefälle zwischen uns auflösen. Achtung Freundschaftsfalle! Wenn Pflegende hier zustimmen, sich auf das »Du« einlassen, weil sie sich dadurch geehrt fühlen, weil sie nun auch zum Kreis derer gehören, die »Du« sagen dürfen, wenn sie dadurch Bedeutung erlangen, gehen sie eine unprofessionelle Verbindung ein. Denn das Gefälle zwischen Mitarbeiter*innen und betreuter Person wird dadurch nicht verändert, man rückt nur enger zusammen.

Aus dem angebotenen freundschaftlichen »Du« wird in Kürze ein familiäres. Hieß es früher: »Frau Herzig, bitte gehen Sie nicht über den Flur, der Boden ist noch feucht« heißt es nun: »Du sollst da nicht lang gehen, Gerda!« Eine unheilvolle Verbindung ist da entstanden. D'rum prüfe, wer sich für das »Du« entscheidet.

Peer Friedenberg sagt dazu: »Ich möchte nicht widersprechen, doch etwas hinzufügen. Gerade in Eskalationssituationen kann das ›Du‹ die andere Person möglicherweise eher erreichen. ›Lass das!‹ ist möglicherweise effektiver als: ›Lassen Sie das sein.‹ Ich stimme aber damit überein, ein ›Du‹ immer und nur gezielt einzusetzen.«

Nicht überspringen möchte ich das »Du«, zu welchem Mitarbeitende gar nicht eingeladen wurden, sondern ganz selbstverständlich anwenden. Manchmal wird sogar zwischen dem »Du« im Eins-zu-Eins-Kontakt und dem »Sie« im halb-öffentlichen Raum gewechselt, was eine völlig uneindeutige Beziehungsbotschaft an Schutzbefohlene darstellt und Anvertraute über die Beziehungsqualität zum Personal in Konfusion zurücklässt.

Entscheidungen, die man nicht mehr zurücknehmen kann, müssen sehr gut bedacht werden. Daher hat die Einrichtung, von der hier eingangs die Rede war, gut daran getan, sich in ihrem Verhaltenskodex dazu zu stellen und für Strukturen und Kommunikationen zu sorgen, die der Beziehungsgestaltung den Wert in der Arbeit mit abhängigen Menschen verleiht, den sie verdient.

Verstehen Sie bitte diese Ausführungen zum »Du« als Leitfaden für eine Diskussion im Pflege- und Betreuungsteam. Nutzen Sie den Text, lesen Sie ihn vor und nehmen Sie sich die Zeit dafür, dass sich Haltungen herausbilden und entwickeln können und begleiten Sie diesen Prozess. Verstehen Sie die dazugehörigen Handlungen und Gespräche als Teil Ihres wachsenden Schutzkonzepts. Denn auf die Diskussionen folgen das Abwägen und das Ins-Gespräch-Kommen. Daraufhin folgen Entscheidungen.

Idee für einen weitergeführten Diskurs dazu: Teamgespräch zum Thema: Möchte ich als Mitarbeitende eigentlich von allen Bewohner*innen und Angehörigen geduzt und beim Vornamen genannt werden?

13.2.5 Beschwerdemanagement – Beschwerdeverfahren und Beratungsinstanzen definieren

Stefan Freck

Bei den Beratungs- und Beschwerdewegen geht es um das aktive Zulassen und Fördern einer gelebten Fehlerkultur. Wie geht der Träger mit Unzufriedenheiten zwischen Pflegebedürftigen, deren Angehörigen, Mitarbeitenden und der Einrichtung um. Dabei steht die subjektiv empfundene Unzufriedenheit, ein empfundener oder befürchteter Schaden im Fokus. Die Einrichtung sollte sich daher die Frage stellen, wie gehen wir mit Unzufriedenheiten um, wie niederschwellig lassen wir Beschwerden zu, über was dürfen sich die Beteiligten beschweren und welche Instrumente stehen zur Verfügung, die Beschwerden aufnehmen oder auch Möglichkeiten für externe Beratungsinstanzen bieten.

Nur ernstgemeinte, funktionierende und gesicherte Beschwerdeverfahren sorgen für die Nutzung dieser und der Gewinnung von Erkenntnissen über den Zustand der Einrichtung und der dort befindlichen Menschen. Es braucht Klarheit, was mit der Beschwerde passiert, wer sie bearbeitet und dass wertschätzend damit umgegangen wird.

Es wird eine beschwerdefreundliche Kultur benötigt, in der auf Fehler und Fehlverhalten aufmerksam gemacht werden darf, kann und soll. Die es ermöglicht, wirksame Schutzstrukturen zu entwickeln. Ziel ist die Schaffung eines einladenden Charakters, über fachliches Fehlverhalten und fachlich korrektes Verhalten sprechen zu können. Die zu entwickelnden Beschwerdewege sollen so eine »Kultur der Offenheit« erzeugen, damit alle Beteiligten im Unternehmen sich trauen, sich zu beschweren!

Wichtig: Bei den Beschwerdewegen geht es nicht um Fallmeldungen, sondern um Rückmeldungen zur Zufriedenheit oder Unzufriedenheit! Fragen rund um Fallmeldungen sollten im Verfahrensplan eindeutig beschrieben werden.

Konkret bedeutet das:

1. Der Träger/die Einrichtung beschreibt konkrete Beschwerdemöglichkeiten, die von allen Beteiligten niederschwellig genutzt werden können.
2. Eine Liste über externe Beratungsstellen gehört dazu. Fachberatungsstellen sind auf verschiedene Beratungsbereiche spezialisiert und helfen bei Information, Prävention und Begleitung von Betroffenen, Angehörigen oder sonstigen Personen.
3. Die Beschwerdemöglichkeiten werden regelmäßig gepflegt und sind für alle Beteiligten leicht zugänglich
4. Ansprechpersonen, die in unklaren Situationen eine fachkompetente Einschätzung geben können, werden benannt.

Gerade in Zusammenarbeit mit externen Stellen verändern sich regelmäßig Kooperationspartner und Ansprechpersonen.

Tipp

Überprüfen Sie die Wirksamkeit der Beschwerdeverfahren vor Inkraftsetzung des Gewaltschutzkonzeptes, während der Laufzeit und spätestens nach einer gewissen Zeit!

Es gibt viele Variationen, die ein Beschwerdemanagement unterstützen können: Kummerkasten, Beschwerdewand, »Wollte-ich-mal-loswerden«-Briefkasten, Online-Beschwerde-Formular, anonyme Nachrichten, persönliches Gespräch, leise Signale von Pflegebedürftigen ansprechen, die Möglichkeit, einfach mal sprechen zu dürfen, Infoflyer mit Rückmeldebogen, Telefonhotlines, Ansprechpartner im Haus etc.

13.2.6 Verfahrensplan – Innerbetriebliche Strukturen zu Fallmeldungen bei Vermutung, Verdacht und Kenntnis von Gewaltvorfällen

Stefan Freck

Der Umgang mit Vorfällen von Grenzverletzungen, Übergriffen und Gewalt in Betreuungseinrichtungen benötigt ein standardisiertes und funktionierendes Verfahren bei Fallmeldungen. Prävention von Gewalt bietet viele Vorteile, die es möglichst gar nicht erst soweit kommen lassen, dass Vorfälle gemeldet werden müssen. Und die beste Gewaltprävention ist dadurch gekennzeichnet, dass sie auch von möglicher vorhandener Gewalt in den Einrichtungen ausgeht und dafür ein System erstellt, das damit umgeht. Dabei sollte dieses System die Art und Weise des Umgangs mit Gewaltvorfällen so regeln, dass sowohl Vermutungen zur Abklärung in einem Beratungsgespräch aber auch die Meldung von Kenntnissen über Vorfälle Raum findet.

Dieses Beratungs- oder auch Meldesystem erhält eine hohe Vertraulichkeitsstufe, die es jedem Mitarbeitenden, Anvertrauten oder anders Beteiligten ermöglicht, »Frag-würdiges« ins Gespräch zu bringen und in sensible, reflektierte Hände legen zu können die mit diesen Informationen professionell umgehen. Es braucht ein Grundvertrauen zum Beratungskontext, indem Vertrauliches platziert werden kann. Insbesondere in Hände, die nach Einschätzung und Bewertung entsprechend im Sinne der Betroffenen handeln.

Der Verfahrensplan verfügt über eine eindeutige, fachlich begründete Handlungs- und Vernetzungsstruktur sowie über ein innerbetriebliches, weitgehend unabhängig aufgehängtes Moderationsverfahren mit klaren Strukturen und eindeutigen Zuständigkeiten. Hier geht es auch um mögliche arbeitsrechtliche aber auch strafrechtliche Konsequenzen. Daher sollten Zuständige beauftragte Personen im Unternehmen sein, die fachlich qualifiziert für die Fallannahme beauftragt sind und mögliche notwendige Handlungsschritte initiieren können. Alle Fallmeldungen und Beratungsanfragen werden von den Zuständigen angenommen und somit eine zentrale Anlaufstelle geboten. Dies ist insbesondere wichtig, weil: *»Gerade in Verdachtsfällen werden nicht selten unterschiedliche Fachkräfte um Einschätzung gebeten und damit in Fälle mitinvolviert. Unsicherheit, Angst davor, eine Fehleinschätzung zu treffen, nicht adäquat zu handeln, führen dann dazu, dass nichts getan wird oder dass mit mehreren Kolleg*innen unkoordiniert gesprochen wird.«*[59]

Das kann dazu führen, dass durch diese Gespräche unabgestimmt gehandelt wird und die für die Fallmeldung notwendige Koordinierung fehlt. Unkoordiniertes Vorgehen kann dafür sorgen, dass

- Täter*innen gewarnt werden, sodass diese handeln können, um Beweisbarkeit der Übergriffe, die Sprachfähigkeit der Betroffenen u. ä. zu beeinflussen oder für sie nutzbringende Täterstrategien anzuwenden,
- Schilderungen durch Betroffene, Meldende oder Zeugen nicht gut oder schlecht verwertbar dokumentiert werden,
- Beschuldigte ohne eine abwägende Prüfung und Bewertung der Meldung beschädigt werden,
- Täter*innen trotz festgestelltem fachlichem Fehlverhalten nach juristisch unfachlich aufgesetzten Arbeitsrechtsverfahren wieder an der Stelle, an der sie sich übergriffig verhalten haben, eingesetzt werden müssen,
- Betroffene oder Angehörige in ein (strafrechtliches) Verfahren hineingezogen werden, das sie psychisch belastet, traumatisiert, schädigt oder auf eine tiefgreifende Weise beschämt

[59] Vgl. Teubert 2020

- Ein trägerweites Schweigen entsteht: Meldungen bei Kenntnis oder Vermutung bzw. Beratungsanfragen zu fachlichem Fehlverhalten von verschiedenen Seiten werden vermieden, da dem Vorgehensweisen des Verfahrensplans nicht vertraut wird.

Betroffene und auch Angehörige brauchen einen Rahmen, der es ihnen ermöglicht, sich zu öffnen und ihnen zusichert, dass mit ihrer Fallmeldung, ihrem Beratungs- und Hilfebedarf sorgfältig umgegangen wird. Mitarbeitende und andere Beteiligte benötigen ebenfalls eine vertrauliche Stelle, an die sie mit Fragen herantreten können. Insbesondere sexualisierte Gewalt ist eine der Formen von Gewalt, die ein hohes Maß an Sensibilität und Vertrauen im Umgang mit Fällen benötigt. Vertrauensbasis zu schaffen, sorgfältige Herangehensweisen und Arbeitsstrukturen zu entwickeln, ist das Ziel.

Alle Beteiligten in einer Pflege- oder Betreuungseinrichtung haben das Recht, das Verhalten von Verantwortlichen und Mitarbeitenden kritisch zu hinterfragen und ihre Beobachtungen und Wahrnehmungen zum fachlichen Umgang oder Fehlverhalten mit an die Ansprechpartner im Verfahrensplan weiter zu geben. Auch für Fragen von übergriffigem Verhalten von Klient*innen oder der Duldung dessen in der Einrichtung sollte hier beraten werden.

Die Ansprechpartner*innen und beteiligten Mitarbeitenden des Verfahrensplanes sorgen für eine fachliche Einschätzung und Bewertung der beobachteten Meldungen und treffen eine Entscheidung, wie im Weiteren verfahren werden soll.

Über die beteiligten Personen und Strukturen im Unternehmen, die in den Verfahrensplan einbezogen werden, sollte ausführlich diskutiert werden (Ansprechpartner, Personalabteilung, Justitiar, Rechtsanwälte mit entsprechender strafrechtlicher, fachlicher Expertise, Organisationsberatung, ...). Der Verfahrensplan regelt die **Annahme von Meldungen und Beratungen** zu Gewaltfragen. Sie sorgt für die **Übernahme aller gemeldeten, protokollierten Fälle** in ein Dokumentationssystem und regelt die umgehende **Bewertung und Einschätzung** der Fallanfragen: Sicherstellung des »was liegt vor«.

Es folgt eine Bewertung und Einschätzung des weiteren Vorgehens zum gemeldeten Sachverhalt, eine Prüfung erster unverzüglich notwendiger personalrechtlicher Maßnahmen sowie juristische Prüfung und der Einleitung notwendiger weiterer Schritte. Idealerweise wird das Verfahren durch die Erstellung von Fallakten gesichert (▸ Abb. 26).

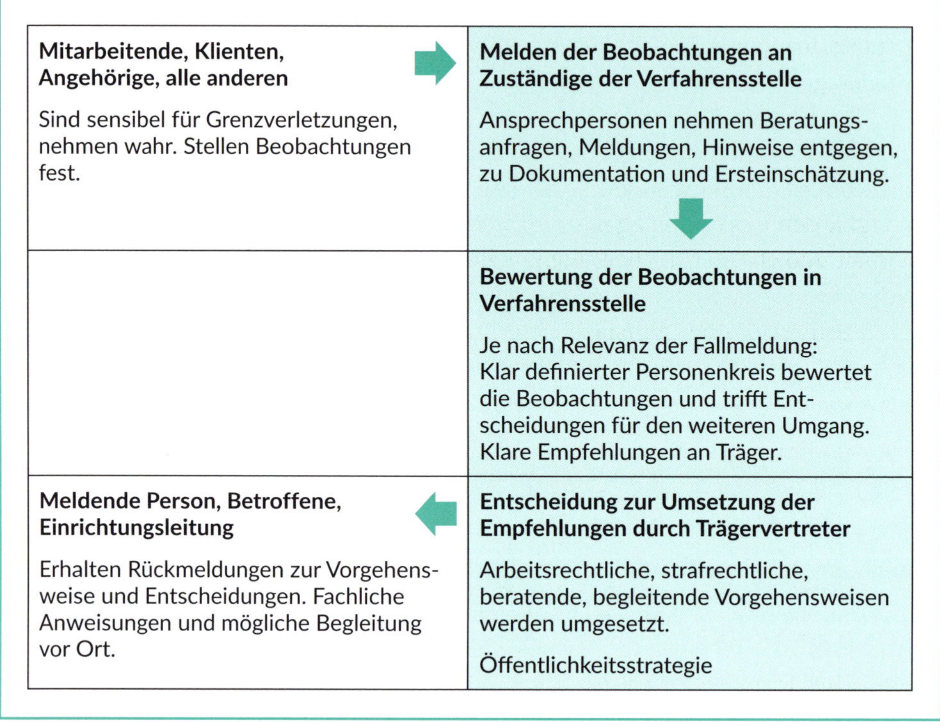

Abb. 26: Ablauf bei einer Fallmeldung.

Einen Teil des Verfahrensplans stellt die Nachsorge dar: Nachsorge beginnt in einem äußerst verletzlichen Moment, denn mit der Fallmeldung (also mit Bekanntwerden des »Falls«) stellt sich die Frage: Wie ist jetzt der Umgang mit dem irritierten System? Ein Bestandteil ist das Auffanggespräch mit betroffenen Personen.

13.2.7 Auszug aus einem Auffanggespräch

Thomas Hecker

Neben der Ersthilfe, die besonders auf die körperlichen Symptome reagiert, ist das Auffanggespräch der wichtigste Teil der kollegialen Selbsthilfe nach einem Ereignis psychischer Belastung, also auch nach Gewaltereignissen.

Das Auffanggespräch dient allein und ausschließlich der Entlastung der betroffenen Person(en). Es hat keinerlei analytische, aufklärende oder therapeutische Funktion. Die betroffene Person ist von dem Schock des Ereignisses gezeichnet, möglicherweise sogar überwältigt und braucht, ähnlich den körperlichen Schocksymptomen, ihre Energien in erster Linie für den Selbstschutz.

Im folgenden Beispiel werden drei Personen erwähnt: die Mitarbeiterinnen Kerstin und Carina sowie Tobias, der Bereichsleiter. Es handelt sich um eine stationäre Einrichtung.

Die Situation: Kerstin findet Carina im Dienstzimmer zusammengesunken sitzend vor, den Kopf in den Händen vergraben. So kennt sie ihre Kollegin nicht. Kerstin geht Verschiedenes durch den Kopf, sie hält noch kurz inne und beginnt das Auffanggespräch mit den Worten: »Sag mal, Du sitzt ganz zusammengesunken da. Irgendwas ist mit Dir und ob Du willst oder nicht, ich setze mich jetzt einfach hier hin.«

Tab. 44: Auszug aus einem Auffanggespräch

Eine Weile schweigen beide. Irgendwann nimmt Carina den Kopf hoch und sagt:		Zeit lassen
Carina	»Der hat mich komplett gegen die Wand gedrückt, mit aller Kraft, ich konnte überhaupt nichts machen!«	
Kerstin	»Gegen die Wand gedrückt«? Wer denn?«	Fragen in der Sache
Carina	»Der Herr Jarosch. Ganz plötzlich. Es war alles ganz normal, ich wollte ihn gerade waschen, da kriegt der so einen irren Blick und drückt mich mit ganzer Kraft gegen die Wand.«	
Kerstin	»Und Du kamst da nicht weg?«	Weiterführen
Carina	»Nein, er hat mir sogar die Hände festgehalten.«	
Kerstin	»Und dann?«	
Carina	»Dann hat er mir ins Gesicht geguckt. Von ganz nah. Ich hab gedacht, der küsst jetzt oder leckt oder so.«	
Kerstin	»Du warst bestimmt total in Panik!«	Gefühle ansprechen
Carina	»Und wie! Ich wollte laut schreien, aber das ging gar nicht.«	
Kerstin	»Was ist denn dann passiert?«	Verlauf schildern lassen
Carina	»Eigentlich nichts.«	
Kerstin	»Er hat nicht geschlagen oder sonst was gemacht?«	Details erfragen, mögliche Verletzungen checken
Carina	»Nein, es war, als starrt der mich stundenlang an.«	
Kerstin	»Das muss Dir ja endlos vorgekommen sein. Aber er hat Dich nicht verletzt?«	
Carina	»Nein, da war sonst nix.... Ich weiß gar nicht, ich hatte die ganze Zeit so ein Gefühl.«	
Kerstin	»Du hast gedacht, er will Dir was antun?«	Paraphrasieren mit eigenen Worten
Carina	»...der ist doch sonst völlig unauffällig...«	
Kerstin	»Das eine ist, wie es sonst ist, das andere, was Du gerade erlebt hast.«	Nebeneinander stellen von Meinung und Fakt

Schweigen		Schweigen aushalten
Carina	»Stell Dir mal vor, der mit seiner ganzen Kraft.«	
Kerstin	... »Macht Dich das wütend?«	Gefühlsentwicklung zulassen
Carina	»Ja. Und wie! Der hat sie doch nicht alle!« ... läuft auf und ab... »Jetzt fang ich noch an zu heulen...«	
Kerstin	»Vielleicht tut Dir das gut.«	
Carina	»... danke. Ich muss Dir vorkommen, wie die letzte Idiotin. Ich führ mich ja auf wie eine Achterbahn.«	
Kerstin	»Vielleicht ist ›Achterbahn‹ ja ein ganz gutes Wort für das, was gerade in Dir los ist.«	Durch Paraphrasieren den selbst gefundenen Ausdruck für das Innenleben verstärken
Carina	»Ja, ich könnte schreien und heulen gleichzeitig. ... Was mache ich den jetzt?«	
Kerstin	»Hast Du eine Idee?«	Vorschläge erfragen, nicht sofort selbst unterbreiten
Carina	»Ich weiß nicht, ich will nicht, dass es jemand weiß, hinterher denken die, ich hätte den provoziert oder so.«	
Kerstin	»Du wüsstest gern, dass damit diskret umgegangen wird?«	Das Bedürfnis nach Schutz ansprechen
Carina	»Ja, auf jeden Fall. Das muss nicht an die große Glocke.«	
Kerstin	»Mir wär das auch peinlich.«	Das Gefühl der Scham ansprechen
Carina	»Ja, total.«	
Kerstin	»Und wenn Du erst mal mit Tobias sprichst?«	Leitung ins Spiel bringen, an dieser Stelle erstmals selbst einen Tipp geben
Carina	»Ich weiß nicht, der macht sich nur Sorgen, dass ich mich krank melde.«	
Kerstin	»Würdest Du das denn gern?«	
Carina	»Na ja, so ein bisschen Abstand wäre vielleicht erst mal ganz gut.«	
Kerstin	»Vielleicht tut ein bisschen Abstand zunächst ganz gut. Möglicherweise reagiert er auch ganz anders, als Du denkst.«	Bedürfnis nach Abstand aufgreifen und positive Aussicht
Carina	»Ja, kann sein. Ich glaube, Du hast Recht, ich rede mit Tobias.«	
Kerstin	»Machst Du Dir Sorgen wegen heute? Ich kann auf jeden Fall länger bleiben, wenn Du erst mal nach Hause gehst, ok?«	Unterstützung anbieten
Carina	»Ich glaube nicht, dann habe ich die Achterbahn zu Hause. ... Außerdem ist es jetzt auch schon viel besser. Vielen Dank.«	
Kerstin	»Gerne. Gehst Du dann jetzt erst zu Tobias?«	Nächsten Schritt einleiten, sich der Umsetzung versichern
Carina	»Ja, das mache ich.«	

13.2.8 Das Auffanggespräch

Thomas Hecker, Michael Jung-Lübke

Nach einem Gewaltereignis braucht die betroffene Person Unterstützung. Nach abgeschlossener Ersthilfe, der Absicherung gegen möglicherweise weiterhin drohende Gewalt, benötigt sie die Gelegenheit zu einer ersten Verarbeitung. Dazu dient ein Auffanggespräch. Ein Auffanggespräch ersetzt keineswegs ein Gespräch mit einem geschulten Psychologen o. ä., es stellt jedoch einen ersten sehr wichtigen Schritt zur Vermeidung posttraumatischer Störungen dar. Ein solches Gespräch soll immer angeboten werden, selbst wenn die betroffene Person nicht um Hilfe bittet. Im Folgenden finden Sie einige wichtige Punkte, welche Beachtung finden sollten, wenn Sie nach einem Zwischenfall das Gespräch mit dem Geschädigten führen.

Gespräch strukturieren: Die Rekonstruktion der Ereignisse zusammen mit der geschädigten Person, das Erfragen und Ordnen der Geschehnisse dient durch Versachlichung und Normalisierung der ersten Verarbeitung. Lassen Sie sich dabei die entstehende Rekonstruktion immer wieder bestätigen. Bei Zusammenfassungen filtern Sie bspw. Beschimpfungen des Opfers heraus: »Da haut dieser Blödmann einfach wie ein Idiot drauf« wird zu »... und dann hat Ihnen XY ins Gesicht geschlagen.«

- **Wahrgenommene Gefühle und Bedürfnisse wiedergeben:** Fassen Sie aktuell wahrgenommene Gefühle und Bedürfnisse in eigene Worte, z. B.: »Jetzt gerade im Augenblick sind sie richtig sauer auf XY und brauchen zunächst mal Abstand vom Geschehenen?« Sie zeigen so Verständnis für die Situation und verdeutlichen Angemessenheit und Normalität der aktuellen Befindlichkeit.
- **Hören Sie aktiv zu:** Indem Sie den Blickkontakt halten, im Gespräch bleiben und Nebenbeschäftigungen unterlassen, widmen Sie sich dem Gespräch mit Ihrer ganzen Aufmerksamkeit.
- **Beim Sachverhalt bleiben, ernst nehmen:** Es ist wichtig, Ironie, Zynismus, scherzhafte »Randbemerkungen« oder Bagatellisierungen zu unterlassen. Äußerungen wie »Das ist ja nicht so schlimm« oder »Das ist doch nur ein kleiner Kratzer« dienen nicht der Verarbeitung der Erlebnisse. Die Verletzungen verursachen zumeist mehr psychische als physische Schmerzen, daher entzieht sich der Grad der Verletzung jeder objektiven Beurteilungsmöglichkeit.
- **Vermeiden von Tadel und Ausschweifungen:** Eigene Überzeugungen zum Geschehenen sind nicht Bestandteil des Auffanggesprächs. Kritik und Tadel sind nicht angebracht. Die geschädigte Person ist aufgrund der Ereignisse belastet. Vorwürfe, falsch gehandelt zu haben, intensivieren das Gefühl der Belastung. Gleiches gilt für Erzählungen ähnlicher oder gar »dramatischerer« Geschichten aus eigenen Erlebnissen.
- **Offene Fragen stellen:** Offene Fragen öffnen das Gespräch und ermutigen zur Schilderung des Geschehenen (»was«, »wann«, »wie«, »wo« etc.). Demgegenüber schließt die geschädigte Person aus der Frage nach dem »warum« vermutlich unbewusst eher auf Eigenverschulden und sieht sich zur Rechtfertigung gezwungen.

Weiteres Vorgehen überlegen: Überlegen Sie gemeinsam mit der betroffenen Person, welche Maßnahmen nun ggf. unternommen werden können, ermutigen Sie vor allem zur Einbeziehung der vorgesetzten Person und zur ärztlichen Konsultation.

Tab. 45: Wichtige Inhalte eines Auffanggesprächs

Gesprächshaltung/ Absicht	Gesprächstechnik/ Hinweise	Beispiele Formulierungshilfen
Aktives Zuhören Normalisieren	Zusammenfassen, Rekonstruieren	»Du hast gerade gesagt, dass...« »... habe ich das so richtig verstanden?« »Magst Du erzählen, was sie/er genau gemacht hat?«
	Paraphrasieren	»Du hast gerade gesagt, er ist auf Dich losgegangen, ...«
	Weiterführen, »Vergenauern«	»Also zuerst war sie noch ganz ruhig und unvermittelt hat sie Dich in die Brust gekniffen?«
	Offene Fragen (was, wann, wie, wo...)	»Du bist so schweigsam, was ist los?«
Empathie	Gefühle und Bedürfnisse vermuten und verbalisieren	»Du sitzt ganz zusammengesunken da, Dich macht das hilflos?« »Du hast gerade gesagt, er ist auf Dich losgegangen, ...« »Da hättest Du sofort Unterstützung gebraucht?«
	Kontakt halten Wertschätzung Ernsthaftigkeit	Blickkontakt, Aufmerksamkeit ohne Ablenkung Bei der Sache bleiben

13.2.9 Empowerment und Konzepte – Stärkung von Menschen und Konzeptarbeit

Stefan Freck

Empowerment und vorhandene Konzepte zur inhaltlichen Arbeit zu Gewaltschutz und Gewaltprävention sind ein weiterer wirksamer Baustein im ganzheitlich-innerbetrieblichen Gewaltschutzkonzept. Die Stärkung von Mitarbeitern zu professionellem Verhalten gegenüber Aggression und Gewalt sorgen für Handlungssicherheit im Umgang mit den Pflegebedürftigen. Dies sollte in den Aus- und Fortbildungsangeboten zur Gewaltprävention stattfinden (siehe Baustein »Aus- und Fortbildung«). Und insbesondere die Stärkung anvertrauter Menschen in den Bereichen, wo Stärkung aufgrund der Pflegebedürftigkeit oder den Gründen der Anwesenheit in der Hilfseinrichtung möglich ist, ist ein weiterer wichtiger Schutzfaktor. Täter*innen können abgeschreckt werden, wenn von der Pflege abhängige Menschen sich selbstbewusst verhalten, klare Grenzen setzen oder sich möglicherweise gegen Gewalt zur Wehr zu setzen können. Auch die Stärkung von Angehörigen, Dinge in Frage zu stellen und das Wohl der Pflegebedürftigen zur Sprache zu bringen, sorgt für Hemmschwellen möglicher Täter*innen. Eine gute Auswahl verschiedenster Stärkungsmaßnahmen und eine sinnvolle Zusammenstellung in einem zielgerichteten Maßnahmenkatalog sind Grundlage dafür.

Dies können sein:

- Empowerment/Stärkungsprogramme zu Gewalt und Gewaltprävention (Theaterstücke, Deeskalationstraining, Themenabende, ...)
- Umgang mit Sexualität in der Einrichtung, Sicherung von sexueller Selbstbestimmung Pflegebedürftiger: Sexualpädagogisches Konzept
- Auseinandersetzung mit gewaltvollem Verhalten durch anvertraute Menschen
- Schaffung von partizipativen Gesprächs-, Diskussions- und Entscheidungsstrukturen zur Stärkung von Eigenverantwortlichkeit und Selbstbestimmung – immer mit Blick auf die Möglichkeiten der Anvertrauten und deren Angehörigen
- Bekannt machen der Pflegecharta
- Kommunikationshilfen wie Broschüren in leichter Sprache, computergestützte Kommunikation und Information zum ganzheitlich-innerbetrieblichen Gewaltschutzkonzept
- Podiumsdiskussionen
- Etc.

Info

Empowerment bedeutet Stärkung von Anvertrauten dort, wo Stärkung möglich ist - unter gleichzeitiger Beachtung der Grenzen des Eigenschutzes von schutz- oder hilfebedürftigen Erwachsenen.

13

Das bedeutet, dass Pflegebedürftige nicht selbst für ihren Schutz verantwortlich sind. Es ist Aufgabe der Institution und der fachlich Handelnden ein Umfeld zu schaffen, in dem sie ohne Gefahren gepflegt werden und leben können. Hier sei explizit auch der professionelle Umgang mit Aggression und Gewalt durch Pflegebedürftige genannt, der in jeder Pflegeeinrichtung erwartbar ist. Je besser das Personal zur Deeskalation und Prävention geschult ist, die Systeme bei Gewaltvorfällen durch Pflegebedürftige fachlich darauf ausgerichtet sind und entsprechende Herangehensweisen zur Verfügung stehen, desto besser kann mit diesem Verhalten umgegangen werden. Die Fachkraft schützt im erweiterten Sinne die pflegebedürftige Person durch ihr fachliches Handeln. Empowermentanteile sollen daher nicht dazu führen, dass der notwendige Schutz vor Gewalt an die Anvertrauten delegiert wird.

»Gewalt beginnt im Kopf! Sie wahrzunehmen sowie hinzusehen, sich dann einzumischen und Alternativen zu finden, ist die Aufgabe aller, die alte Menschen behandeln und pflegen oder hierfür verantwortlich sind. So kann es gelingen, Gewalt keine Chance zu geben.«[60]

Andragogische Konzepte

In diesem Baustein ist Raum für die Hinterlegung der andragogischen (die Pädagogik mit Erwachsenen) Herangehensweisen, das Arbeiten mit den schutz- oder hilfebedürftigen Erwachsenen zum Thema »Sexualität, sexualisierte Gewalt und Pflegegewalt«.

Für den Erstellungsprozess gilt:
In der Erstellung des Schutzkonzeptes ist es vorrangig von Belang zu identifizieren, welche andragogischen Konzepte hier gewollt sind und was gebraucht wird. Es kann beschrieben werden, wie es zukünftig zu diesen Empowermentangeboten, zu einem sexualpädagogischen Konzept u. ä. kommen kann. Der Sinn des Bausteines ist, die Notwendigkeit zur Erstellung dieser Maßnahmen zu beschreiben. Dort wo es möglich ist, können diese bereits mit in die praktische Umsetzung eingebaut werden. Es würde jedoch den Rahmen des Gewaltschutzkonzeptprozesses überfordern, sollten alle Konzepte abschließend angefertigt werden. Schaffen Sie Klarheit über die notwendigen Angebote und machen Sie Vorschläge, wann, wo, wie diese erstellt werden können.

---

[60] Wazlawik M, Freck S (2017): Gewalt in Einrichtungen der Altenhilfe. In: Hirsch RD (Hrsg.): Sexualisierte Gewalt an erwachsenen Schutz- und Hilfebedürftigen. Springer, Heidelberg

14 Gewaltprävention ist Führungsaufgabe

14.1 Organisatorische Lösungen/ Qualitätsmanagement

Thomas Hecker, Michael Jung-Lübke

Wer in einer Organisation Qualitätsmanagement (QM) verwendet, möchte erreichen, dass Ergebnisse derart entstehen, wie man sie auf geplantem Wege erreichen wollte. Dabei ist »Qualität« ein übergeordneter Begriff, der alle Felder, Bereiche, Tätigkeiten und Ergebnisse umfasst, die Dienstleistung ebenso, wie z. B. das unterstützende Hygienemanagement, das Risikomanagement oder das Arbeitsschutzmanagement. Bestimmte Teile der Gewaltprävention werden durch das QM geplant und aufrechterhalten. Aktivitäten des QM werden theoretisch im sog. »PDCA-Zyklus« dargestellt.

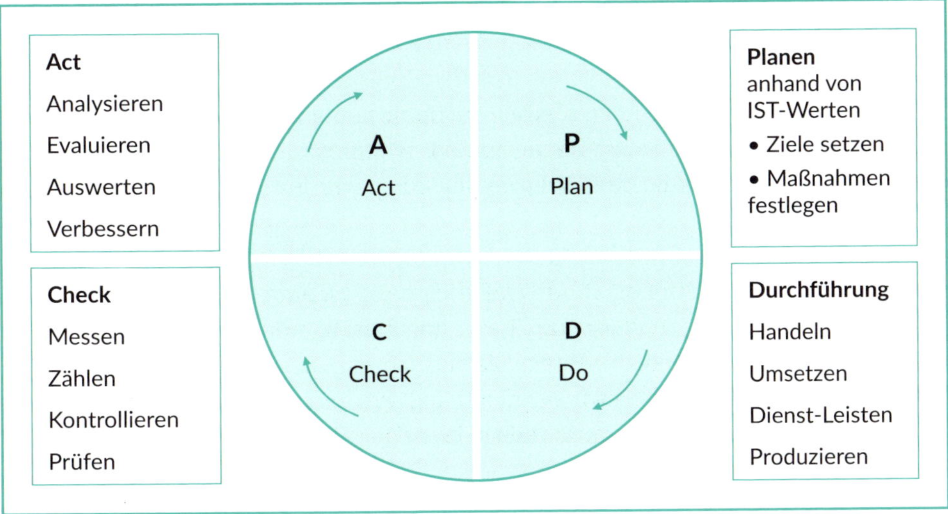

Abb. 27: PDCA-Zyklus.

Qualitätsmanagement strebt an, systematisch geplante Vorgehensweisen zielgerichtet und im Ergebnis bewusst und gesichert umzusetzen sowie das erreichte Qualitätsmaß anhand ebenso systematisch erkannter Verbesserungsmöglichkeiten zu steigern. Ergänzend eine Darstellung des QM nach der DIN 9001, wie sie bis 2015 verwendet wurde:

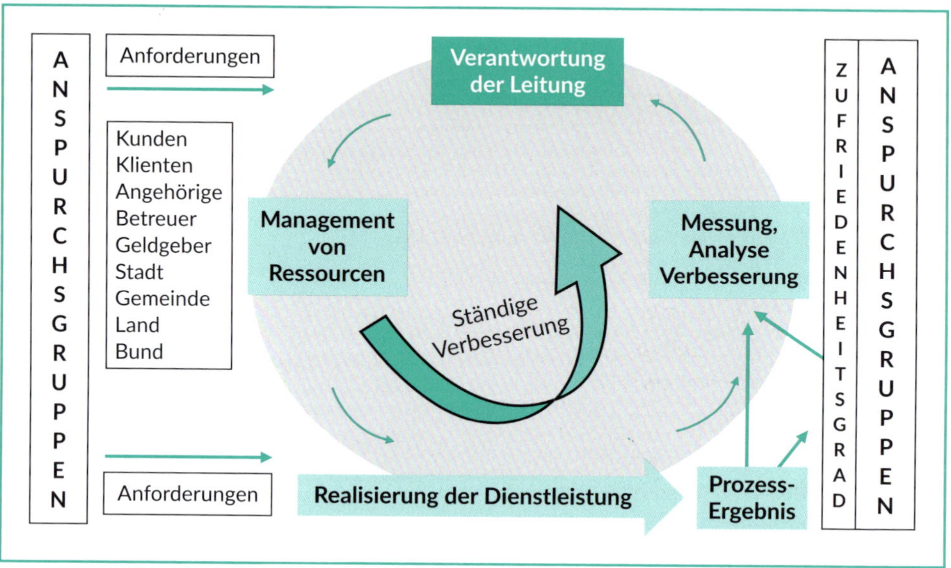

Abb. 28: Modell QM-System DIN ISO 9001.

Verschiedene Anspruchsgruppen richten Anforderungen an das Unternehmen. Mitarbeitende begegnen den Anforderungen unmittelbar im Kundenkontakt.

Die Leitung steht zentral in der Gesamtverantwortung für die Beherrschung der erforderlichen Prozesse, somit für die Bereitstellung der materiellen und personellen Ressourcen und dem Verbesserungsmanagement anhand systematisch ermittelter Ergebnisse. Die Leistungsbewertung resultiert aus der Messung und Analyse objektiver (Produkte und Dienstleistungen) wie subjektiver (Kunden) Ergebnisse. Sie dienen der geplanten Verbesserung.

Eine Aussage von Stefan Freck lautet: »Gewaltprävention ist kein Instrument des Arbeitsschutzes.« Das stimmt, sie ist kein alleiniges Instrument des Arbeitsschutzes, vielmehr grenzen die beiden Schutzsysteme aneinander, nutzen gleiche Werkzeuge, wie z. B. die Gefährdungsbeurteilung. Auch Ergebnisse können ineinander greifen. Während allerdings Qualitätsmanagement klassisch vorrangig auf die Leistung und das Ergebnis beim Kunden ausgerichtet ist, dient das Arbeitsschutzmanagementsystem ausschließlich Arbeitssicherheitsaspekten für Mitarbeitende.

14.2 Qualitätsmanagement und Arbeitsschutz

14.2.1 Arbeitsschutz, Arbeitssicherheit

Entsprechend Unfallverhütungsvorschrift (DGUV Vorschrift 1) sind Unternehmer verpflichtet, ihr Personal gegen alle mit der Arbeit verbundenen Risiken zu schützen. Gemäß dem Fachbereich Gesundheitsdienst und Wohlfahrtspflege der Deutschen Gesetzlichen Unfallversicherung (DGUV) gehören *»zu den Betrieben des Gesundheitsdienstes und der Wohlfahrtspflege z. B.: (...)*

1. *Einrichtungen der ambulanten Pflege und Versorgung,*
2. *Ausbildungsstätten im Gesundheitsdienst (Krankenpflegeschulen, Schulen für RTA, MRTA, Physiotherapeuten),*
3. *Heime und ambulante Dienste für Kinder, alte Menschen, Sterbende,*
4. *Einrichtungen für Menschen mit Behinderungen,*
5. *Einrichtungen für Menschen in besonderen sozialen Situationen,*
6. *Einrichtungen zur Rehabilitation, Eingliederung oder Wiedereingliederung von Menschen in den Arbeitsmarkt (...),*

In den Betrieben des Gesundheitsdienstes und der Wohlfahrtspflege sind die Arbeitsbedingungen von einem komplexen Gefährdungs- und Belastungspotenzial geprägt, z. B.:

- *Umgang mit biologischen Arbeitsstoffen → Infektionskrankheiten*
- *Umgang mit Gefahrstoffen → Haut- und Atemwegserkrankungen*
- *Bewegen von pflegebedürftigen Patient*innen → Erkrankungen der Wirbelsäule*
- *Konfrontation mit menschlichem Leid → Psychische Belastungen*
- *Differenz zwischen Erwartungen und Möglichkeiten der Arbeit*
- *Schicht und Nachtarbeit → Psychosoziale Belastungen*
- **Umgang mit Gewalt und Aggression** (Hervorhebung durch den Autor)«[61]

14

Bei Übergriffen auf Personal handelt es sich um einen Arbeitsunfall, der im Rahmen der entsprechenden Gesetzgebung zu behandeln ist. Das beinhaltet somit auch mögliche psychische Folgen von Vorfällen mit Aggression und Gewalt. Die für die in diesem Buch angesprochenen Berufszweige zuständigen Berufsgenossenschaften gewähren Leistungen der Prävention und Rehabilitation. Dies schließt Leistungen der Beratung, Schulung und Kontrolle mit ein. Das wesentliche Werkzeug der Prävention im Arbeitsschutz ist die Gefährdungsbeurteilung.

[61] https://www.dguv.de/de/praevention/fachbereiche_dguv/gesund_wohlfahrt/index.jsp,

14.3 Die Gefährdungsbeurteilung in der Gewaltprävention

Zum Schutz vor und zur Minimierung der Folgen von aggressiven Übergriffen dient die Gefährdungsbeurteilung, um ein solches »menschliches Risiko« zu erfassen und zu minimieren.

Tab. 46: Schema der Gefährdungsbeurteilung

Datum:							
Arbeitsbereich:	**Einzeltätigkeit:**		**Beschäftigte:**				
Gefährdungen ermitteln	Gefährdungen beurteilen		Maßnahmen Festlegen/ Bemerkungen t-o-p	Maßnahmen durchführen		Wirksamkeit überprüfen	
	Risiko-klasse	Schutz-ziele		Wer?	Bis wann?	Wann?	Ziel erreicht?

Geltungsbereich der Gefährdungsbeurteilung:

- Arbeitsbereich: Arbeitsfeld oder Berufsgruppe z. B. »Pflege«, »Betreuung«, »Wohnbereich II«, »Haus 4«, »Nachtdienst«, »Aufnahmezimmer«
- Einzeltätigkeit: Einzelne Maßnahmen, die ein Gefährdungspotenzial mit sich bringen, z. B. »Medikamente verteilen«, »Diagnostik«, »Ausflug«
- Beschäftigte: z. B. »Kleinwüchsigkeit«, »Jugendlich«

Gefährdungen ermitteln:

z. B. Handlungen, bei der Personal wiederholt mit Aggressionen konfrontiert ist

- Beschreibung der Situation:
  - Auslöser: z. B. Ungeduld, Angst, Verwirrung, Scham
    - Unter Berücksichtigung der räumlichen und sozialen Umgebungsreize
- Motive: z. B. Sicherheitsbedürfnis, Hunger, Anerkennung erhalten, Selbstbestimmung
- Ursachen: z. B. biografische oder diagnostische Hintergründe

Gefährdungen einzeln beurteilen:

- Höhe des Risikos für die mit dieser Aufgabe betrauten Mitarbeiter*innen,
- Wahrscheinlichkeit und Häufigkeit eines Übergriffs,
- ggf. Imagination des schlimmsten Falls.

Schadens-Ausmaß / Eintritts-wahrschein-lichkeit	keine gesund-heitlichen Folgen	keine gesund-heitlichen Folgen	Bagatell-folgen	mäßig schwere Folgen	schwere Folgen	tödliche Folgen
praktisch unmöglich	extrem gering	extrem gering	extrem gering	gering	eher gering	mittel
unwahr-scheinlich, aber vorstellbar	extrem gering	extrem gering	gering	eher gering	mittel	hoch
durchaus möglich	extrem gering	gering	eher gering	mittel	hoch	sehr hoch
zu erwarten wahrscheinlich	extrem gering	eher gering	mittel	hoch	sehr hoch	extrem hoch
sehr wahr-scheinlich	extrem gering	mittel	hoch	sehr hoch	sehr hoch	extrem hoch
fast gewiss, ggf. wiederholend	extrem gering	mittel	hoch	extrem hoch	extrem hoch	extrem hoch

Zusammenfassende Bewertung

Stufe	Risiko	Das Risiko liegt …
0	sehr oder extrem gering	… klar unter dem Grenzrisiko. Sicherheit ist gegeben. Kein Handlungsbedarf, ggf. weitere Verbesserungspotenziale.
1	gering oder eher gering	… im Bereich des Grenzrisikos. Handlungsbedarf und Verbesserungspotenziale sind genauer zu prüfen.
2	mittelmäßig	… über dem Grenzrisiko, ist noch nicht kritisch. Sicherheit ist nur bedingt gegeben. Ein Handlungsbedarf besteht.
3	hoch, sehr hoch oder extrem hoch	… deutlich über dem Grenzrisiko. Es besteht Gefahr und daher dringender Handlungsbedarf.

14

Abb. 29: Risikobewertung von 0 bis 3 nach piag-B, modifiziert von Michael Jung-Lübke nach Nohl.

Info

Schutzmaßnahmen planen und ergreifen

Grundsatz – in dieser Reihenfolge ermitteln:

T: technische Lösungen

O: organisatorische Maßnahmen

P: persönliche Schutzmaßnahmen

1. **Technische Lösungen, z. B.:**
   - Personen-Notsignal-Anlagen (Telefon und Handy sind keine anerkannten Alarmsysteme, weil sie im Ernstfall nicht sicher zu bedienen sind),
   - Fluchtmöglichkeiten, Rückzugsräume, die Beleuchtung, Sicherheitsglasscheiben und weitere Aspekte der baulichen und technischen Ausstattung, die Sicherheit schaffen können.
2. **Organisatorische Maßnahmen, z. B.:**
   - Alarmierungsabläufe im Notfall
     - z. B. Bereitstellung von Unterstützung aus anderen Bereichen binnen 15 Minuten und ausreichend und qualifiziert,
     - Funktionierende Rettungskette/Notfallplan Hilfe vor Ort, Erste Anlaufstelle im Alarmierungsfall zuverlässig erreichbar und ständig besetzt,
     - Zuverlässigen Informationsfluss sichern, z. B. erfährt der Nachtdienst vom tagsüber auffälligen Verhalten einer betreuten Person,
     - Fachkonzepte sind einbezogen, wie z. B. die Betreuung demenziell Erkrankter, ausgebildete Deeskalationstrainer sind erreichbar,
     - Nachsorge,
     - Betreuung von Mitarbeitenden nach einem Vorfall,
     - Systematische Auswertung von Vorfällen und Konsequenzen für Verbesserung.
3. **Personelle Maßnahmen**
   - Geeignete Kleidung, entsprechendes Schuhwerk sowie Ausrüstung derart am Körper, dass Verletzungsgefahren minimiert werden.
   - Information und Qualifizierung der Mitarbeitenden: regelmäßige Unterweisung zu Gefährdungen und zum Verhalten bei Gewaltvorfällen, Vermittlung von Strategien zur Deeskalation und gegebenenfalls geeignete körperliche Befreiungs- und ggf. auch Abwehrtechniken.
     Hierbei handelt es sich nicht um »Selbstverteidigung«, da dies dem Pflegeauftrag widerspricht. Ziel ist Verletzungsvermeidung bei Personal und Betreuten und zugleich die Würde der Betreuten zu wahren.

14.4 Wirksamkeit überprüfen

Wirksamkeitskontrolle findet nach der festgelegten Frist statt. Hilfreich sind hier Wiedervorlagesysteme im Kalender des Arbeitsbereichs oder im elektronischen Terminsystem:

1. Inwiefern wurden die festgelegten Maßnahmen durchgeführt?
2. Mit welchem Ergebnis?
   - Wurden einzelne Belastungsfaktoren positiv verändert?
   - Wurde das gewünschte Ziel erreicht?
3. Auswirkungen der festgelegten Maßnahmen auf die Gesundheit und Sicherheit der Beschäftigten (z. B. geringerer Krankenstand, weniger Vorkommnisse).

Das Verfehlen von vorgenannten Zielen führt dazu, die einzelnen Schritte der Gefährdungsbeurteilung zu hinterfragen: das beginnt bei der Frage, ob die Maßnahmen tatsächlich konsequent durchgeführt wurden bis zur Infragestellung der Maßnahmen an sich. Eine Anpassung ist die Folge.

Die Verwandtschaft der Vorgehensweise ist nicht zu übersehen: Ob wir Abläufe in Betreuung-, Pflege, Arbeitsschutz oder Qualitätsmanagement festlegen, durchführen und prüfen, wir durchlaufen ein Prozessschema. Für die Festlegung von Prozessen in der Gewaltprävention gilt das Gleiche.

14.5 Denken in Prozessen

Einzelne Abläufe werden zur bewussten Lenkung in ihren jeweiligen Abschnitten (Prozessschritten) beschrieben. Die Beschreibungen beinhalten was jeweils durch wen getan und verantwortet wird.

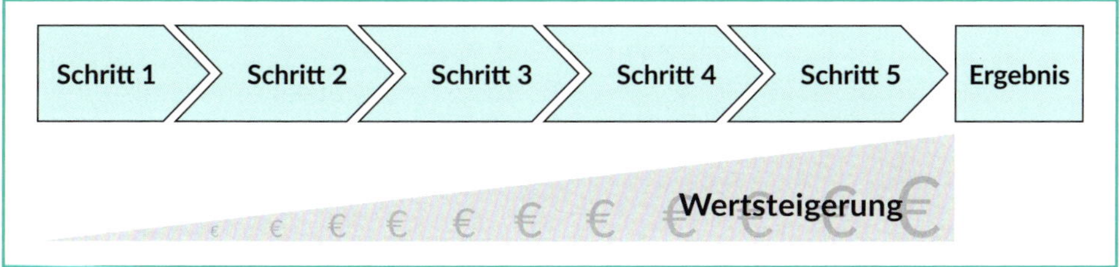

Abb. 30: Denken in Prozessen.

Da jeder einzelne Schritt einen Einsatz an materieller und personeller Energie bedeutet, steigert sich der Wert der Leistung auf dem Weg zum Ergebnis ständig.

14

14.5.1 Prozesse beschreiben

Prozesse können in ihrer Komplexität schnell erfassbar dargestellt werden. Üblich sind Flussdiagramme oder Prozessbeschreibungen, die den einzelnen Schritten Inhalte, Verantwortlichkeiten und Kommunikationen zuordnen. Zunächst werden – mit einem Augenzwinkern – die einzelnen Bestandteile einer Prozessbeschreibung im Alltagsbeispiel vorgestellt, anschließend wird diese auf die Umsetzung in der Gewaltprävention angewandt.

Beginn der Prozessbeschreibung

Zuerst benötigt die Prozessbeschreibung einen klaren Titel. In diesem Titel darf erkennbar sein, dass es sich um einen Ablauf, also Tätigkeiten, handelt. Die genaue Zweckbestimmung des Prozesses oder ein »von ... bis« kann enthalten sein. Nennen Sie einen Prozess z. B. nicht »Gewalt«. Nennen Sie ihn »Gewaltprävention«, so kommt zum Vorschein, dass etwas zu tun ist. Allerdings ist der Begriff derart umfassend, dass nicht klar wird, was genau hier beschrieben wird. Nennen Sie ihn daher z. B. »Alarmierung bei einem Gewaltvorfall«. So werden Auslöser und Inhalt schon im Titel unmittelbar deutlich.

Zu Beginn der Prozessbeschreibung werden Prozessergebnis, Prozessbeginn, Prozessverantwortlich, Verfahrensvorgabe, erforderliche Kürzel definiert:

Prozessergebnis: Was genau ist das Ziel des Prozesses?
Benennen eines final zu erreichenden Zustands.

Prozessbeginn: Was genau ist der Auslöser dieses Prozesses?
Hier handelt sich in der Regel um ein Ereignis, ein festgelegtes Wiederkehrendes oder einen bestimmten Zeitpunkt:

Prozessverantwortlich: Eine Funktion wird benannt, die dafür zuständig ist, diesen Prozess zu überwachen. Das beinhaltet u.a. seine Auslösung und Fortkommen wie sein Ergebnis zu prüfen, und ob er inhaltlich noch aktuell den Erfordernissen entspricht.

Verfahrensvorgabe: Vorgaben für einen Prozess (oder ein Verfahren) sind Regularien, die von außen (z. B. Gesetze, Verordnungen, Normen) und/oder innerbetrieblich (Leitbild, Konzepte, Verfahrensanweisungen, Standards) festgelegt sind.

Kürzel: Zur Klarstellung, wer in diesem Prozess vorkommt und mit welchen Abkürzungen gemeint ist.

Bevor der Prozess beschrieben wird, machen wir uns klar, wer in diesem Prozess tätig oder informiert wird. Hier werden nur Funktionen, nicht Personen benannt und nur Betriebsangehörige oder festgelegte Kooperationspartner angegeben, nicht Kunden.

Drei Kürzel sind unabdingbar
x = verantwortlich
m = mitwirkend
i = zu informieren

Tab. 47: Mitwirkende in einem Prozess

Kürzel	Bedeutung	legt fest,	Hinweise
x	= verantwortlich	wer einen einzelnen Schritt innerhalb eines Prozesses durchführt.	Möglichst nur eine Funktion zuordnen, um eine klar der Verantwortung vorzunehmen.
m	= mitwirkend	wer in diesen Schritt involviert wird und unterstützt, ggf. auch vertritt.	Mitwirkung wie z. B. ein konkretes Handeln oder das Liefern von Informationen.
i	= zu informieren	wer in diesem Schritt zu informieren ist	Für den nächsten Schritt, bzw. die Auslösung eines anderen Prozesses von Bedeutung.

Tab. 48: Prozessablauf

Prozessschritte ↓	Kürzel ↓			Raum für Details, Erläuterungen und Hinweise ↓
Durchführung	MA	DV	EL	Bemerkungen/Dokumente/anderer Prozess
Aufeinanderfolgende Schritte in ihrer Reihenfolge:	x			Bemerkungen: Abhängig von den Empfangenden der Beschreibung ist hier der Raum für erforderliche Erklärungen.
1.	x	i		Dokumente Benennen der Dokumente, die für diesem Schritt Vorgaben benennen (z. B. ein Standard, auf den sich bezogen wird) oder der Nachweisdokumente (z. B. Dokumentationsbestandteile, Checklisten, Protokolle).
2.		x	i	
↓		m	x	anderer Prozess Verweis, dass an dieser Stelle ein anderer Prozess ausgelöst wird, dies kann an eine Bedingung geknüpft sein (wenn dies eintritt ... dann...).
10. etc.	i	i	x	
Kürzel: MA = Mitarbeitende; DV = Dienstvorgesetzte; EL = Einrichtungsleitung				

14.5.2 Ein Beispiel mit einem Augenzwinkern

Das folgende Beispiel für eine Prozessbeschreibung befasst sich auf humorvolle Weise mit der Vorbereitung meiner Geburtstagsfeier und darf mit einem Augenzwinkern gelesen werden.

Tab. 49: Prozessablauf

Prozessergebnis:	Die Gäste sind zufrieden und kommen gern wieder. Ich bekomme viele Geschenke und bin glücklich.
Prozessbeginn:	Drei Monate vor dem Geburtstag.
Prozessverantwortlich:	Meine Frau.
Verfahrensvorgabe:	Vereinbarungen nach dem letzten Geburtstag.
Kürzel:	I - Ich, MF - Meine Frau, IM - Ihre Mutter

Tab. 50: Prozessbeschreibung

Durchführung	I	MF	IM	Bemerkungen/Dokumente/anderer Prozess
Planen	m	x		Personenzahl Einladungsprozedere Essen, Getränke? → Liste mit Allergikern, Veganern und Rauchern → Einkaufsliste
Einladen	x	i	i	→ Checkliste Gäste Post, Mail, Messsenger-Dienst, Telefon
Bude auf Vordermann bringen	m	x		Aufräumen, Putzen Geschenke der letzten Jahre hinstellen und wirken lassen, als seien sie in Gebrauch
Einkäufe	x	m		Essen Getränke Deko
Schwiegermutter abholen	x	i	m	vorher anrufen → Gesprächsthemen vorbereiten
Schick ankleiden	i	x	m	→ Anleitung Krawatte binden

Solcherlei Beschreibungen sind oft recht komplex, da sie viele Zusammenhänge auf wenig Raum komprimieren. Daher folgender Tipp: Nehmen Sie ein Blatt Papier zur Hand und decken Sie den Teil »Bemerkungen« ab. Sie sehen nun die einzelnen Prozessschritte und – an welcher Stelle Sie mit einem »x«, also durchführungsverantwortlich genannt sind.

Decken Sie jetzt mit dem Blatt den ganzen Bogen unterhalb der Titelzeile »Durchführung« ab und nun nach und nach die einzelnen Schritte auf. Sie können sich nun, ohne von den anderen noch folgenden Schritten schon beeindruckt zu werden, inhaltlich auf jeden einzelnen Schritt einlassen und ihn in Gänze nachvollziehen.

Dieses kleine und mit dem echten Leben in keinster Weise in Verbindung stehende Beispiel, sollte dazu dienen, sich formal auf das Thema »Prozessbeschreibungen in der Gewaltprävention« vorzubereiten. Dazu komme ich jetzt.

14.6 Prozesse in der Gewaltprävention

Im Rahmen unseres Qualitätsmanagements ist es sinnvoll, auch die Prozesse der Gewaltprävention zu regeln. So werden Vorgehensweisen und Verantwortlichkeiten klar benannt. Dies können beispielsweise sein:

- Prozesse in der Prävention
  - Gefährdungsbeurteilungen zum Thema Gewalt
  - Umgang mit herausforderndem Verhalten
  - Prophylaxen zur Vermeidung oder Reduktion von Aggressionen
- Prozesse in der Intervention
  - Alarmierung bei einem Gewaltvorfall
  - Katastrophenplan
- Prozesse der Nachsorge
  - Akutintervention (auch Erste Hilfe)
  - Kollegiale Ersthilfe
  - Stabilisierung
  - Nachbereitende Maßnahmen

Tab. 51: Prozessbeispiel: Nachsorge – Kollegiale Ersthilfe

Prozessergebnis:	Erforderliche psychologische Ersthilfe wurde geleistet, relevante Stellen sind eingeschaltet
Prozessbeginn:	Gewalterfahrung im Dienst, Akutintervention (auch Erste Hilfe) ist abgeschlossen
Prozessverantwortliche:	Dienstvorgesetzte(r)
Verfahrensvorgabe:	Gefährdungsbeurteilung: Psychische Gefährdungen, WTG, Konzept »Umgang mit Gewaltereignissen«
Kürzel:	MA – Mitarbeiter*in, DV – Dienstvorgesetze(r), EL – Einrichtungsleitung

Tab. 52: Prozessbeispiel: Nachsorge – Kollegiale Ersthilfe

Durchführung	MA	DV	EL	Bemerkungen/Dokumente/anderer Prozess
Auffanggespräch führen	x			Mit geschädigter Person Ereignisse rekonstruieren Geschehnisse erfragen und ordnen, entstehende Rekonstruktion bestätigen lassen Bewertungen der geschädigten Person herausfiltern, z. B. Bewertungen oder Beschimpfungen siehe Leitfaden »Auffanggespräch«
Zwischenfall dokumentieren	x			Formlos, Gesprächsnotizen dienen der Erinnerung

14

Durchführung	MA	DV	EL	Bemerkungen/Dokumente/anderer Prozess
zum Arztbesuch ermutigen	x			Geschädigte Person zum Besuch eines Durchgangsarztes ermutigen (Verletzungen können nicht unbedingt ausgeschlossen werden) Begleitung zum Arzt gewährleisten oder Taxi rufen Geschädigte Person möglichst nicht mit dem eigenen PKW fahren lassen, da sie u. U. nicht fahrtüchtig ist. Transportkosten übernimmt der Träger der gesetzlichen Unfallversicherung extern: Abrechnungsformulare für BG oder Unfallkasse beim Durchgangsarzt
Zwischenfall mit Vorgesetzten erörtern	x		i	Unbedingte Mitteilung an direkte Vorgesetzte und Einrichtungsleitung
Zwischenfall melden			x	Mitteilung an die Berufsgenossenschaft Unfallanzeige, Verbandbuch, vertrauliche Dokumentation Einbeziehung Mitarbeiter*innenvertretung, Betriebsrat
Überlegungen über weiteres Vorgehen Einleiten der Stabilisierung		m	x	Mit der betroffenen Person gemeinsam überlegen, welche Maßnahmen unternommen werden können: z. B. Einbeziehung psychologischer Unterstützung, kurzzeitige Versetzung, Konsequenzen für die angreifende Person, Konsultation einer*s Arztes*Ärztin, Traumatherapeuten etc.
Mitgeltende Unterlagen: Leitfaden Auffanggespräch, Prozessbeschreibung Stabilisierung				

Tab. 53: Prozessbeispiel: Nachsorge – Stabilisierung

Prozessergebnis:	Betroffene Person(en) und Beteiligte wurden bei der Verarbeitung angemessen begleitet; ggf. organisatorische Erfordernisse sind erkannt und Verbesserungsmaßnahmen eingeleitet
Prozessbeginn:	Akutintervention einschl. Auffanggespräch sind abgeschlossen
Prozessverantwortliche:	Einrichtungsleitung
Verfahrensvorgabe:	Konzept »Umgang mit Gewaltereignissen«
Kürzel:	MA – Mitarbeiter*in, DV – Dienstvorgesetze(r), EL – Einrichtungsleitung

Tab. 54: Prozessbeispiel: Nachsorge – Stabilisierung

Durchführung	MA	DV	EL	Bemerkungen/Dokumente/anderer Prozess
Analyse des Geschehenen	m	m	x	Analysefragen: Was ist geschehen? Wo ist etwas geschehen? Wer ist verletzt? Welche Verletzungen (physisch und psychisch) liegen vor? Wer ist oder war weiter in Gefahr? Wie viele Personen sind betroffen? Sind in Anbetracht der Geschehnisse Folgemaßnahmen zu ergreifen?
Sorge für effektive soziale Unterstützung der betroffenen Person(en)		m	x	Betroffene/n über die Möglichkeit einer professionellen psychotherapeutischen Hilfe in Kenntnis setzen (Hinweis auf Angebot von fünf probatorischen Sitzungen nach psychisch belastenden Ereignissen durch die Berufsgenossenschaft). Ggf. Kontaktaufnahme mit den Angehörigen des Betroffenen Kontakt zum Betroffenen halten, um die weitere Begleitung abstimmen zu können (z. B. Wiedereingliederung)
Informieren im Betrieb		m	x	Information der Kolleg*innen des Bereiches unter Achtung der Privatsphäre des Geschädigten, um Gerüchten und Schuldzuweisungen vorzubeugen. Ggf. Information weiterer Leitungsebenen im Betrieb, den Betriebsarzt und die Fachkraft für Arbeitssicherheit (auch den ASA).

Aus einer Reihe von erwähnten Prozessen in der Gewaltprävention wurden »Kollegiale Ersthilfe« und Stabilisierung vorgestellt. Diese sind eingebettet zwischen 14

- **Akuthilfe (vor der Kollegialen Ersthilfe):**
  - Ruhe bewahren und der Situation angemessen handeln
  - Überblick über die Situation verschaffen
  - Betroffenen aus dem Gefahrenbereich bringen
  - Physische und Psychische Erstversorgung / -betreuung organisieren
  - Unverzügliche Information der direkten Dienstvorgesetzten der betroffenen Person

und

- **Nachbereitende Maßnahmen (nach der Stabilisierung):**
  - Dienstaufnahme des Betroffenen nach Arbeitsunfähigkeit
  - Überprüfung der Gefährdungsbeurteilung
  - Jährliches Auswertungsgespräch aller dokumentierten Vorfälle

Kennzeichnend für die Nachsorge ist die zunehmende Verantwortung der oberen und obersten Leitungsebene bei fortschreitender Zeit, die Perspektive wechselt vom Einzel-»Fall« zum Blick auf die Gesunderhaltung der Mitarbeitenden im Betrieb und das diesbezügliche betriebliche Lernen.

14.7 Anregung zum Werte-Audit

Zur Erkenntnisgewinnung in Organisationen hat sich das Audit etabliert. Für die Checkliste ist es üblich, geschlossene Fragen zu formulieren, die mit »ja« oder »nein« zu beantworten sind.

Im Auditgespräch selber empfiehlt sich eine offene Gesprächsführung. So sind die nachfolgenden Beispielfragen als Anregung zu verstehen, wenn es darum geht, die Umsetzung von Werthaltungen im Betrieb in Frage zu stellen. Offene Auditgespräche dienen nur minimal dem klassischen Kontrollaspekt und führen weniger zu »harten Fakten« denn zu einer Summe von subjektiven Einschätzungen und Rückmeldungen. Zur Anregung sind unterschiedlichen Arbeitsbereichen verschiedene Fragestellungen zugeordnet, manche zielen unmittelbar auf eine bestimmte Tätigkeit ab, andere eher auf grundsätzliche Einstellungen. Im Gespräch selbst bietet sich die Anführung von Beispielen an, diese dienen dann der Reflexion von Haltungen, Meinungen und Urteilen.

Tab. 55: Mögliche Fragestellungen

Arbeitsbereich	Fragestellungen
Klient*innen	• Fühlen Sie sich rund um die Uhr sicher? • Gibt es Situationen, die Ihnen Angst machen? • Haben Sie hier schon einmal eine Gewalterfahrung gemacht? Was wünschen Sie sich dann?
Führung	• Welche Schutzmaßnahmen ergreifen Sie in Ihrer Einrichtung systematisch, um Gewaltvorkommnisse – frühzeitig zu erkennen? – zu verhindern? • Welche Schutzmaßnahmen haben Sie in Bezug auf sexualisierte Gewalt aufgebaut? • Welche Maßnahmen ergreifen Sie zur Stärkung der Klientel? • Welchen Stellenwert hat das Thema »Gewaltprävention« in der Einarbeitung?
Betreuungsdienst, Pädagogischer Dienst	• Inwiefern wird in Ihrer Einrichtung das Thema »Gewalt« auch mit der Klientel zur Sprache gebracht? • Wie wird die Teilnahme an Wahlen ermöglicht? • Welchen Stellenwert hat das Thema »Gewaltprävention« im Aufnahmeverfahren?

Arbeitsbereich	Fragestellungen
Pflege	Welche Mitbestimmungsmöglichkeiten haben Bewohner*innen in Ihrem Arbeitsbereich in Bezug auf z. B. • Essen und Trinken? • Freizeitgestaltung? • Zubettgehzeiten? Wie gehen Sie damit um, wenn eine pflegebedürftige Person • Ihre Leistung ablehnt? • Sich nicht an allgemein geltende Regeln hält? • Sie beschimpft?
Werkstatt	• Inwiefern spielt bei Ihnen die Mitbestimmung der Mitarbeitenden eine Rolle? • Wie gehen Sie damit um, wenn sie feststellen, dass Mitarbeitende in den Abläufen in Konflikt geraten?
Verwaltung	• Wie teilen Sie jemandem mit, dass das Konto für diesen Monat ausgeschöpft ist? • Wie verhalten Sie sich, wenn jemand Ihnen gegenüber ungehalten auftritt?
Hauswirtschaft und Technischer Dienst	• Welche Art von Beschwerden hören Sie? Wie gehen Sie damit um? • Kam es schon einmal zu bedrohlichen Situationen? Wie haben Sie reagiert? • Wie gehen Sie mit der Privatsphäre von Schutzbefohlenen um?
Alle Mitarbeitenden	• In welchen Situationen begegnet Ihnen Gewalt hier am Arbeitsplatz? • Was brauchen Sie, um nach Ihrer Einschätzung gut mit dem Thema Aggression und Gewalt umgehen zu können? Haben Sie Ideen dazu?

14.8 Gewaltprävention und die Gesundheit von Mitarbeitenden – eine Führungsaufgabe

Der Führung kommt in der Gewaltprävention die Verantwortungsrolle zu. Führung entscheidet, ob und inwiefern sie sich selbst mit dem Thema »Aggression und Gewalt« befasst, deren potenzielles Vorhandensein anerkennt und Rückschlüsse auf mögliche Auswirkungen wie erforderliche Maßnahmen zu ziehen bereit ist. Sie sorgt dafür, dass Schutzerfordernisse wie Gefährdungspotenziale frühzeitig erkannt, geöffnet und ihnen angemessen begegnet wird. Der Führungswille entscheidet über die qualitative Umsetzung eines Gewaltpräventions- und Schutzkonzepts.

Wenn das Konzept aus einer befreundeten Hand gereicht, mit neuem Logo versehen wird, einrichtungsspezifische Begriffe ausgetauscht werden und die Bekanntgabe im Qualitätsmanagement nachweisbar ist, mag das der ein oder anderen Überwachungsbehörde genügen. Unter Umsetzung eines solchen Konzeptes verstehen wir Autoren dieses Buches allerdings das Einlassen in tiefer Ernsthaftigkeit auf ein Gebiet, in dem viele Antworten nicht feststehen. Das Arbeiten mit »weichen« Kriterien, Erforschen und Zulassen von Subjektivität, Aushalten von Individualität und

Diversität bringt Führung in die wiederholte Infragestellung des eigenen Handelns. Der alltägliche Dialog wird zum Gradmesser der Umsetzung.

Die Umsetzung des ganzheitlich-innerbetrieblichen Gewaltschutzkonzepts ist ein weiterer Teil der enormen Palette von Führungsaufgaben. Die folgende Tabelle zeigt für bestimmte exemplarische Felder der Führungsaufgabe Beispiele für Optionen zur Einbeziehung von Gewaltprävention:

Tab. 56: Exemplarische Felder der Führungsaufgabe

Führung	Beispiel für Themenfelder	Beispiel Gewaltprävention
Kundenkommunikation	Information, Transparenz	Öffentliches Bekenntnis zum Schutz vor Gewalt und zum Verzicht auf Machtmissbrauch, z. B. im Leitbild
	Ermittlung der Anforderungen (Bedarfe, Bedürfnisse)	Ermittlung von Schutzerfordernissen wie Gefährdungspotenzialen
	Beschwerdemanagement	»Gewalt« erhält Stellenwert als Rubrik in der Auswertung
	Einbeziehung	in die interne Qualitätsprüfung, z. B. Pflegevisite: Einbeziehung, Freiheit und Gewaltschutz als Bestandteil der Befragung in die Fallbesprechung über eine Lebenssituation
Personalentwicklung, Mitarbeiter*innenentwicklung, Teamentwicklung	Einarbeitung	Schutzkonzept explizit im Einarbeitungskatalog und Gesprächen
	Schulung	Kontinuierliche Fortbildung zur Gewaltprävention, regelmäßige Interventionsübung Deeskalationstrainer*innen im Betrieb
	Resilienz unterstützen	Stärkung im Umgang mit herausfordernden Situationen Selbstbehauptungstraining
	Teamkultur, Atmosphäre	Gesprächskultur mit lösungsorientierter Streitkultur aufbauen, stärken Für Humor sorgen
	Kommunikation	Übergabe enthält Reflexionseinheit auf Vorkommnisse im Dienst Die Fallbesprechung wird zum üblichen Instrument der Entscheidungsfindung
	Delegation	Aufgaben im Rahmen der Gewaltprävention zuordnen
Dienstplanung	Sicherstellung der Dienstleistung: 24 Stunden, 7 Tage, 52 Wochen im Blick	Dienstbesetzung auf Deeskalationskompetenz prüfen Überforderung vorbeugen
	»Funktionierende« Schichten	Konfliktmanagement

Führung	Beispiel für Themenfelder	Beispiel Gewaltprävention
Prozesse steuern	Konzepte	Konzepte beinhalten relevante Bestandteile der Gewaltprävention Schnittmenge von Gesundheitsmanagement und Gewaltprävention
	Abläufe	Alarmierungssignale festlegen und Abläufe trainieren
	Vorbeugung	Organisatorische Absprachen für den Alarmfall
	Nachsorge	Auffanggespräch einüben
Rechtliche Rahmenbedingungen berücksichtigen	Notwendigen Handlungsbedarf und Kompetenzgrenzen	Schulen und prüfen, z. B. • Umsetzung von Freiheitsrechten • Notwehrrecht
	Klient*innenschutz	Besondere Achtung für Menschen mit hohem Schutzbedarf und Situationen mit geringer Öffentlichkeit
	Mitarbeiter*innenschutz	• Anliegen ernsthaft nachgehen • Regelmäßige Reflexionseinheiten
Strukturen schaffen und aufrecht erhalten	Organisation	Gefährdungsbeurteilung hinsichtlich Gewaltprävention: Umsetzung der Maßnahmen auf technischer, organisatorischer und personeller Ebene
	Wiedervorlage	• Sorge für die regelmäßige Wiederkehr bestimmter Themenfelder der Gewaltprävention (z. B. Interventionsschulung) • Evaluation festgelegter Maßnahmen
Kooperation und Unterstützung	Einbeziehung von Expertise	• Beratung zu präventiver baulich-technischer Ausstattung • Externe Mediation im Falle von Konflikteskalation • Zusammenarbeit mit der Arbeitssicherheit

15 Prävention, Deeskalation und Nachsorge – weitere Hilfen

Thomas Hecker, Michael Jung-Lübke

Mit Ihren Fragen zum Arbeitsschutz, auch wenn es um Fragen der Gefährdung durch Gewalterlebnisse, den Umgang damit und ihre Aufarbeitung geht, stehen Ihnen gesetzlich vorgeschrieben Unterstützer zur Seite. Zum einen im Betrieb selbst, zum anderen außerhalb des Betriebs.

15.1 Unterstützer im Betrieb

- Unterstützer im Betrieb
  - Arbeitgeber, Vorgesetzte
    Jeder Vorgesetzte ist im Rahmen der Personalverantwortung auch verantwortlich für den Arbeitsschutz im entsprechenden Arbeitsbereich und damit Ansprechpartner.
  - Vom Arbeitgebenden Beauftragte in Delegation
    Betriebe nutzen die zusätzliche Qualifikation von Mitarbeitenden, um sie ihn speziellen Feldern der Gewaltprävention einzusetzen, z. B.
    - Präventionsfachkraft
      in Beratung, Schulung, Auswertung, Projektarbeit
    - Deeskalationstrainer*innen
      in Schulungen und Trainings, Unterweisung, zur Erstellung und Aufrechterhaltung des Gewaltpräventionskonzepts im Arbeitsalltag
  - Betriebs-/Personalrat, Mitarbeiter*innenvertretung
    Als Organ für die Vertretung von Arbeitnehmerrechten im Sinne des Betriebsverfassungsgesetzes.
  - Fachkräfte für Arbeitssicherheit (SiFa)
    Diese Funktion ist übergeordnet im Betrieb (mit mehr als 10 Beschäftigten) für Fragen der Arbeitssicherheit zuständig. Sie berät, prüft und setzt den Arbeitgeber in Kenntnis über arbeitssicherheitsrelevante Auffälligkeiten. Sie ist nicht unbedingt beim Betrieb angestellt, sondern wird auch von einer externen Organisation bereitgestellt.

- Betriebsärzte
  In Betrieben mit mehr als 10 Beschäftigten für den Gesundheitsschutz, die Medizinische Betreuung der Arbeitnehmer zuständig (§ 2, § 3 Arbeitssicherheitsgesetz und BGV A 7).
  Zu den Aufgaben zählen ebenso die »Durchführung des Arbeitsschutzes und der Unfallverhütung (...)« und .... »Ursachen von arbeitsbedingten Erkrankungen zu untersuchen, die Untersuchungsergebnisse zu erfassen und auszuwerten und dem Arbeitgeber Maßnahmen zur Verhütung dieser Erkrankungen vorzuschlagen (...)«[62]
- Sicherheitsbeauftragte
  sind in Betrieben mit mehr als 20 Beschäftigen Pflicht. Sie sind nicht ausschließlich für technische Belange zuständig und müssen eine fachliche, räumliche und zeitliche Nähe zu den Beschäftigten haben. Das bedeutet, dass in Pflegeeinrichtungen auch Mitarbeitende der Pflege als Sicherheitsbeauftragte bestellt werden müssen. Diese »haben den Unternehmer bei der Durchführung der Maßnahmen zur Verhütung von Arbeitsunfällen und Berufskrankheiten zu unterstützen, insbesondere sich von dem Vorhandensein und der ordnungsgemäßen Benutzung der vorgeschriebenen Schutzeinrichtungen und persönlichen Schutzausrüstungen zu überzeugen und auf Unfall- und Gesundheitsgefahren für die Versicherten aufmerksam zu machen.«[63] Insofern sind auch sie Ansprechpartner*in in Fragen der Gewaltprävention.

- Arbeitsschutzausschuss (ASA)
  Berät über Angelegenheiten des Arbeitsschutzes. Er tagt (nach § 11 Arbeitssicherheitsgesetz) einmal im Quartal und soll die Funktionsträger zusammenbringen, die mit dem Arbeitsschutz und der Unfallverhütung befasst sind. Mitglieder sind Unternehmer bzw. beauftragte Person, zwei Betriebsratsmitglieder, Betriebsarzt, Fachkraft für Arbeitssicherheit und Sicherheitsbeauftragter. Die Teilnahme von Gästen, insbesondere sachbezogen externe Fachkräfte, z. B. auch Präventionsfachkraft oder Deeskalationstrainer, ist möglich.
- Ethikkomitee
  Unterstützt in ethischen Fragen bei schwierigen Entscheidungsfindungen. Verhilft zur Gewährleistung der moralischen Integrität und kann sich übergreifend aus mehreren Einrichtungen und Funktionen zusammensetzen.

[62] Arbeitssicherheitssetz, § 3 Aufgaben der Betriebsärzte
[63] § 22 SGB VII, Unfallversicherung

15.1.1 Die Gesetzliche Unfallversicherung

Berufsgenossenschaften unterstützen durch: Umfassende Information, Unterlagen, Seminar- und Beratungsangebote zur Gewaltprävention wie zur Nachsorge.

Für den Bereich der Pflege- und Betreuungsberufe ist in der Regel die Berufsgenossenschaft für Gesundheitsdienst und Wohlfahrtspflege (BGW) zuständig, aber auch z. B. die Verwaltungs-Berufsgenossenschaft (VBG) oder die Landesunfallkasse können für Ihren Betrieb Ansprechpartner sein.

Extremereignisse während der beruflichen Tätigkeit, welche einen körperlichen Schaden oder eine seelische Erkrankung nach sich ziehen, sind Arbeitsunfälle. Sie oder Ihr Kollege sind Zeuge eines schrecklichen Vorfalls geworden. Oder Opfer eines gewalttätigen Übergriffs. Um einer Traumatisierung vorzubeugen, ist schnelle Hilfe gefragt.[64] Im Falle von psychisch belastenden Ereignissen, wie beispielsweise einem schweren Verkehrsunfall, einer Gewalttat oder anderen extrem belastenden Erlebnissen besteht ein Angebot von 5 »**probatorischen Sitzungen**« durch frühzeitige professionelle therapeutische Unterstützung. Es besteht die Möglichkeit der Vermittlung an erfahrene Psychotherapeuten, einschl. der kostenlosen telefonisch-psychologischen Beratung (Letzteres nur BGW).

Aufsichtspersonen der DGUV (Deutsche Gesetzliche Unfallversicherung) überwachen die Einhaltung von Vorschriften in den Unternehmen. Sie untersuchen Arbeitsplätze von Erkrankten, wenn Berufskrankheiten gemeldet werden und führen Unfalluntersuchungen durch, schulen und unterstützen die Vernetzung für Betriebe.

15.1.2 Internetseiten für Ideen zur Gewaltprävention

Berufsgenossenschaft für Gesundheitsdienst und Wohlfahrtspflege (bgw):
www.bgw-online.de

piag-B
Informationen, Seminare zur Gewaltprävention, Ausbildung von Deeskalationstrainer.
info@piag-b.com und www.facebook.com/piag.b.online

Theo Kienzle
Jurist, arbeitet als Dozent in den Spezialgebieten Sozial-, Medizin- und Betreuungsrecht für diverse Aus-, Fort-, Weiterbildungseinrichtungen: www.theokienzle.de

---

[64] BGW-Info, Flyer »Extremerlebnisse bewältigen«, Bestell-Nr.: BGW 08-00-002, 01/2020, AW/MHu

Zentrum für Qualität in der Pflege
Informationen, Arbeitsmaterialien zur Gewaltprävention.
https://www.pflege-gewalt.de/, E-Mail: info@zqp.de

BIVA-Pflegeschutzbund
Interessensvertretung von Menschen, die in betreuten Wohnformen leben.
Beratung, Information in schwierigen Situationen bei Pflege und Betreuung.
https://www.biva.de/

Frieden-Fragen
Informationen, Arbeitsmaterialien für Lehrende.
http://www.frieden-fragen.de

Deutsche Gesetzliche Unfallversicherung (DGUV)
Vorschiften, Regeln zur Arbeitssicherheit, Aus- und Weiterbildungshinweise.
https://www.dguv.de/de/praevention/vorschriften_regeln/dguv-vorschrift_2/index.jsp

Bundesregierung: Charta der Rechte pflegebedürftiger Menschen
https://www.bundesregierung.de/breg-de/service/publikationen/charta-der-rechte-hilfe-und-pflegebeduerftiger-menschen-733904

Single-Börse für Menschen mit Behinderungen mit Chat und Forum
Grundsätzlich kostenfrei, für Männer eine mögliche kostenpflichtige Premium-Mitgliedschaft. www.handicap-love.de

Bezugsquellen für Materialien zum etwaigen Aggressionsabbau
www.pappnase.de
www.sport-thieme.de
www.donnavita.de

15.1.3 Wichtige weitere relevante Gesetze und Vorschriften

- Arbeitssicherheitsgesetz
- DGUV 1 – Unfallverhütungsvorschrift: Grundsätze der Prävention
- Heimgesetz – Übergang der Gesetzgebungskompetenz im Jahre 2006 vom Bund an die Länder, daher als Begriff nicht mehr aktuell, siehe stellevertretend GEPA NRW
- SGB VII – Unfallversicherungsgesetz
- Exemplarisch in NRW: GEPA NRW - **G**esetz zur **E**ntwicklung und Stärkung einer demographiefesten, teilhabeorientierten Infrastruktur und zur Weiterentwicklung

und Sicherung der Qualität von Wohn- und Betreuungsangeboten für ältere Menschen, **p**flegebedürftige Menschen, Menschen und ihre **A**ngehörigen.
Beinhaltet das Wohn- und Teilhabgesetz (WTG NRW) und das Alten- und Pflegegesetz NRW (noch) zur Regelung der Altenpflegeausbildung.

WTG NRW – Wohn- und Teilhabegesetz: Ordnungsgesetz für Einrichtungen der Altenpflege und Eingliederungshilfe (für Menschen mit Behinderung). Es besteht aus Regelungen für das Wohn- und Betreuungsangebot. Enthalten ist ausdrücklich die Gewaltprävention:

»§ 8 Gewaltprävention, freiheitsbeschränkende und freiheitsentziehende Maßnahmen

(1) Die Leistungsanbieterinnen und Leistungsanbieter treffen geeignete Maßnahmen zum Schutz der Nutzerinnen und Nutzer vor jeder Form der Ausbeutung, Gewalt und Missbrauch, einschließlich ihrer geschlechtsspezifischen Aspekte.

(2) Freiheitsbeschränkende und freiheitsentziehende Maßnahmen sind grundsätzlich nur nach vorheriger Genehmigung des Betreuungsgerichts oder der rechtswirksamen Einwilligung der Nutzerin oder des Nutzers zulässig und unter Berücksichtigung des besonderen Schutzbedürfnisses der Nutzerinnen und Nutzer auf das unbedingt notwendige Maß zu beschränken. Sie sind nur zulässig, wenn

1. *eine weniger eingreifende Maßnahme aussichtslos ist,*
2. *aus Sicht der Nutzerin oder des Nutzers der zu erwartende Nutzen die zu erwartenden Beeinträchtigungen deutlich überwiegt,*
3. *der ernsthafte, mit dem nötigen Zeitaufwand und ohne Ausübung unzulässigen Drucks unternommene Versuch vorausgegangen ist, die auf Vertrauen gegründete Zustimmung der Nutzerin oder des Nutzers zu erreichen und*
4. *die Maßnahme der Wiederherstellung der freien Selbstbestimmung dient, soweit dies möglich ist. Die Maßnahme ist unter Angabe der Genehmigung des Betreuungsgerichts oder der rechtswirksamen Einwilligung der Nutzerin oder des Nutzers sowie der oder des für die Anordnung und Überwachung der Durchführung der Maßnahme Verantwortlichen zu dokumentieren. Sofern im Rahmen des Angebotes freiheitsbeschränkende oder freiheitsentziehende Maßnahmen umgesetzt werden, müssen die Leistungsanbieterinnen und Leistungsanbieter schriftlich in einem Konzept Möglichkeiten der Vermeidung freiheitsbeschränkender und freiheitsentziehender Maßnahmen festlegen. In diesem Konzept ist darzulegen, wie die Trennung zwischen Durchführung und Überwachung der Maßnahmen geregelt ist. Die Beschäftigten sind mit Alternativen zu freiheitsbeschränkenden und freiheitsentziehenden Maßnahmen vertraut zu machen.«*[65]

[65] § 8 Wohn- und Teilhabegesetz (WTG) NRW, vom 02.10.2014, Stand vom 05.02.2021

16 Ausblick

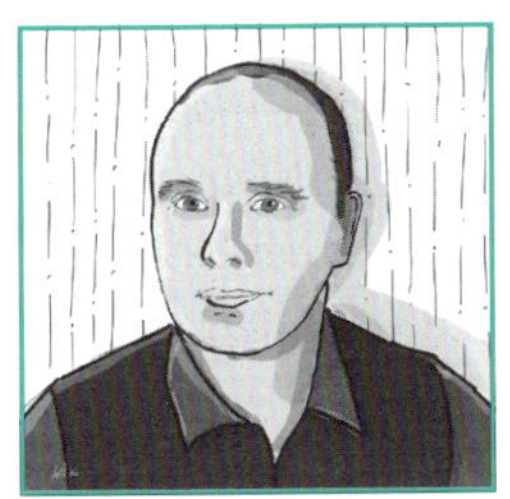

Michael Jung-Lübke: »Ich möchte mit einer Motivation schließen. Wer sich ausschließlich auf das Kritisieren verlegt, verweilt in der Vergangenheit. Um etwas zu erreichen, braucht es den Blick in die Zukunft. Ich wünsche mir, dass wir die Thematik der Gewaltprävention in Schulung, Beratung und praktischer Umsetzung gemeinsam angehen, Ideen entwickeln, sie zulassen und umsetzen.«

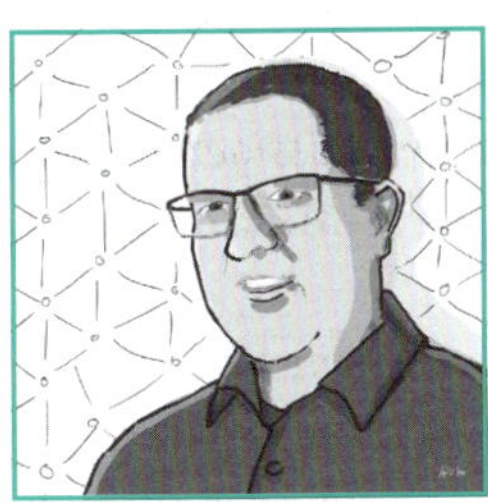

Stefan Freck: »Ein gutes Gewaltschutzkonzept, also der Umgang mit und die Prävention von Gewalt, ist leicht, macht Spaß und bringt viel Ertrag. Sprechen wir darüber, sehen wir hin, führen offenen Diskurs und gehen unbequeme Themen an. Dann wird sich zeigen, dass ein schweres Thema leicht wird!«

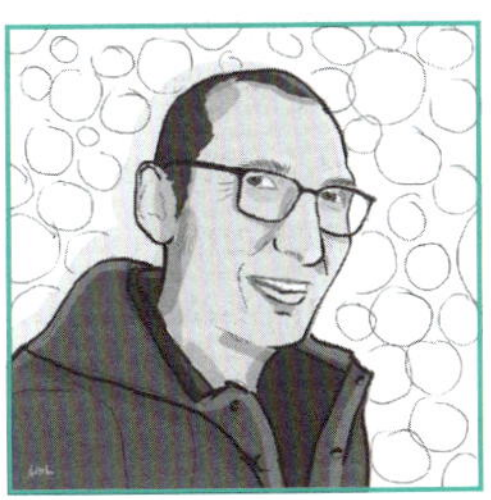

Peer Friedenberg: »Gute Deeskalation baut Brücken. Brücken zwischen Mitarbeitenden und betreuten Personen. Ebenso Brücken zwischen Leitung und Mitarbeitenden. Das bedeutet Arbeit. Am Ende profitieren alle Beteiligten davon.«

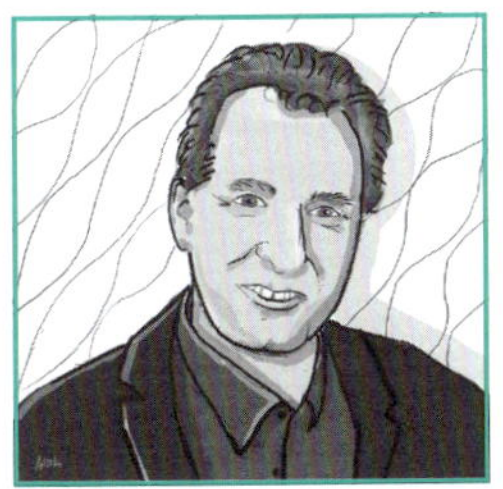

Thomas Hecker: »Ich wünsche uns allen, den Menschen, die Pflege, Unterstützung und Betreuung benötigen, wie den beruflich Tätigen im Pflege- und Betreuungsbereich im Sinne eines friedlichen Miteinanders den Mut, Aggression und Gewalt offen, selbstkritisch, und behutsam in den Beziehungen, aber deutlich in der Sache, anzugehen.«

Literatur

Antonovsky A (2019: Salutogenese, Deutsche Gesellschaft für Verhaltenstherapie, Tübingen.

Bär U (2019): Selbstfürsorge – wie Helfende das Helfen gut überleben. 2. Aufl. semnos, Berlin.

Bär U, Frick-Bär G (2017): Das große Buch der Gefühle. 3. Aufl., Beltz, Weinheim.

Bär U, Frick-Bär G (2018): Das ABC der Gefühle. 9. Aufl. Beltz, Weinheim.

Bienstein C, Fröhlich A. (2021): Basale Stimulation in der Pflege. 9. Aufl. Hogrefe, Bern

Brown B (2013): Verletzlichkeit macht stark. 3. Aufl. kailash, München.

Cannon WB (1927): Bodily Changes in Pain, Hunger, Fear and Rage. Kindle

DNQP (2018): Expertenstandard »Beziehungsgestaltung in der Pflege von Menschen mit Demenz«. Osnabrück.

Dörner K, Plog U (2019): Irren ist menschlich. 25. Aufl., Psychiatrie Verlag, Bonn.

Enders U, Kossatz Y, Kelkel M (2010): Zur Differenzierung zwischen Grenzverletzungen, Übergriffen und strafrechtlich relevanten Formen der Gewalt im pädagogischen Alltag. LVR.de. https://www.lvr.de/media/wwwlvrde/jugend/service/dokumentationen/dokumente_95/jugendf_rderung/20130612/GrenzUebergriffeStraftaten.pdf abgerufen am 05.01.2021

Fisher R, Ury W, Patton B (2015): Das Harvard-Konzept: Die unschlagbare Methode für beste Verhandlungsergebnisse. 25. Edition. Campus, München.

Freck S, Wazlawik M (2016): Sexualisiierte Gewalt an erwachsenen Schutz- und Hilfebedürftigen. Springer, Heidelberg.

Fürntratt E (1974): Angst und instrumentelle Aggression. Beltz, Weinheim/Basel.

Hatch F, Maietta L, et al. (2005). Kinästhetik. 5. Auflage, DBfK, Eschborn.

Hanssen A (2015): Gewalt – ein Fall für die Gefährdungsbeurteilung. Interview mit Werner Pude, Aufsichtsperson der BGW, Präventionsexperte. BGW Mitteilungen Ausgabe 3/2015, IGES-Institut

Bundesministerium für Gesundheit (2019): Wissenschaftliche Evaluation der Umstellung des Verfahrens zur Feststellung der Pflegebedürftigkeit (§ 18c Abs. 2 SGB XI), Berlin.

Jiranek H, Edmüller A (2015): Konfliktmanagement: Konflikten vorbeugen, sie erkennen und lösen. 4. Aufl., Haufe, Freiburg im Breisgau

Kienzle T, Paul-Ettlinger B (2013): Aggression in der Pflege. 7. Aufl. Kohlhammer, Stuttgart.

Kinyon J, Lasater I (2015): From Conflict To Connection. Global Research Books, Meadowbrook Dr. El Sobrante, CA.

Koslowski G (2019): Resilienz in der Pflege. Schlütersche, Hannover.

Knuf A (2012): Ruhe da oben! 5. Aufl. Arbor Verlag, Zwickau

Larsson L. (2013): 42 Schlüsselunterscheidungen in der GFK. Junfermann, Paderborn.

Mantz S (2016): Arbeitsbuch Kommunizieren in der Pflege. 2. Auflage. Kohlhammer, Stuttgart

Nikendei A (2017): Psychosoziale Notfallversorgung (PSNV). 2. Aufl. S+K, Edewecht.
Nolting HP (2005): Lernfall Aggression. 6. Aufl. rowohlt, Hamburg.
Rosenberg MB (2004): Konflikte lösen durch Gewaltfreie Kommunikation. 15. Aufl. Herder, Freiburg im Breisgau.
Rosenberg B (2013): Gewaltfreie Kommunikation. Junfermann, Paderborn.
Rosenberg MB (2016): Das Herz gesellschaftlicher Veränderung. 2. Aufl. Junfermann Verlag, Paderborn.
Sachweh S (2006): »Noch ein Löffelchen?« Effektive Kommunikation in der Altenpflege. 2. Aufl. Huber, Bern.
Sartre JP (1982): Skizze einer Theorie der Gefühle. In: Die Transzendenz des Ego (1939). Reinbek.
Schmidt B, Veith T, Weidner I (2019): Einführung in die Kollegiale Beratung. 3. Aufl. Carl Auer, Heidelberg.
Schulz von Thun F (1999): Miteinander Reden 1+2. Rororo, Hamburg.
Shakespeare W (1981): König Lear. Reclam, Ditzingen.
Staudhammer M (2018): Prävention von Machtmissbrauch und Gewalt in der Pflege. Springer, Hamburg.
Suhr R (2015): Welche Bedeutung sexualisierte Gewalt in der Pflege hat. In: ZQP Themenreport. Gewaltprävention in der Pflege, Berlin.
Tietze KO (2003): Kollegiale Beratung. 10. Aufl. rowohlt, Hamburg.
Weiss JN (2020): The Book of Real-World Negotiations. Wiley, Hoboken, New Jersey.

Register

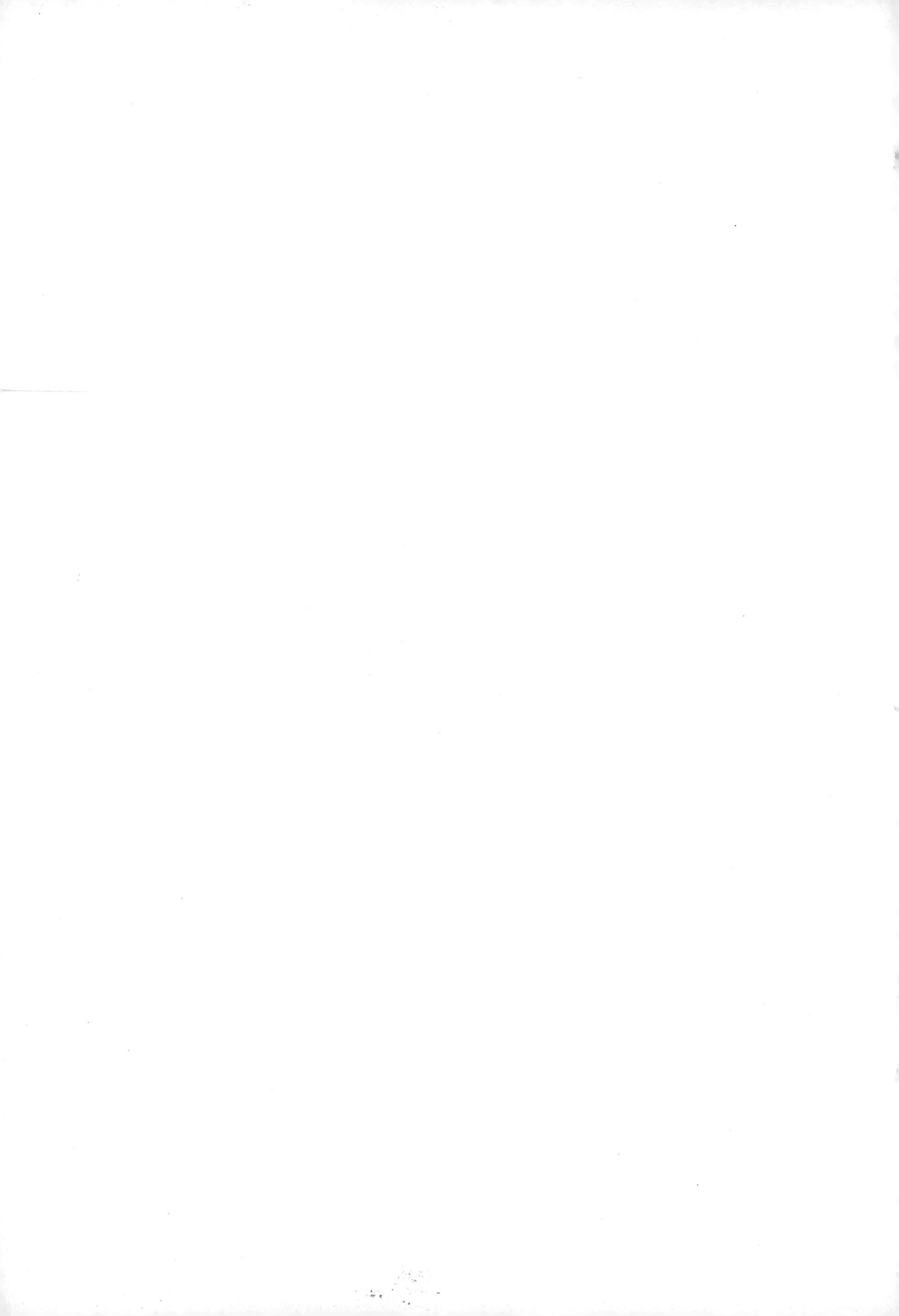